社区卫生服务导论

主　编　张开金

副主编　周　玲　陈文姬　顾　勤

编　者　（按章节顺序排列）

张开金　东南大学公共卫生学院

王　洁　南京医科大学康达学院

王　沛　南京中医药大学临床医学院

顾　勤　南京中医药大学临床医学院

陈文姬　东南大学附属中大医院

黄　骄　东南大学附属中大医院

金　辉　东南大学公共卫生学院

王劲松　扬州大学医学院

巢健茜　东南大学公共卫生学院

周　玲　南京医科大学公共卫生学院

谢　波　东南大学医学院

东南大学出版社

·南京·

内 容 提 要

本书由江苏省医学院校长期从事全科医学教育的教授编写,主要介绍全科医生与全科医疗、以问题为目标的健康照顾、以人为中心的健康照顾、以家庭为单位的健康照顾、以社区为范围的健康照顾、社区卫生服务中的人际交流与沟通、社区卫生服务信息管理、社区卫生服务管理、社区健康管理、社区卫生服务与医疗保险等。本书以案例为切入点,以问题为中心展开论述,内容新颖,实用性和可操作性强。

本书可作为高等医学院校教材和全科医生培训教材,也可供临床医生参考。

图书在版编目(CIP)数据

社区卫生服务导论 / 张开金主编. --南京:东南
大学出版社,2013.8(2019.7重印)
ISBN 978-7-5641-4448-7

I. ①社… Ⅱ. ①张… Ⅲ. ①社区服务—卫生服务
—中国—高等教育—教材 Ⅳ. ①R197.1

中国版本图书馆 CIP 数据核字(2013)第 191024 号

社区卫生服务导论

出版发行	东南大学出版社	
出 版 人	江建中	
网　　址	http://www.seupress.com	
电子邮箱	press@seupress.com	
社　　址	南京市四牌楼 2 号(210096)	
电　　话	025-83793191(发行)　025-57711295(传真)	
经　　销	全国各地新华书店	
排　　版	南京理工大学资产经营有限公司	
印　　刷	常州市武进第三印刷有限公司	
开　　本	787mm×1092mm　1/16	
印　　张	15.75	
字　　数	390 千字	
版印次	2013 年 8 月第 1 版　2019 年 7 月第 2 次印刷	
书　　号	ISBN 978-7-5641-4448-7	
定　　价	34.00 元	

编者的话

随着医药卫生体制改革的不断深入,大力发展社区卫生服务已经成为共识。经过十多年社区卫生服务的实践,人们对社区卫生服务的认识也在深化。完善以社区卫生服务为基础的新型城市医疗卫生服务体系,加快建设以社区卫生服务中心为主体的城市社区卫生服务网络,完善服务功能,以维护社区居民健康为中心,提供疾病预防控制等公共卫生服务、一般常见病及多发病的初级诊疗服务、慢性病管理和康复服务,是当前医药卫生体制改革的一项重要内容。为了帮助社区卫生工作者更新服务观念,转变服务模式,尽快适应社区卫生服务的要求,我们组织人员编写了这本《社区卫生服务导论》。

本书共十一章。第一章绪论,概要地介绍了社区卫生服务的发展背景、发展历程、服务内容和方式;第二章全科医生与全科医疗,介绍了全科医学的基础知识,全科医学、全科医疗的基本概念和基本特征,全科医生的角色作用,全科医学与其他医学学科的关系;第三章到第七章,介绍了全科医疗和社区卫生服务中以病人为中心、以家庭为单位、以社区为范围的服务方式和服务特点,以及人际交流与沟通的基本技巧;第八章、第九章分别讨论了社区卫生服务信息管理,居民健康档案的内容、编制与使用,以及社区卫生服务机构设置、质量管理、人员队伍管理等各个工作步骤的做法和工作要求;第十章社区健康管理,重点介绍了社区慢性病健康危险因素,健康管理的步骤和策略;第十一章社区卫生服务与医疗保险,简要介绍了医疗保险对社区卫生服务的作用,全科医生在医疗保险中的角色与功能等。

在编写过程中力求满足全科医疗和社区卫生服务实践的需求,以案例讨论为切入点,以问题为中心展开论述。从我国国情出发,尽量做到实用性强、内容新颖,以满足医学院校相关专业、全科医生培训和高等学校通识课的教学需要。

目前,我国的社区卫生服务仍然在不断进行探索之中,加上我们的水平有限,本书仍然存在不足,难免有不妥之处,我们殷切希望广大读者提出宝贵意见,以便不断修改、完善。

编 者

2013 年 5 月

目 录

第一章
绪 论

完善以社区卫生服务为基础的新型城市医疗卫生服务体系,加快建设以社区卫生服务中心为主体的城市社区卫生服务网络,完善服务功能,以维护社区居民健康为中心,提供疾病预防控制等公共卫生服务、一般常见病及多发病的初级诊疗服务、慢性病管理和康复服务,是当前医药卫生体制改革的一项重要内容。其主要目的是改革现有的卫生服务体系,逐步形成功能合理、方便群众的新型卫生服务网络,增加基层卫生服务供给,更好地满足广大群众日益增长的健康需求。

一、社区卫生服务概述

(一)基本概念

社区卫生服务(community health care,CHC;community health service,CHS)是社区建设的重要组成部分,是在政府领导、社区参与、上级卫生机构指导下,以基层卫生机构为主体,全科医师为骨干,合理使用社区资源和适宜技术,按照全科医学的理论,以人的健康为中心、家庭为单位、社区为范围、需求为导向,以妇女、儿童、老年人、慢性病病人、残疾人为重点的基层卫生服务。社区卫生服务以解决社区主要卫生问题、满足基本卫生服务需求为目的。社区卫生服务组织主要向居民提供预防、保健、健康教育、计划生育和常见病、多发病、诊断明确的慢性病的治疗和康复。与专科医疗机构的服务相比,社区卫生服务的最主要特征是服务的综合性、连续性、方便、快捷和经济。

社区卫生服务是一种基层卫生保健服务。通常是指基层医疗卫生机构及人员,按照全科医学的理论,合理使用社区卫生资源,为个体、家庭和社区,提供预防、保健、康复、健康教育、医疗和计划生育技术指导为一体的综合性卫生保健服务的总称。

在概念上社区卫生服务与全科医疗/家庭医疗是有区别的。社区卫生服务和全科医疗/家庭医疗是根据全科医学理论而形成的各具特征的医疗卫生服务活动。全科医疗/家庭医疗是一门临床医学的二级学科,是相对于专科医疗服务而言,它更具有运用团队形式提供人格化的、可及性的、连续性的、综合性的、协调性的基本医疗保健服务。而社区卫生服务提供的是一种基本医疗服务和基本公共卫生服务,是一种基本医疗卫生保健服务。

(二)发展社区卫生服务的背景

1. 适应人口变化的需要 一方面是人口总量快速增加。1950年世界人口为25亿,

2012年3月12日达到70亿,《2010年世界人口状况报告》预测,到2050年,世界人口将超过90亿。我国第六次人口普查,全国总人口为13.4亿人,与2000年第五次全国人口普查相比,十年增长5.84%,年平均增长0.57%。另一方面是人口的老龄化。按照国际公认标准:一个国家或一个地区总人口中,如果60岁及以上人口所占比例超过10%,或65岁及以上人口所占比例超过7%,即称为老龄人口类型。发达国家一般来说都是先现代化而后才迎来人口老龄化,而我国尚未实现现代化,却已迎来人口老龄化,60岁及以上人口占13.26%,比2000年(人口普查)上升2.93%,其中65岁及以上人口占8.87%,比2000年上升1.91%。我国进入老龄化社会以来,呈现出老年人口基数大、增速快、高龄化、失能化、空巢化趋势明显的态势,再加上我国未富先老的国情和家庭小型化的结构叠加在一起,带来许多社会、卫生需求变化,如老年人的赡养、养老、健康以及医疗卫生服务等都有新的需求变化,原有卫生服务体系已不能适应。

2. 适应疾病谱和死因顺位变化的需要　随着我国社会经济的发展和医疗卫生的进步,我国人口的疾病谱正在发生变化。以急性传染病和感染性疾病为主的疾病谱,已经被慢性病以及与人们不良的生活方式密切相关的疾病为主的疾病谱所替代。我国居民前10位死因中,60%～70%的死亡为恶性肿瘤、脑血管疾病、心脏病等慢性非传染性疾病致死,而造成这些死亡原因的危险与人类的行为生活方式密切相关。因为慢性非传染性疾病的病因大多与环境因素、心理行为因素、社会因素有关,缺乏特异性治疗手段,这些只有新型社区卫生服务体系提供的健康促进、社区干预和防治结合的服务才能解决。

3. 适应社区居民对卫生服务需求变化的需要　随着改革开放的深入,人民群众的物质和文化生活水平不断提高,对健康、保健的意识明显增强,相应地在对卫生服务的需求方面出现需求的多层次、多样性变化。在社区,居民不仅需要医疗服务,还需要预防、保健服务,需要在引进有益于健康的文明生活方式方面提供指导服务。只有新型的社区卫生服务体系才能提供"六位一体"综合性的、持续性的、协调性的、方便主动的卫生服务,以满足居民对卫生服务的需求。

4. 适应深化卫生服务体制改革,提高卫生服务效益的需要　居民的大部分健康问题由全科医生在社区卫生服务机构里解决,而只把很小一部分转给医院,这已被世界各国所认可。然而,我国由于卫生资源配置、卫生服务理念、传统的择优就医习惯等方面的问题,人们过度地利用大医院。卫生资源也过多地集中在城市,集中在大型医院,大量的常见病、多发病不能在基层医疗机构解决,造成了卫生资源利用的浪费,导致卫生服务的公平性和效率下降,也增加了病人的经济负担。只有大力发展社区卫生服务,加大对基层社区的卫生资源配置,才能给群众提供更加协调、适宜的卫生技术服务,实现小病在社区、大病到医院、康复回社区(图1-1、图1-2)。

(三)社区卫生服务基本功能

社区卫生服务承担基本医疗服务和基本公共卫生服务职能,是城市卫生服务体系的基础环节和服务网底。

1. 社区卫生服务机构提供以下基本医疗服务

(1) 一般常见病、多发病诊疗、护理和诊断明确的慢性病治疗。

(2) 社区现场应急救护。

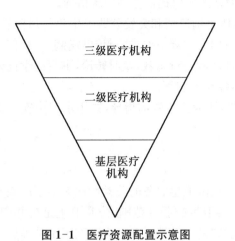

图 1-1 医疗资源配置示意图

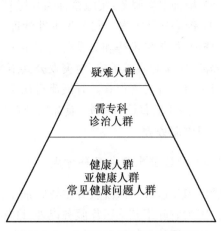

图 1-2 人群卫生服务需求示意图

（3）家庭出诊、家庭护理、家庭病床等家庭医疗服务。

（4）转诊服务。

（5）康复医疗服务。

（6）中医药特色服务。

（7）政府卫生行政部门批准的其他适宜医疗服务。

2. 社区卫生服务机构提供以下公共卫生服务 卫生部在《国家基本公共卫生服务规范（2009 年版）》基础上，组织专家对服务规范内容进行了修订和完善，形成了《国家基本公共卫生服务规范（2011 年版）》。包括 11 项内容，即：城乡居民健康档案管理、健康教育、预防接种、0～6 岁儿童健康管理、孕产妇健康管理、老年人健康管理、高血压患者健康管理、2 型糖尿病患者健康管理、重性精神疾病患者管理、传染病及突发公共卫生事件报告和处理，以及卫生监督协管服务规范。

（1）城乡居民健康档案管理：根据国家规定收集、报告辖区有关卫生信息，开展社区卫生诊断，建立和管理居民健康档案，向辖区街道办事处及有关单位和部门提出改进社区公共卫生状况的建议。

（2）健康教育：普及卫生保健常识，实施重点人群及重点场所健康教育，帮助居民逐步形成利于维护和增进健康的行为方式。

（3）预防接种：根据国家免疫规划疫苗免疫程序，对适龄儿童进行常规接种。开展预防接种管理，处理疑似预防接种异常反应。

（4）儿童保健：开展新生儿保健、婴幼儿及学龄前儿童保健，协助对辖区内托幼机构进行卫生保健指导。

（5）孕产妇保健：提供孕产期保健，开展孕早期、中期和晚期健康管理，产后访视，产后42 天健康检查等。

（6）老年保健：指导老年人进行疾病预防和自我保健，为老年人提供健康管理服务，包括生活方式和健康状况评估、体格检查、辅助检查和健康指导。

（7）慢性病健康管理：开展高血压、糖尿病患者筛查、随访、干预和健康体检，实施慢性病疾病管理。

（8）精神卫生服务：实施精神病社区管理，为社区居民提供心理健康指导。

（9）传染病及突发公共卫生事件管理：开展传染病疫情和突发公共卫生事件风险管理，发现、登记、报告传染病和突发公共卫生事件。按照有关规范要求，对传染病病人、疑似病人采取隔离、医学观察等措施，对突发公共卫生事件伤者进行急救，及时转诊，书写医学记录及其他有关资料并妥善保管。开展流行病学调查，疫点处理等。

（10）卫生监督协管服务：食品安全信息报告，职业卫生咨询指导，饮用水卫生安全巡查和学校卫生服务等。

（四）社区卫生服务服务方式

社区卫生服务与医院服务主要区别是：第一，社区卫生服务的公益性比大中型医院更加明显。因为它除了基本医疗服务以外，许多是公共卫生的服务范围，公共卫生是公共产品，公益性比大医院更加明显。第二，与大医院相比，它是主动性服务。大医院医生是等病人上门，社区卫生服务是主动性服务，上门服务，提供家庭病床服务。第三，它是为社区全体居民提供服务，大医院仅仅是为病人或者主要为病人提供服务。社区卫生服务对象：患病群体、亚健康人群、健康人群。第四，提供综合性服务。大医院主要是医疗，社区卫生服务是多位一体的服务，除了基本医疗以外，还包括预防、保健、康复、健康教育、计划生育技术指导，还可以加上其他的服务。第五，它提供连续性服务。大医院是一病一看，看好了，大部分都不会回访追踪，但社区卫生服务对一个病人来说，要全程提供服务。对居民来说，从你出生到临终，全程都提供服务。人生每个阶段有每个阶段的健康问题，社区都要提供服务。第六，社区卫生服务的可及性。一方面，社区卫生服务是办在社区，办在家门口，居民步行 15 分钟就能到达，比较方便，尤其适合老年人；另一方面，社区卫生服务的价格是社区居民承担得起的。它提供基本医疗服务，药品是基本药品，技术是适宜技术，价格比大医院要低。

综上所述，社区卫生服务的服务方式主要为主动性服务、约定式服务、家庭式服务和呼叫服务。

1. 主动性服务　这是与专科医疗的最大差别，专科医疗一般都是坐等病人，而全科医疗则提供的是一种主动性服务，全科医生不仅在机构内接诊病人，他们更多的是走出诊室，主动到家庭去上门服务、到社区去提供卫生服务。

2. 约定式服务　为居民建立健康档案，签订服务合同，建立固定的医患关系，以便提供及时性的、持续性健康服务。

3. 家庭式服务　家庭巡诊、家庭护理和家庭病床服务是一种既方便又经济的服务方式，全科医生在病人家里建立病床，使病人不出门就可以享受高质量的卫生服务。

4. 呼叫服务　社区卫生服务机构向居民公布通讯呼叫电话等，为全科医师配备有现代通讯工具和交通工具，实行 24 小时随叫随到服务。

二、社区卫生服务的发展

自 20 世纪 80 年代末、90 年代初开始，我国社区卫生服务的发展经历了酝酿阶段、试点阶段、体系框架建设阶段、全面推进阶段和内涵建设阶段等。

（一）酝酿阶段

20世纪80年代末、90年代初，我国引入全科医学概念。1986—1988年，当时的世界家庭医生组织（WONCA）主席Rajakumar博士和李仲贤医生多次访问北京，建议中国大陆开展全科医疗。1989年，首都医科大学成立了国内第一个全科医学培训机构——全科医生培训中心。1992年天津、黑龙江和山东等地开始进行全科医疗试点。1993年中华医学会全科医学分会成立，标志着全科医学正式引入中国大陆。

（二）试点阶段

1997年，中共中央、国务院下发《关于卫生改革与发展的决定》，提出要改革城市医疗卫生服务体系，积极发展社区卫生服务，逐步形成功能合理、方便群众的卫生服务网络。同时指出要发展全科医学，培养全科医生。

1998年12月，《国务院关于建立城镇职工基本医疗保险制度的决定》指出："要合理调整医疗机构布局，优化医疗卫生资源配置，积极发展社区卫生服务，将社区卫生服务中的基本医疗服务项目纳入基本医疗保险范围"。

社区卫生服务的发展目标是，到2000年，基本完成社区卫生服务的试点和扩大试点工作，部分城市应基本建成社区卫生服务体系的框架；到2005年，各地基本建成社区卫生服务的框架，部分城市建成较为完善的社区卫生服务体系；到2010年，全国范围内建成较为完善的社区卫生服务体系，成为卫生服务体系的重要组成部分。

（三）体系框架建设阶段

2000年卫生部成立社区卫生服务工作协调组，并印发了《城市社区卫生服务机构设置原则》、《城市社区卫生服务中心设置指导标准》、《城市社区卫生服务站设置指导标准》等有关文件。

2002年8月20日，卫生部、国务院体改办、国家计委、民政部、财政部、人事部、劳动与社会保障部、建设部、税务总局、药品监管局、中医药局等十一部委下发《关于加快发展城市社区卫生服务的意见》。对公立一级医院和部分二级医院要按照社区卫生服务的要求进行结构和功能改造，允许大、中型医疗机构举办社区卫生服务机构。打破行业垄断和所有制等界限，鼓励企事业单位、社会团体、个人等社会力量多方面举办社区卫生服务机构，健全社区卫生服务网络。

引入竞争机制，根据公平、择优的原则，采用公开招标方式，选择具备提供社区卫生服务基本条件、独立承担民事责任的法人举办社区卫生服务机构，建立精简高效的社区卫生服务运行机制。

（四）全面推进阶段

2006年2月24日国务院召开全国城市社区卫生工作会议，出台《国务院关于发展城市社区卫生服务的指导意见》，其基本原则是：①坚持社区卫生服务中心的公益性质，注重卫生服务的公平、效率和可及性；②坚持政府主导，鼓励社会参与，多渠道发展社区卫生服务中心；③坚持实行区域卫生规划，立足于调整现有卫生资源，辅以改扩建和新建，健全社区卫生服务网络;④坚持公共卫生与基本医疗并重,中西医并重,防治结合;⑤坚持以地方为主,因地制宜,探索创新,积极推进。

2009年4月6日《中共中央国务院关于深化医药卫生体制改革的意见》,标志着中国大陆新一轮医改的全面启动。2010年中央安排资金400亿元,建设县医院1877个,中心卫生院5169个,村卫生室11250个,社区卫生服务中心2382个,基层卫生服务机构快速增长。

(五)内涵建设阶段

随着新医改工作的推进,《国务院关于医药卫生体制改革近期重点实施方案(2009—2011年)》的落实,社区卫生服务也得到了发展。

1. 基层卫生服务网络体系逐步健全 全国所有地级以上城市、市辖区和80%以上的县级市均开展了社区卫生服务。2011年末,全国医疗卫生机构总数达954389个,比上年增加1762个。其中:基层医疗卫生机构918003个,与上年比较,基层医疗卫生机构增加16294个。基层医疗卫生机构中,社区卫生服务中心(站)32860个。全国共有333万个乡镇,有乡镇卫生院37295个。全国共有59万个行政村,村卫生室662894个。政府办基层医疗卫生机构56671个,比上年增加1064个。

2. 基层卫生服务机构标准化建设不断推进 社区卫生服务中心建设,要求面积不低于1000平方米。社区卫生服务站建设,要求面积不低于150平方米,科室设置逐步规范。基层医疗卫生机构软硬件都得到很大改善,基层服务网的功能逐步显现。

3. 基层卫生服务能力显著提高 经过2006—2010年的5年完成21万全科医生、社区护士的岗位培训,社区医生的临床能力和服务水平都明显提高。2011年,社区卫生服务人员达到43.3万人,诊疗人次5.46亿人次。

通过提高社区医生水平,制定相关制度,逐步实行社区首诊,双向转诊,最终实现分级医疗。全科医生真正成为全民健康的守门人。

4. 公共卫生服务项目全面落实 卫生资源配置和利用更加优化,公共财政投入向基层农村和公共卫生倾斜,城乡和地区间卫生发展和健康水平的差距逐步缩小。

人均基本公共卫生服务经费逐年增长,由2009年的15元提高到2011年的25元。国家免费向城乡居民提供10类41项基本公共卫生服务:①建立居民档案;②健康教育;③预防接种;④儿童保健;⑤孕产妇保健;⑥老年人保健;⑦高血压管理;⑧糖尿病管理;⑨重性精神疾病管理;⑩传染病及突发公共卫生事件报告和处理;以及卫生监督协管。

2011年,为9.8亿城乡居民建立健康档案,建档率72.9%;为1.1亿65岁以上老年人开展健康体检;0~6岁儿童保健8116万人;孕产妇保健1614万人;高血压管理6586万人;糖尿病管理1858万人;重性精神病管理292万人。

5. 推进全科医生制度建设 将建立全科医生制度作为加强基层的关键举措,通过规范化培养、转岗培训、执业医师招聘和设置特岗等方式加强全科医生队伍建设,到2015年为基层医疗卫生机构培养全科医生15万名以上,使每万名城市居民拥有2名以上全科医生,每个乡镇卫生院都有全科医生。积极推进家庭签约医生服务模式,逐步建立全科医生与居民契约服务关系,为居民提供连续的健康管理服务。

三、社区卫生服务的研究方法

社区卫生服务研究可以应用预防医学、临床医学和社会科学等学科的一些研究方法。常用的可以大体分为描述性研究、分析性研究和实验性研究方法。

（一）描述性研究

描述性研究属于观察性研究方法，是研究者直接去调查客观存在的事物，研究者对其不去改变或施加影响，将观察收集到的内容描写叙述出来，发现存在的问题，以便采取干预措施。如社区卫生服务需求调查，社区卫生资源调查，社区卫生服务系统现况调查，社区健康问题调查以及社区诊断等。这种研究首先要明确调查目的，提出调查设计，选用普查或者抽样调查，收集并整理分析资料，最后写出调查报告。

描述性研究通过收集常规记录资料或通过调查来描述疾病在时间、地区与人群分布方面的特征。所回答的问题常是某地区或某特定人群（如社区居民、企业职工或大、中、小学生等）中某个（组）疾病的发生和死亡的频度及其变动趋势；发病（或死亡）频度与外界环境或人群的某个特征有无相关，有哪些可疑的流行因素，现在对这个（组）病采取了哪些防治措施及其实际情况等。一般是从自然发生的现象中去搜集资料，直接观察各种现象的自然发展过程，不对研究对象施加任何影响，亦不改变其所处的内外环境。通过这些描述性的资料，我们可以提出病因假设，提出防治疾病的一些对策和措施。由于这种研究方法不需设立对照组，仅仅是通过观察后的记述，所以据此作出结论尚需慎重，所取得的资料信息可以为其他研究提供一些可贵的线索或苗头。

在描述性研究方法中用得最多的是现况研究，又称现患调查或流行率调查。主要通过一次性调查，即横断面调查，了解某地某人群在调查时某病的现实患病情况或感染情况，对疾病的分布频率进行描述，可以获得关于危险因素的线索，有助于形成病因假设，供进一步研究，但无检验假设的功能。这种研究虽然也可以收集到既往某些方面的信息或资料，但它的主要目标仍是获得某一个时点（在调查时）的患病、死亡数字，在该时点的人口学资料，以及可能与患病有关的自然环境、社会经济状况等资料。

有了现况调查的基础之后，调查者往往感到对现况调查中某些重点疾病或项目进行长期的经常性观察是很有价值的，从而对一定的调查地区（或人群）进行某些内容的动态观察。这种方法称为"疾病监测"。即指长期、连续地收集、核对、分析有关疾病的动态分布及其影响因素，并将信息及时上报和反馈，以便及时采取干预措施。如出生缺陷监测、心血管病监测、艾滋病监测等。

对某些地方病的研究，选定该病发病率（或死亡率）高、中、低的三个（类）地区进行某些微量元素的测量，观察该病发病（或死亡）率与人群微量元素平均水平有无相关关系，便属于生态学研究。

历史资料分析主要（或完全）依靠温习、整理、统计并分析一定地区的现存的疾病资料及其他常规记录的信息，有时辅以调查。如某县（或地区）儿童预防接种30年资料分析。

☞ **案例 1-1**

　　2000 年,某课题组以某市全体常住居民为研究对象,采用抽样调查方式,进行了居民肺癌患病率及其影响因素的调查研究。经统计学分析,农村肺癌患病率高于城市($P<0.05$),男性村民与女性村民患病率的差异无统计学意义($P>0.05$)。Logistic回归分析结果提示,煤矿作业史和室内燃煤空气污染与肺癌患病之间存在正关联($P<0.05$)。据此课题组认为,煤矿作业史和室内燃煤空气污染是当地肺癌的可疑的病因线索。

(二) 分析性研究

　　分析性研究亦属于观察性研究方法,有人称之为"检验假设的研究"。该研究是探讨和验证突发事件原因或致病的危险因素。在所选择的研究人群中收集有关资料,通过有计划的对比分析,以检验或验证所提出的病因(或流行因素)假设。与描述性研究不同,分析性研究最重要的特点是在研究开始前的设计中,一般就设立了可供对比分析的两个组,用于病因或流行因素的假设检验或筛选。分析性研究包括病例对照研究和队列研究。前者是从果推因,后者是从因到果的研究方法。如社区主要卫生问题的病因学研究,长寿因素探讨,慢性病的危险因素研究等。

　　1. 病例对照研究　　病例对照研究是调查与比较病例和对照以往暴露于(或具有)某可疑危险因子的状况,基本原理是选择患有特定疾病的人群作为病例组,未患这种疾病的人群作为对照组,调查两组人群过去是否暴露于某种可能的危险因素,比较两组暴露比,判断暴露危险因素是否与疾病有关联及其关联程度大小的一种观察性研究方法。如吸烟与肺癌的病例对照研究,是比较肺癌病例组与对照组吸烟的比例。

　　病例对照研究始于疾病发生之后进行,即从果查因;被研究因素的暴露情况是由研究对象从现在对过去的回顾,即研究方向是后向性的。根据研究目的,病例对照研究又分为探索性病例对照研究和验证性病例对照研究。

　　病例对照研究组织调查比较容易实施,并能较快获得结果。省时省钱,所需样本量少,特别适用于发病率低的疾病或慢性病的研究。同时可调查多个因素与疾病的关系,适用于对可疑致病因素的筛选。但病例和对照组的选择对全部病例或所属人群的代表性差。易发生选择偏倚。调查主要靠回忆、容易产生回忆偏倚。病例对照研究是一种由果推因的研究方法,不能直接确定因果关系,评价效力较队列研究差。

☞ **案例 1-2**

　　·根据例 1 1 横断面研究提供的病因线索,2000 年课题组从该市常住居民中选择了一定数量的确诊肺癌病人作为病例组,另选了相应数量的未患癌但具有可比性的个体作为对照组,调查并比较病例组与对照组中可疑因素(煤矿作业史和室内燃煤空气污染)的暴露比例。经统计学分析,病例组的煤矿作业史、室内燃煤的暴露比例高于对照组,且比值比(OR)均大于 1($P<0.05$),提示患肺癌的危险性因暴露而增加。据此课题组认为,当地居民有煤矿作业史和室内燃煤空气污染暴露可以增加患肺癌的危险性。

2. 队列研究 队列研究则是从设立暴露组和非暴露(对照)组开始,对比这两组人群在一定时期内的某病发生(死亡)频率。即选择两组人群,一组为暴露人群,另一组为非暴露人群,然后随访观察、比较两组人群某疾病的发病率(或此疾病导致的死亡率),从而判断暴露因素与疾病有无因果联系及其联系大小。如吸烟与肺癌的队列研究是比较吸烟的人群是否比不吸烟人群有较大的几率患肺癌。

队列研究是基于观察人群自然暴露于可疑病因因素后,机体和疾病变化的规律的研究,有时被称为自然实验(natural experiment),但是其本质是观察性研究,而不是实验性研究。在队列研究中,根据观察研究对象是起始于历史资料还是与设计基本同时开始,又可分为历史性队列研究和前瞻性队列研究。

队列研究的研究人群定义明确,选择偏倚少;暴露与结局的信息不依赖回忆,信息偏倚小;暴露资料较正确,可直接计算发病率(死亡率)及危险度;暴露与疾病的时间关系容易确定,可用于验证病因假设;有助于了解疾病的自然史,并且可以获得一种暴露与多种疾病或结局的关系。但是,队列研究所需样本大,研究时间长,费人力、物力;不适用于罕见疾病,因为所需的样本很大,难以达到;由于研究时间长,容易失访。不同的单位研究人员长期随访对象时,诊断标准和方法可能会发生改变。相对来说研究的设计要求更严密,资料的收集和分析也增加了一定的难度,特别是暴露人年的计算上较繁重。

☞ 案例 1-3

在例 1-1 横断面研究、例 1-2 病例对照研究的基础上,2001 年课题组以当年确诊未患肺癌的常住居民为研究对象,按 3 种暴露情况:①是否"从事煤矿工作";②是否"室内燃煤空气污染";③是否"从事煤矿工作+室内燃煤空气污染",将随机抽取的具有可比性的个体分为 3 种暴露组和非暴露组,追踪观察了 10 年(2001—2010 年)。经比较暴露组和非暴露组的肺癌发病率,发现 3 种暴露组的肺癌发病率均高于相应的非暴露组,且相对危险度(RR)均大于 1($P<0.05$),暴露组发生肺癌的危险是非暴露组的数倍;两种因素均有的暴露组的肺癌发病率高于单个因素的暴露组($P<0.05$)。据此课题组认为,煤矿作业史和室内燃煤空气污染是当地肺癌的病因。

(三)实验性研究

实验性研究通常以人作为研究对象,以欲验证的病因假设或危险因素,或治疗、预防保健措施为实验因素,通过严格设计,随机化原则分配研究对象,科学收集和整理分析资料,从而得出结论。如慢性病防治的实验研究,社区干预实验研究等。

实验性研究与观察性研究截然不同,实验性研究属实验法,它要求将研究对象随机地分配至不同的组(实验组和对照组),在研究者直接控制的条件下,对实验组和对照组分别进行不同试验,比较两组效应指标(发病、死亡、痊愈等)的差异,以评价干预措施的效果。

根据研究的目的、对象等不同,实验性研究又分为临床试验、现场试验和社区试验。临床试验的干预对象是患病个体,现场试验和社区试验的干预对象为群体。在社区干预试验中,如果实际情况不允许,对研究对象不作随机分配或研究对象数量较大,范围较广,无平行的对照,则称为准实验。实验研究对象也可以是动物。动物实验研究及建立动物模型为各国学者所重视,可作为流行病学实验研究的一个辅助性方法,如研究病因或流行因素、药物的毒副作用等。

☞ 案例 1-4

为评价某种新药治疗儿童缺铁性贫血的疗效,某研究中心将 120 例确诊的 10～12 岁缺铁性贫血病人随机分为两组,试验组 60 例服用新药,对照组 60 例服用标准药物。试验组与对照组除治疗药物不同之外,其他条件基本相同。采用双盲法进行治疗和观察。一个疗程后比较两组疗效,结果试验组治疗后的血红蛋白增加量高于对照组($P<0.05$),新药疗效优于标准药物。

☞ 案例 1-5

根据例 1-3 队列研究的结果,为验证"室内燃煤空气污染"因素与肺癌之间的因果关系假设,并评价"改炉改灶"的干预措施对发生肺癌的预防效果,课题组选择了 2 个均有室内燃煤生活习惯的、尚无肺癌病人的、基线特征基本一致的乡镇,其中一个乡镇接受"改炉改灶"的干预措施,另一个乡镇不接受干预措施,持续 10 年,比较干预组与对照组的肺癌发病率是否存在差异。

(四)理论性研究

全科医学和社区卫生服务,是一个崭新学科和新型卫生服务实践,同时也是医疗卫生服务模式的改革。这里有许多理论和实践问题需要研究,有许多方针、政策需要研究制定。

建立数学模型就是理论性研究之一。这种方法是在描述性、分析性或实验性研究的基础上,掌握疾病频率的变化及影响因素的信息,用数学符号代表影响发病或流行的各种因子,利用一定的公式(模型),说明疫情的变化情况,用以阐明病因、宿主、环境与疾病频率之间的定量关系,以及不同时间、不同条件下该病的数量变化情况。著名的 Reed 与 Frost 的关于传染病的流行模型是早期的简单的流行病学模型。在理论性研究中要根据研究类型和资料性质选用不同的数学模型。

四、社区卫生服务与相关学科的关系

社区卫生服务是按照全科医学的理论,以人的健康为中心、家庭为单位、社区为范围、需求为导向的基层卫生服务。因此,社区卫生服务与相关学科的关系主要探讨全科医学与相关学科的关系。

(一)全科医学与预防医学、流行病学的关系

预防医学(preventive medicine)是以群体为研究对象,研究环境因素对人群健康状况的影响及其规律,制订有利的环境因素和控制不利环境因素的对策、措施,并评价其效果,以达到预防疾病,促进健康,延长寿命的科学。

流行病学(epidemiology)是研究人群中疾病与健康状态的分布及其决定因素,探讨病因,制定防制对策和措施并考核其效果以及促进健康。也有称流行病学是一门研究、促进健康的方法学。

这两门学科与全科医学的联系十分紧密,同是研究个体、家庭和社区健康的方法,控制环境因素危害,改造不良环境因素,防治疾病和促进健康的方法,均可为全科医学所用。学好预防医学、流行病学,不仅能提高全科医生的业务素质和技术水平,更重要的还在于提高个体、家庭和社区的健康水平。

(二)全科医学与社会医学的关系

社会医学(social medicine)是一门从社会学角度研究医学问题,研究社会因素与健康之间的相互作用及规律,制定社会保健对策、措施,增进群体健康水平和社会活动能力,提高生活质量的学科。其主要任务是:研究心理、行为因素与健康之间的关系;分析不同群体健康状况、存在问题,确定其保健需求;提出适宜的保健原则、组织形式和实施方法;建立文明健康的生活方式,提高生活质量。

社区医学(community medicine)是一门突出社区特点,充分发掘利用社区资源,以满足社区卫生服务需求的医学学科。社会医学侧重于研究社会因素与健康和疾病的关系。研究医学的战略性、理论性、方向性问题,而社区医学侧重研究医学的战术性、实践性的微观管理问题。历史上看,从1848年盖林提出社会医学以来,直至20世纪初,欧洲国家常将公共卫生学、社会卫生学、社会医学名称交替使用,70年代后英国改称社区医学。由此不难看出二者之间有其必然联系和一致性的一面。

全科医学是一门整合生物医学、行为科学和社会科学,以人的健康为中心,家庭为单位,社区为范围,提供综合性的医疗保健服务的新型临床医学。十分关注心理、行为、社会因素对健康的影响,去最充分地发掘社会、社区各种资源,以满足人群日益增长的医疗健康需求,促进健康水平的提高,生活质量的提高。所以全科医学需要社会医学,并与社会医学共同发展。

(三)全科医学与行为医学的关系

行为科学(behavior sciences)是在整合心理学、社会学和文化人类学等学科基本理论和方法的基础上发展起来的。旨在研究自然和社会环境中人类需要、动机、行为三者之间的关系,探索人类行为规律的一门综合性学科。随着人类疾病谱和死因位次的变化,心理行为因素与健康的关系愈来愈密切。而全科医学正是运用现代的"生物-心理-社会"医学模式,去研究健康问题,所以全科医学需要行为科学并借助其来发展。

（四）全科医学与临床医学的关系

全科医学是临床医学的二级学科（图1-3），如同内科学、外科学一样，是临床医学的二级专科。全科医师也同内科专科医师一样，是全科医学专科医师。全科医师也同其他临床医师一样，能提供高质量的全科医疗服务，除了能独立解决全科医疗服务以外，还能提供综合性的社区卫生服务，所以，在全科医生的培养中，临床医学是他们必须学习和掌握的专业知识。

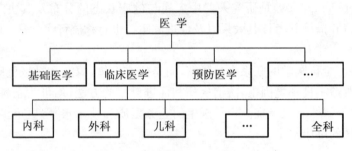

图1-3　全科医学与临床医学的关系

（五）全科医学与中医学的关系

中医，传统医学，即祖国医学，是以《周易》"中道"的原理治病，使之恢复阴阳平衡，达到祛病疗疾目的的医术。

中医学是以中医药理论与实践经验为主体，研究人类生命活动中健康与疾病转化规律及其预防、诊断、治疗、康复和保健的综合性科学。其至今已有数千年的历史，拥有独立的理论和实践经验，在数千年的发展中为人类的健康繁衍做出了巨大贡献。从古至今无论是民族意义上讲，还是地理意义上讲，中国人口数量总是最大的，除了政治、经济原因外，中医学的医疗保健对中国人口的数量和质量贡献可谓是功不可没。其提出的多种理论与全科医学的思想有异曲同工之妙。最为常见的包括"整体观"、"辨证观"、"治未病"以及中医的养生观念。

1. 整体观　中医的"整体观"强调整体统一性，表现为人是与自然界、社会、乃至整个宇宙相统一的；人自身的生理、心理、病理是统一的。"天人合一"观点最早强调了"环境与人"的相互关系和相互影响。这可以说是最早的整体健康理论，与现代医学的大健康理论是一致的。

2. 辨证观　中医的"辨证观"强调辨证施治，是中医诊断、治疗疾病、预防、养生实践的思维方法和过程。"同病异治，异病同治"。其非常强调病因的辨证，强调个性化原则。即使是相同的疾病，由于致病因素不同要采用不同的治疗方法；相反，不同的疾病，由于致病因素相同，可以采用相同的治疗方法。

3. 治未病　中医的"治未病"是指采取一定的措施防止疾病产生和发展的治疗原则，包括未病先防和既病防变两个方面。《黄帝内经》中提到的"不治已病治未病"就是早期的防病养生谋略，其强调的预防为主的思想，与当前的从"治疗疾病"向"预防疾病"重点转变的"前移战略"的主导思想息息相关。

4. 中医的养生观 中医养生是中医学中重要的组成部分,其通过各种方法颐养生命、增强体质、预防疾病,从而达到延年益寿的一种医事活动。主要方法包括:饮食养生、四季养生、房室养生、浴疗养生、功法养生等诸多养生方法。在健康管理策略中生活方式管理使用的干预手段,在中医养生中基本都能找到原型,如膳食干预、运动干预、心理干预、康复干预、药物干预。

同时中医还特别重视生活方式与健康的关系。《素问·生气通天论》的"膏粱之变,足生大疔",《黄帝内经·素问·宣明五气论》中的"五劳所伤,久视伤血,久卧伤气,久坐伤肉,久立伤骨,久行伤筋",讲的都是不良生活方式对人体造成的损坏。

（张开金）

第二章
全科医生与全科医疗

☞ 案例

女性,40岁,父亲死于心肌梗死,母亲患有高血压,近日哥哥又发生心肌梗死,于是自己疑心是"冠心病家族",担心本人及儿子今后也必然会发生心肌梗死。

专科医生通过系统检查后得出结论:"目前无冠心病,今后定期复查"。

全科医生则通过初步检查后对其进行如下处理:通过健康教育来解释"共同生活方式"的危险大于遗传;制订并实施危险因素干预计划;有规律地长期随访。

两者的不同在哪里?专科医生对疾病的发现/治疗是片面的点上的处理,而全科医生对其实施的从健康到疾病的一体化服务是连续的立体的多面的照顾。这就是专科医生/医疗和全科医生/医疗的最大不同,而指导这种全科医疗实践的学科就是全科医学/家庭医学。

全科医疗和今天的全科医生目前给人的印象是美国早期的"马和轻便马车"式的医生。他们所扮演的角色是要在一个技术越来越发达的时代维护以病人为中心的价值观,同时为病人提供足够的艺术状态下的卫生服务,建立广泛易得、群众支付得起的新型医疗服务模式。

全科医学是20世纪60年代末在北美洲的一些国家兴起的一门综合性的医学学科,是面向社区与家庭,整合临床医学、预防医学、康复医学以及人文社会科学的相关知识技能于一体的新型临床二级学科,具有区别于其他临床学科的鲜明特色和学科体系,指导着全科医生的全科医疗实践。全科医疗也是一种专科医疗服务,它不仅仅具有自己独特的理论和知识体系,而且形成了与众不同的价值观和方法论,具体体现全科医学的基本原则。过去并没有专门关心这些原则的学科,而当人们把这些原则集中到一起时,它们确实形成了一种独特的哲学体系,一种全新的价值观和解决人类健康问题的方法论,这是全科医学这门综合性学科的重要贡献之一。

全科医学作为现代医学发展的新趋势,适应构建和谐社会的发展需要应运而生。全科医学的影响已渗透到医疗服务、医学教育和医学研究等许多领域。在综合性医院中,它是一个能与其他临床专科并存的、深受群众欢迎的、独特的医学专科;在医疗保健系统中,全科医学的服务模式—全科医疗是将全科/家庭医学理论应用于病人、家庭和社区照顾的一种独特的基层医疗服务模式和医学专科,是社区卫生服务中的主要医疗形式;在医学教育中,全科医学也将成为一种举足轻重的毕业后培训项目或独特的临床医学专业。全科医生作为全科医疗的主要执行者,所具备的特殊专业素质使他们能够以其独特的态度和技能对个人及其家庭提供连续性、综合性、个性化的照顾,是为社区全体居民提供高质量的初级卫生保健服务的最佳人选,对医疗事业的发展具有举足轻重的意义。

一、全科医学

全科医学在美国、加拿大及中国台湾等许多国家和地区皆称为家庭医学(family medicine)。我国选用了英国及我国香港地区等习用的 general practice 一词并意译为全科医学,是强调全科医学的"全"的一方面。general 作"总的"、"全面的"解;practice 原意为实践,用于医疗或法律的业务;general practice 是全面的医疗业务之意。而 general medicine 在英语中作为一门学科是不存在的,因此在翻译全科医学时,也有的译为 general family medicine,以便说明中国的全科医学类同于国外的家庭医学,这更容易被国外的同行们接受。家庭医学在中国容易被理解成一般的家庭保健学,用"全科医学"似乎更适合中国人的求全心理。当然,中国的全科医学并不完全等同于国外的家庭医学,全科医学是中国的医学工作者在吸取国外家庭医学精华的基础上,根据中国的国情重新创造、组织而产生出来的一门医学学科,具有鲜明的中国特色,适合中国的国情。实际上,全科医学这一名称同样会使人望文生义,误认为它就是所有医学学科片断知识的集合,应包含一个庞大的知识和技术体系,并因而使人们忽视了它作为一门独立学科的哲学基础—即一种独特的价值观和方法论。

全科医学/家庭医学(general practice/family medicine)诞生于 20 世纪 60 年代,是在西方国家通科医生长期实践经验的基础上,综合了现代生物医学、行为科学和社会科学的最新研究成果,用以指导医生从事基层医疗保健第一线服务的知识技能体系。1968 年美国家庭医疗委员会(American Board of Family Practice,ABFP)成立,并于 1969 年成为美国第 20 个医学专科委员会(实际上是负责组织专科考试的考试委员会),表明了家庭医学专业学科的诞生,这是该学科建立的一个里程碑。这一新型学科于 20 世纪 80 年代后期传入中国大陆,1993 年 11 月中华医学会全科医学分会成立,标志着我国大陆全科医学学科的诞生。

(一)全科医学的定义、目的与范围

1. 全科医学的定义　　全科医学是在整合生物医学、行为科学和社会科学的最新研究成果以及通科医疗的成功经验的基础上产生的一门具有独特的价值观和方法论的、综合性的医学专业学科。简单地说,全科医学是应用于全科医疗的学术理论,是全科医生在社区中为个人及其家庭提供连续性、综合性、协调性、个体化和人性化的医疗保健服务时所运用的知识、技能和态度。它主要研究各种类型社区中的常见健康问题以及综合性地解决这些健康问题所需要的观念、方法和技术,一般包括 3 个方面的内容:①通过长期的通科医疗实践而积累起来的经验;②从其他医学学科中移植来的知识、方法和技术;③通过全科医学的专业研究而发展起来的新观念、新方法、新知识和新技术,以满足现在和未来的需要。

(1)全科医学是面向社区与家庭,整合临床医学、预防医学、康复医学以及人文社会科学的相关知识技能于一体的新型临床二级学科,具有区别于其他临床学科的鲜明特色,它不是其他各个专业的大杂烩,而有其自己的知识基础和态度/价值观(图 2-1)。

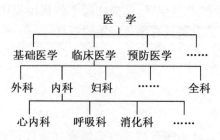

图 2-1 全科医学是一个临床二级学科

(2) 全科医学的主旨是强调以人为中心、以家庭为单位、以整体健康的维护与促进为方向的长期负责式照顾,并在工作中将预防、医疗、康复与健康促进有机结合,将个体保健和群体保健融为一体。这种照顾与传统的"以疾病为中心"的单纯生物医学模式形成了鲜明的对照。在这种主旨指导下的社区为基础的全科医疗服务(照顾医学)与医院为基础的专科医疗服务(治愈医学),在功能上有很大的区别。

2. 全科医学的学科特征

(1) 全科医学是一个范围广、横向联系的临床医学专科:全科/家庭医学是一种需要知识面很广,但不是很深的专业。全科医学的知识和技术则在一定的深度上朝横向发展,一定的深度是指处理社区常见健康问题而不是疑难的专科化问题所需要的知识和技术,横向发展的结果是能解决的健康问题的范围越来越广,并用联系、协调、整体的眼光来看问题,能越来越多地满足病人的需要,完全以病人为中心,是一个独特的范围广、横向联系的临床医学专科(图 2-2)。

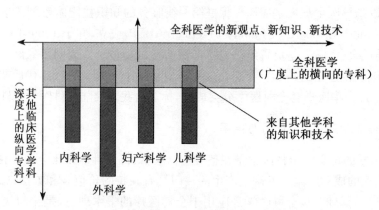

图 2-2 全科医学与其他医学专科的关系

其他临床医学专科都是在一定的领域或范围内不断朝纵深方向发展的,能解决的问题往往越来越难,而范围却越来越窄,从而忽视了病人与环境、疾病与病人、躯体与精神以及各器官系统的有机联系,而孤立地看待问题,完全以疾病为中心,是一种深度上的、纵向的临床医学专科。而全科医学是关于综合性地处理社区常见健康问题的医学专科,或者是一个关于基层医疗、初级卫生保健、社区卫生服务的医学专科。

(2) 全科医学是一门注重技术与艺术相结合的学科:医学技术使医务人员了解了疾病发生、发展规律,而艺术使我们更好的了解人。全科医学研究和服务的对象是活生生的、作为整体的人的病人,人既是一个自然实体,又是一个社会成员,这就决定了医学既是自然科学又是社会科学的基本性质。服务于自然实体时,技术服务就足够了;而服务于人时,不仅需要技术,更需要艺术。全科医学是以病人为中心的学科,是艺术与技术相结合的学科。全科医生在技术上可以有缺陷,当他自己不能解决病人的问题时,可以把病人转诊到专科医生那里或利用社区资源;而全科医生在艺术上不能有缺陷,否则,就无法与社区中的个人及其家庭建立朋友关系,无法利用社区资源和社会资源,也就无法在社区中立足了。

其他临床医学学科均十分注重技术的先进性和高水平,因为它们往往着重于解决疑难问题。而全科医学虽然也强调技术水平的重要性,但更注重艺术水平,因为全科医生只解决常见的、一般的问题,有一定的技术水平就可以了,可以把一些疑难的疾病转诊给其他专科医生。

3. 全科医学的目的与研究对象　全科医学研究的主要目的是:①完善医学体系,还原医学服务于人的本来面目;②真正实现医学模式的转变;③建立基层医疗的理想模式,即研究人的整体的健康问题以及提供整体性服务的临床思维方式、基本原则与方法,以此来指导全科医师利用社区内外有限的卫生资源为社区居民个人及其家庭提供连续性、综合性、协调性、个体化和人性化的医疗保健服务,最大限度地满足社区居民追求健康生活的需要。从全科医学的目的来看,全科医学是站在整个医学的立场上、在哲学的高度上和在现实需要的土壤中发展起来的,其理论和方法不仅适用于基层医疗、全科医生,而且适用于整个医学界、所有医务工作者和医学生。

全科医学的研究对象包括:①完整的人及其健康问题:以个人的健康为中心,理解病人作为一个完整的人的特征和需要。②个人及其健康问题与家庭的互动关系:以家庭为单位,理解病人作为一个家庭成员的特征和需要。③社区中的全体居民:以社区为范围,理解整个社区人群的特征与需要。④社区常见健康问题:以预防为导向,理解作为一个独特医学专科的特征与作用。

4. 全科医学所涉及的范围　全科医学是一门综合性的医学学科,涉及许多医学的和相关的学科。例如,基础医学学科、各临床医学学科、行为科学或医学心理学、社会科学或社会医学、预防医学、流行病学、医学伦理学、医学哲学等。然而,全科医学并不是这些学科片段知识和技术的集合。因为任何学科都以具有鲜明特征的价值观和方法论作为基础,并以此产生出指导实践的基本原则,这些原则将贯穿整个学科的内容,是这个学科的灵魂,只有在此基础上才能使其形成一个有机的整体。

生物医学的着重点是在系统、器官、组织、细胞、分子等水平上来研究各种疾病,这也是全科医学发展的基础。而全科医学除了着重于在个人、家庭、社区、社会等水平上来研究各种疾患外,更要在整体的水平上来研究个人及其家庭的常见健康问题。因此,全科医学需要广泛应用行为科学、社会科学和流行病学的基本方法,当然不是对以上方法的简单利用,而是整合以上方法,使其成为一种整体性的方法。此外,全科医学对疾病和健康有更深刻的理解,超越了疾病的范畴和生物医学机械的方法,对疾病—疾患—生活问题,从躯体健康→精神健康→社会适应的良好状态→道德健康,从个人健康→家庭健康→社区健康都有一个全面的掌握。其他医学学科只对人的某一部分及其相关健康问题进行深入的纵向的分析研究和在部分水平上的综合研究,而全科医学要在其他学科进行纵向研究的基础上,综合它们的研究成果,然后在人的整体水平上进行横向的综合研究(图 2-3)。

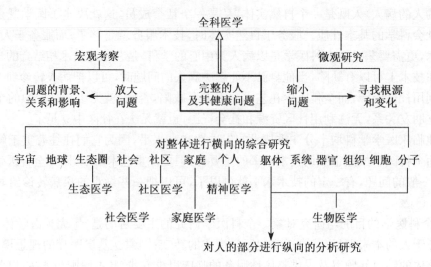

图 2-3　全科医学所涉及的基本范畴

（二）全科医学的历史和发展

医学是一门古老的学科,其悠久的历史可以追溯到人类的远古时代,那时巫医就用动植物、矿物类药以及巫术为人们解除病痛。两千多年前,已有中医学、古希腊医学等传统医学把古人的各种实践经验用于治病,形成了传统的自然医学。全科医学主要起源于欧洲和北美的通科医学,为了全面理解全科医学的基本思想及现实意义,有必要对全科医学产生与发展的历史背景进行回顾。

1. 全科医学的产生与发展历史　全科医学起源于 18 世纪末的北美洲和 19 世纪初的英国,称通科医疗(general practice)。通科医疗服务的医生称为通科医生(general practitioners)。20 世纪 60 年代,全科医学在美国又重新得以发展,称为家庭医学(family medicine)、家庭医生(family doctor)。根据西方医学发展的阶段性特征,结合全科医学产生与发展的过程,将其发展的历史分为以下三个时期(图 2-4)。

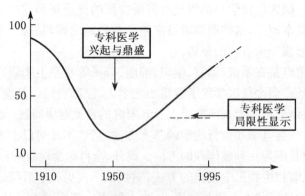

图 2-4　全科医学的"马鞍形"发展

（1）通科医生时代(18 世纪中叶至 19 世纪末,欧洲和北美洲):中世纪以前,医生在西方国家还未成为正式的职业,为公众提供疾病治疗服务的人被称为治疗者(healers 或 therapists)。他们大多凭自己的经验和手艺行医,而且,只是副业,正式的职业可能是牧师、商人、木匠或手工艺人等。医疗技艺的传授是学徒式的,没有正规的医学教育。18世纪初,欧洲开始出现以行医为终身职业、而且在少数几家大学或医学院校接受过一些正规训练的医生、但他们只为少数贵族阶层的人服务,有人将其称为"贵族医生"他们只占所有行医者的1/9左右。18世纪中期,一些欧洲的"贵族医生"进入北美,以个人开业的方式面向公众提供医疗服务,他们与公众接触频繁,关系比较密切,常常通过家访和守候在病人床边来为病人及其家庭提供服务,在民间享有很高的威望。受此影响,开业医生在北美得以迅速发展。19世纪初,英国的Lancet杂志第一次把那些接受过医学的一般训练而个体开业的行医者称为通科医生(general practitioners),以便与其他治疗者区别开来。因此通科医生虽然产生于18世纪的北美,而正式命名却在19世纪初的英国。从此,通科医生这一名称逐渐在社会上广泛传播开来。一直到19世纪末,通科医生仍占据西方医学的主导地位。为此,有人将19世纪的欧洲和北美称为"通科医生时代"。

(2)专科化发展时代(19世纪末至20世纪60年代末)

① 专科化发展前期(19世纪中叶—1910年):18世纪的欧洲工业革命促进科学技术迅速发展的同时,也促进了生物学、解剖学、生理学和微生物学等基础医学学科的发展。19世纪末,基础医学与临床医学学科逐渐相对独立,医学知识和技术有向纵深方向发展趋势,专科化发展已势不可挡。继美国纽约市的Bellevue和波士顿市的Massachusetts等综合性医院建立的兴起,打破了开业医师的个体医疗传统,使医疗服务进入组织化的群体医疗阶段,而且,对公众极具吸引力。医院的发展为专科化创造了条件。1889年,美国的Johns Hopkins医学院成立,对医学教育进行了大胆的改革,它首先将一直采用的2年制医学教育改成4年制医学教育,设立附属医院和不同的专科小组,其中2年学习基础医学,另外2年在医院的病房学习与实践临床医学,学生毕业时获得学士学位。结果,此种教育形式受到了美国著名教育学家Abraham Flexner的赞扬,提倡把研究、病房教学和会诊制度作为医学教育的基础,肯定了这一新的医学教育模式。从此,医学院校就不再培养多面手的通科医生了。

② 第一次专科化发展高峰(1910—1940年):1917年自美国眼科学会作为第一个专科医学会成立后,先后成立了14个专科医学会及其相应的住院医师训练项目。而且,具有相当规模的综合性医院也如雨后春笋,遍布各大城市,医院内提供的专科化服务已成为公众关心的热点,通科医生的服务一度受到冷落。由于各专科医学会相继为专科医生颁发标志着学术地位和医院特权的专科证书,这使通科医生与专科医生的距离进一步拉大。

③ 第二次专科化发展高峰(1940—1970年):第二次世界大战后,科学技术的迅速发展促进了生物医学研究,大专科已无法容纳迅速膨胀的医学知识和医疗技术,进一步分科已经无法避免,各种亚专科随之蓬勃兴起,相继成立了各种亚专科的专科委员会。同时,医院为病人提供的服务也越分越细,一个医师通常只负责治疗疾病的某一系统或是某一个器官,形成专科中的某一个专业,将专科化的发展推向一个高潮。亚专科的出现使专科化的发展到达了顶峰。至20世纪50年代末,医学专科化的成功形成了以医院为中心、以专科医师为主导、以消灭生物学疾病为目标的观念,得到了人们和学术界的肯定。专科医疗已完全占据医疗服务行业的主导地位,而此时的通科医生却已面临衰亡的危机。

(3)专科与全科协调发展时代(20世纪60年代末至今):在通科医生队伍明显萎缩的同时,社会公众对通科医生的需求却不断增长,专科化服务的内在缺陷越来越引起人们的关注。如专科化使医疗的可及性、连续性和综合性及人性化受到了极大的挑战,如长寿、慢性病、高技术的医疗服务使医疗费用迅猛增长,民众与政府不堪重负,而实际调查发现居民对通科医生的需求一直很大,而医学院却不培养通科医生。为此,1947 年美国通科医疗学会(The American Academy of General Practice,AAGP)正式成立。使处于衰落阶段的通科医生又找回了赖以生存的需求条件。

1966 年 Millis 和 William 的报告强调了家庭医师的必要性,认为家庭医生利用的知识体系及功能完全不同于其他专科医生,报告同时界定了其服务的主要内容及培养家庭医生的特征,建议建立一个新的专科即家庭医疗。1969 年 2 月,家庭医疗作为第 20 年医学专科的建议得到政府的批准。同时。正式成立了美国家庭医疗专科委员会(American Board of Family Practice,ABFP),负责家庭医疗专科证书的考核与颁发。1971 年,美国通科医疗学会(AAGP)正式改名为美国家庭医师学会(American Academy of Family Physician,AAFP)。从 1970 年开始,只有完成 3 年的家庭医疗住院医师培训项目,并通过综合性考试之后,才能由美国医疗专科委员会授予专科医师证书,其证书有效期只有 6 年。6 年之后,必须满足以下 4 个要求才能再注册:①6 年间,获得 300 个继续医学教育学分;②持有一种有效的在美国或加拿大开业执照;③一次综合性笔试合格;④一次病史记录检查达到满意程度。

专科证书的再认定在其他专科是没有的,这不仅保证了家庭医生的学术水平和服务质量,也体现了美国家庭医生为获得与其他专科医生同等的社会认同与地位所做出的不懈努力。大多数西方国家,特别是发达国家,其全科/家庭医生与专科医生比例多为 1:1,而国内,截至 2010 年通过国家全科医师考试并注册登记的人数约 1 万人。与实际需求人数相去甚远。

2. 全科医学产生的科学与社会基础　全科医学尽管起源于通科医学,经历过衰落与兴旺的发展时期,然而它作为一个学科得到医学界的公认,是由其独特的地位和内涵所决定的。全科医学是为个人及家庭提供整体性医疗保健服务的独特医学,其满足了人们在特定历史条件下的客观需要,它的产生与发展不是偶然的,是特定历史条件下的必然产物。

(1) 人口迅速增长与老龄化:第二次世界大战以后,随着世界各国经济生活水平不断提高,医学科学技术的进步和公共卫生事业的迅速发展,人民健康水平不断提高,人口死亡率尤其是婴儿和产妇死亡率明显下降,平均期望寿命在增高,世界人口迅速膨胀,世界人口从 1950 年的 25 亿激增到 2011 年的 70 亿。加之,现代社会的高度工业化和城市化的快速发展,大量人口过剩使生活空间十分拥挤,交通、住房、教育、卫生等公共设施明显不足,就业压力增加、人际关系紧张、卫生服务供需矛盾,这种状况已成为危害公众健康的公共卫生和社会问题。并且随着人们生活水平的提高,公众的健康观念也发生了变化,他们不仅要求治疗疾病,还要求防病与促进身心健康,这使社会对卫生服务的需求明显增加。然而,社会为公众提供卫生服务的能力远远跟不上因人口增长而致公众对卫生服务需求的增长速度。单纯依靠医院提供的专科化服务很难解决这一难题,人们又重新认识到大力培养公众最容易接近的多面手医生的重要性。

世界人口迅速增长的同时,老龄化问题日趋严重,越来越多的国家进入老龄化社会,我国在 2000 年已正式宣告进入老龄化社会。与世界各国老龄化的进程相比,我国老龄化的进程非常快,截至 2011 年底我国 60 岁以上老年人口达到 1.85 亿,到 2020 年这一群体将达到

2.48亿,到2050年将超过4亿。人口老龄化已成为当今世界重大社会问题,给社会和家庭造成巨大压力:一方面,老龄化导致社会劳动人口比重下降,老年人赡养系数增大,社会家庭的经济负担加重;另一方面,慢性病的盛行使老年人成为主要的受害者,老年人自身健康、营养与保健等问题使老年人生活质量全面下降。人口老龄化使社会对卫生服务的需求和医疗费用迅猛增长,社会对以家庭为单位的综合性保健的需求已十分突出,生物医学的高度专科化及其医疗服务的局限性迫切要求改变卫生服务模式,使得社区居民能够得到方便、有效的预防、保健、医疗和康复等一体化的卫生服务,这是促使全科医学产生与发展的重要因素。

(2) 疾病谱与死因谱的改变:20世纪中叶以前,影响人类健康的主要疾病是各种传染病和营养不良症。以后由于社会经济状况的改善,以及特异性抗生素、疫苗的成功应用,传染病和营养不良症在疾病谱和死因谱上的地位逐渐下降,而各种慢性病,如心脑血管病、恶性肿瘤、糖尿病已占据疾病谱和死因谱的主要地位,其高额的医疗费用给家庭、社会带来沉重的经济负担。疾病类型的变化向现代医学以及医疗服务系统提出了新的要求,包括如下几个方面:

① 病因学:各种慢性病的病因和发病机制很复杂,涉及多因素、多脏器和多系统。大致可将病因分为生活方式与行为、环境因素、人类生物学因素、卫生保健制度等几大类型,而生活方式与行为是首要原因,包括吸烟、酗酒、营养失调、紧张的行为方式和个性等,都是慢性病的重要危险因素。现代社会带来的紧张刺激、环境污染和生活压力都会有害于健康。

② 病理过程:慢性疾病与急性传染病相比较有明显不同的特征,急性传染病一般在短期内死亡或完全康复,而大部分慢性病既不能根治又不会在短期内致使病人死亡,病人一旦患病,一般需要经历长期的演变过程,出现多系统损害的各种并发症。此类病人常需要进行长期的连续性的医疗保健服务。

③ 需要医疗服务的特点:鉴于慢性病在各方面的特殊性,慢性病病人需要医疗服务的特点为:服务时间上要求长期性和连续性;服务地点上要求以家庭和社区为主,因为短期的住院治疗仅能在某些特定阶段起作用;服务内容上要求体现在生物、心理、社会环境等方面的全方位服务;服务特点上有些要求是以护理、教育、咨询服务为主;服务方式上要求医患双方共同参与,特别强调病人自我调节,而不仅仅是服药。

与此同时,一些新旧传染病如SARS、结核病仍频频对人类健康造成威胁,影响健康的因素日趋复杂,单纯生物医学的专科化医疗服务很难满足患者的需求。对付这类疾病必须立足社区,防治结合,需从干预生活方式行为,平衡心理,改变环境和社会致病因素等方面着手,提供人性化、综合性、连续性的医疗卫生保健服务。因此全科医学、全科医疗和全科医师的发展是历史的必然。

(3) 健康观与医学模式的转变:积极的健康观是以世界卫生组织对健康所下的定义为代表,即健康是身体上、精神上和社会适应上的完好状态,而不仅仅是没有疾病或虚弱。这种定义符合生物-心理-社会医学模式,具有适合现代社会中多元思维的优势。随着新医学模式的提出,WHO为维护正确的健康观,提出了综合性保健观念的三级预防措施,旨在降低死亡率、增加期望寿命、改善生活质量的预防性服务,包括促进健康和预防疾病的各种措施,并贯穿于健康与疾病统一体,以及人的生命的全过程中。

医学模式形成于医学实践,反过来又对医学实践起着指导作用,是人们在长期的医学实践中形成的解释与处理医学问题的方法,是对疾病和健康总的特点和本质的概括,是指医学整体思想上的思维方式或方法,又称医学观。医学模式由于受到不同历史时期的科学、技术、哲学和生产方式等方面的影响,其在不同的历史时期有不同的内容。如神灵主义医学模式、自然哲学医学模式、机械论医学模式,到了现代便产生了生物医学模式和生物-心理-社会医学模式。自文艺复兴时代发展起来的生物医学模式对现代医学的发展影响很大,把人作为生物机体进行解剖分析,在特定的历史阶段尤其是在传染病的防治上取得了重大进展和成果,迄今为止,生物医学模式在很大程度上仍是大多数专科医生解决处理医学问题的基本方法。但是随着疾病谱的变化和病因病程的多样化,生物医学模式的片面性和局限性日益明显。自 19 世纪末以来,伴随预防医学、行为科学、心身科学、医学哲学等领域的发展,系统论的思维逐渐被接受,加之人们的卫生保健需求在不断提高,这些变化最终促使生物-心理-社会医学模式产生。美国精神病学专家 G·L·Engle 于 1977 年首先提出了生物-心理-社会医学模式,其系统论思维方式的观点迅速为人们所接受,在临床诊疗、医学教育、科学研究等方面不断发挥着指导作用。该模式地将人体与环境、心理、社会等因素之间的相互联系与相互作用充分考虑在内,治疗疾病时必然会考虑到生物、心理、社会的等因素,使人们更全面地认识健康与疾病的问题。单纯的生物医学模式已经不能完全实现新的健康概念中提出的"身体上、精神上和社会适应上的完好状态"的目标,顺应生物-心理-社会医学模式而发展的全科医学学科应运而生,并得到迅速发展和完善。

(4) 医疗费用高涨与卫生资源不合理分配:20 世纪 60 年代以来,世界各国普遍面临医疗费用高涨的问题,主要原因是医疗服务的高度专科化和高新技术的普遍应用,大量的医疗资源一味用于追求消灭疾病,征服死亡,而对多数危害健康的慢性病、老年病的防治却显得束手无策。医疗费用的快速增长给政府、社会、家庭和个人带来了难以承受的经济压力,而且对人们健康状况的改善收效甚微。大量数据显示,卫生资源的分布严重不均衡,15%的危重病人消耗了 85%以上的卫生资源,造成卫生资源分配极不合理,资源配置与需要相矛盾,使医学目的的公正性遇到巨大挑战(图2-5)。在我国,农村拥有的卫生资源仅占总数的 20%左右,城市基层医疗机构的卫生资源也显著不足,我国卫生改革也面临一系列问题,浪费与短缺并存。这些卫生经济学方面的压力和资源的不合理配置,既令各国政府不堪重负,也令公众十分不满,都迫切需要进行卫生改革,改变现行医疗服务模式。现在世界上已经公认,以社区为基础的"正三角形"(又称"金字塔形")医疗保健体系是理想的保健体系,体现了卫生资源分配和利用上对社区基层医疗的倾斜。

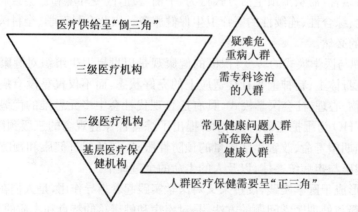

图 2-5 资源配置与卫生需要相矛盾

（5）医学目的的转变：生物/"现代医学"的目标一味追求"消灭疾病"、"战胜死亡"，导致不适当地把主要的卫生资源及主要力量用于疾病的治疗和阻止死亡方面，而对于疾病的预防和健康的促进方面重视不够；对健康与疾病应采取的措施上片面化，把实现医学目的的手段看成只是采用手术、药物进行诊治，忽视了对人的关心和照料，在心理服务方面软弱无力。同时还重治疗，轻预防，将有限的卫生资源过于集中于医院，从而形成了大医疗中心迅速发展与"人人享有卫生保健"的目标相距甚远。而生物-心理-社会/"需要医学"的目的是：①预防疾病和损伤，促进和维持健康；②解除由病患引起的疼痛及疾苦；③既要照料和治愈有病者，更要照料不能治愈者；④避免早衰和追求安详死亡。这是对传统医学目的的最大突破、修正和发展，用昂贵的医疗费用来阻止生命质量极低的病人的死亡是没有意义的，也是不公正的。现在难以达到"治愈"的慢性病、退行性疾病越来越多，"带病延年"已成为较普遍现象。现代医学的目的，不能一味追求低生命质量的"延寿"，重要的是要使生命质量有所提高，这个目的需要通过发展全科医学（以照顾为特点）来达到。

（三）全科医学的基本原则

我们所学到知识的有用性并没有一个测量方法，也没有一个通用的词汇应用于全科医学的基本原则。全科医学的原则是在医学总体原则基础上结合自身的特点形成和归纳出来的，是根据构造全科医学学科的知识、技能以及态度分解出来的。本章所抽象出的全科医学基本原则是该学科的重点，并不涵盖其全部内容。对于 21 世纪的医生来说，不管是否从事全科医学专业，对这些基本原则理解都是必需的，这有助于其他各科医生与全科医生的联系。

全科医学作为临床医学的二级学科，具有独特的理论和知识体系，以下将重点阐述全科医学的四个基本原则，展现了与其他医学学科不同的价值观和方法论。

1. 科学技术与人文关怀相结合的原则　全科医学首先是医学，而医学是建立在人体解剖基础上，通过实验科学发展起来的，而生病的"人"具有"身心"两方面的特征，具有不同心理特征、生活习惯、文化背景、宗教信仰等差异，所以，全科医学对病人的服务是科学（服务于身体）和人文（服务于心理）相结合的。

全科医生是为某个人群提供可及性、连续性、综合性、协调性的医疗保健服务，而不是以性别、疾病或器官系统来分科。因此全科医生应在以下"六大领域"中掌握与实践基本原则："病人就诊的原因是什么？""我正认真倾听病人试图告诉我的事情吗？""疾患对病人的意义是什么？""疾患对家庭的影响是什么？""为这个人的疾患提供合适范围的服务是什么？""可以利用什么资源来帮助处理这种疾患？"由此可见，全科医生提供服务的范围十分广泛，要求其在所服务群体的常见问题方面始终掌握最先进的临床知识与技能；同时对病人及其家庭始终扮演一种支持的角色，这也决定了全科医学服务必须是"人文"的。

全科医学是整合临床医学、预防医学、康复医学以及人文社会科学的相关知识技能于一体的新型临床二级学科，是诊断、治疗和预防疾病，恢复、维护和增进健康的科学和技艺，其内容包含科学性、技术性和人文性。科学性在于医学奠基在物理、生理、病理、药理等基本原理的科学基础上；技术性在于它必须通过操作才能实现维护健康的目的，所以除临床医学专业技术外，全科医学的技术性还体现在健康教育与促进的方法与技术、人群健康管理与资源管理的技术，团队协作管理的技术等诸多方面；人文性在于医学是以人的生理与心理暂时性缺欠为对象,因此,处于此种特殊情景中的人需要特别的关怀,对人的生理与心理的关怀体现出全科医学以人的健康为本的目的。全科医学处理的多数是早期的、未分化的自限的和更多心理、社会层面的疾病,康复期的甚至需要终身医学照顾的疾病。全科医生在治疗某一患者时,除充分应用最佳临床证据外,还结合现有医疗资源,并在全面考虑患者的具体情况及其意愿的基础上,根据自己的知识和经验、制定合理的诊疗方案,以充分满足患者的治疗需要与心理需求。所以,全科医学坚持科学技术与人文关怀的统一,使其成为具有区别于其他临床学科的鲜明特色。

2. 全面体现生物-心理-社会医学模式的原则　在医疗模式上,全科医学更注重从生物-心理-社会三个方面改善和提升人的健康。全科医学所持有的整体论、系统论思维,突破了传统的专科医学对待疾病的狭窄的还原论方法,强调把病人看作社会和自然大系统中的一部分,从生理、心理、社会和文化等因素来观察、认识和处理健康问题。例如,当管理一位糖尿病患者时,医生不仅要处理高血糖这一病理问题,还要把病人看成一个有家庭、职业、社会责任以及各种困惑情绪、持有特定健康信念的人;处理中不仅要给适当的降糖药物并让其控制饮食,还必须考虑食物结构的改变对病人和家庭可能造成的冲击、治疗的价格能否被接受、是否知道有并发症或存在恐惧、是否了解遗传的危害等,特别要注意其健康信念是否有利于接受必需的生活方式改变和情绪控制,以及其家庭功能是否有利于该病的康复,是否需要就上述问题进行协调与干预,制订并实施干预计划是否需要动用家庭资源和其他社区卫生服务资源,等等。此外,由于基础医疗中所面临的精神问题和身心疾患日益增多,全科医生经常使用各种生活压力量表来检查和评价病人的心理社会问题,并全面了解其家庭和社会方面可能的支持力量,从整体上给予协调照顾。因此可以说,生物-心理-社会医学模式不仅是全科医学的理论基础,也已经成为全科医生诊治病人的一套必需的、自然的程序。生物-心理-社会医学模式的整体观要求在全科医学与全科医疗服务中体现得最为全面与彻底。

3. 个人-家庭-社区一体化服务的原则　全科医学在服务范围上更注重从个人-家庭-社区三个方面调整相互关系和整合维护健康的资源。人是生活在社会中的人,每个人的健康和疾病都与其生活环境、家庭因素(遗传、婚姻状况等)、社会背景(经济、教育状况等)和社区文化等有关,因此世界卫生组织指出:健康是从个人、家庭和社区开始的。也就是说全科医学的服务也要关注个人的生活环境、家庭及社区背景,将个体放在家庭及社区中整体来看,进行一体化服务。全科医疗不仅面向每个前来就诊的个体患者,也必须考虑其背后的群体对象,即家庭、社区与个人之间的互动关系。全科医学明确以病人为中心、以家庭为单位、以社区为范围作为自己的服务原则与指向。

(1) 以病人为中心的健康照顾:全科医学把以病人为中心的健康照顾作为基本原则,至少应包括以下四方面的含义:①全科医生必须具有尊重生命、珍爱生命、敬畏生命的人道主义精神,首先要把病人看成一个人,而不是需要修理的机器,更不是药物反应锅,病人不是一组化验结果的异常,也不是一个疾病概念,病人是与医务人员一样有感情、有思想、有需求的人,需要沟通、理解、尊重和帮助。②全科医生必须确立人的整体观,而不是把人分割成躯体、心理、社会和道德或器官和系统,交给不同的人员去负责"修理",每个人都有独特的生活背景与目的、人生发展计划、生活依靠和意义,这些因素都与个人的健康密切相关。③全科医生必须懂得人既有共性又有个性,医生从书本上学的知识都是关于疾病的共性和规律,而当医生面对一个具体的病人时,不仅要了解病人的共性,更要了解病人的个性。世界上没有完全相同的两个人,疾病是人的疾病,因此,也就不会有两个病人的疾病会完全一样。如果医生为100位感冒病人开出100张相同的处方,那就等于完全忽视了病人的个体化倾向。医生应该看什么病人说什么话,开什么处方,这样才能让病人满意,才能保证治疗的有效性。④全科医生必须善于调动和发挥病人的主观能动性,通过健康教育,使病人为自己的健康负责,主动改变不良的生活习惯、生活境遇和行为方式,应该从"授之以鱼"转向"授之以渔"。

(2) 以家庭为单位的健康照顾:家庭是全科医生的服务对象,又是其诊疗工作的重要场所和可利用的有效资源。全科医学把以家庭为单位的健康照顾作为基本原则,不仅明显有别于其他临床学科,更重要的是将健康照顾的内容与资源利用扩大到社会的每个"细胞"—家庭。全科医学吸收了社会学关于家庭的理论和方法,发展了一整套家庭医疗的理论体系和实践技能。概括说来,"以家庭为单位的照顾"主要涉及三方面的内容:第一,个人与其家庭成员之间存在着相互作用,家庭的结构与功能会直接或间接影响家庭成员的健康,亦可受到家庭成员健康或疾病状况的影响。以家庭为单位的核心含义是指在家庭的背景上来评价个人的健康问题,把家庭作为影响个人健康的重要因素,作为病人最重要的生活背景和生活关系,深入分析个人与家庭之间的相互影响和相互作用。不了解家庭对个人健康的影响,很有可能就无法找到真正的原因、真正的问题和真正的病人。所以,全科医生一定要在问诊时了解病人的家庭情况,探讨家庭对个人的影响。第二,家庭生活周期理论(family life cycle)是家庭医学观念最基本的构架。家庭生活周期的不同阶段存在不同的重要事件和压力,若处理不当而产生危机,则可能在家庭成员中产生相应的特定健康问题,对家庭成员造成健康损害。因此,家庭医生要善于了解并评价家庭结构、功能与周期,发现其中可能对家庭成员健康的潜在威胁,并通过适当的咨询干预使之及时化解,改善其家庭功能。还要善于动员家庭资源,协助对疾病的诊断、治疗、康复与长期管理。第三,以家庭为单位的照顾原则,为全科医生提供了有力的武器。通过家庭调查,既有助于发现病人有意义的病史和真正的病因,又可以改善病人的遵医嘱行为;有时还能发现就诊者以外真正的病人(往往真正的病人并非前来就诊者,而是家庭其他成员甚至整个家庭)。例如:某中年妇女神经性腹泻久治不愈,其根源在于对儿子辍学与不务正业的担忧;某学龄儿童患遗尿症,病因是在父母离异后其对母爱的企盼。这类发现和相应的适当干预(如家庭咨询与治疗)效果显著,可以大大增加群众对全科医生的信任度。

(3) 以社区为范围的健康照顾:全科医学把以社区为范围的健康照顾作为基本原则,有三个明显特征:第一,有利于消除健康隐患,营造良好的社区健康环境。人与生存环境密不可分,机体随时进行空气、物质、能量、信息的交换。社区是以人、社会群体为细胞单元的有机体,与人一样,同样会有健康问题,因此,以社区为范围的健康照顾,通过对影响人群健康的社区因素进行分析、诊断、管理,将有助于提升社区的整体保健和健康水平。全科医生要掌握社区的天时、地利和人和,善于同社区居民交朋友,成为改善社区健康环境的倡导者和社区居民的健康代理人。第二,有利于充分利用社区资源,为社区民众提供综合性的服务。社区的概念体现于地域和人群,即以一定的地域为基础、以该人群的卫生需要/需求为导向。因全科医生立足于社区,对社区的形成、发展变化;对社区的经济、政治、文化、社会生态;对社区居民的生活方式、行为习惯、需要/需求;对社区疾病的流行状况及可利用资源了如指掌,对调整各类关系,整合力量十分有利,便于为社区居民提供满意的服务。第三,有利于提高基础医疗的针对性和全科医疗的整体水平。以社区为导向的基础医疗(community-ori-

ented primary care，COPC）将全科医疗中个体和群体健康照顾紧密结合、互相促进。全科医生在诊疗服务中，既可利用其对社区背景的熟悉去把握个别病人的相关问题，又可从个体病人身上反映出来的群体问题有足够的敏感性。例如：某全科医生在社区诊所半天的门诊中，非经预约而接诊了18个高血压病人，就不应视之为正常现象：因为从概率上讲，在其社区诊所负责照顾的一个数千人的群体中，高血压病人在半天内的就诊频度不该如此之高。除了按照高血压技术指南对每个病人进行妥善处置以外，这个现象还提示全科医生应在事后追踪这些病人的来龙去脉，了解其所属单位、团体或住宅区域可能发生的重大生活事件，评估其对高血压患者的负面影响；并运用流行病学等相关学科理论提出合理的社区干预计划。

4. 预防-治疗-康复整体性照顾的原则　在服务内容与机制上，全科医学更注重从预防-治疗-康复等方面建立完整的健康照顾内容与机制。这一原则表明：第一，从服务内容上讲，全科医学是以治疗为核心，担负着集医疗、预防、保健、康复、健康教育、计划生育技术指导等为一体的全方位的卫生服务。第二，从服务机制上讲，全科医学强调以人为中心、以家庭为单位、以社区为范围，建立以整体健康的维护与促进为方向的长期负责式照顾机制，并在工作中将预防、医疗、康复与健康促进有机结合，将个体保健和群体保健融为一体。这种照顾不仅与传统的"以疾病为中心"的单纯生物医学模式形成了鲜明的对照。特别体现以社区为基础的全科医疗服务与以医院为基础的专科医疗服务在功能上有着很大的区别。第三，从协调性上讲，全科化服务实现了医疗、预防、保健、康复一体化。对于一个病人来说，医疗、预防、保健和康复服务都是需要的，全科医生可以整合相关资源，满足病人的各方面需要。但必须指出，这些服务不是靠全科医生一个人提供，全科医生不是全能医生，而只是一个全面负责者和协调者。社区卫生服务机构要建立预防、医疗、保健、康复等资源的开发、利用、协调机制，全面满足社区居民的需要。

二、全科医疗

全科医疗（general practice）是一种主要由全科医生提供的基层医疗保健服务，这种以门诊为主体的第一线医疗照顾，是社区居民最先接触和最经常利用的医疗部门，也称呼为首诊服务。全科医疗也是一种高质量的初级卫生保健服务，是实现"人人享有卫生保健"的重要基础。全科医疗能够以最简便的有效手段解决社区居民常见的健康问题，并根据需要转诊大医院。全科医疗也是一种专科医疗服务，是与综合性医院中的内、外、妇、儿等专科并列的一个独特的临床专科，它不仅仅具有自己独特的理论和知识体系，而且形成了与众不同的价值观和方法论，具体体现全科医学的基本原则。

（一）全科医疗的定义、特征、服务模式与内容

全科医疗是在通科医疗的基础上，通过整合生物医学、行为科学、社会科学的最新研究成果而发展起来的一种新型的基层医疗模式。现已在世界上多个国家和地区推行，尤其在发达的西方国家，全科医疗已得到医学界和公众的普遍认可。全科医疗是在英国、澳大利亚和中国香港等地区的称呼，在北美的一些国家和地区如美国、加拿大以及中国台湾则被称为

家庭医疗(family practice),一方面是为了区别于由通科医生提供的通科医疗,另一方面是为了突出这一领域的专业性特色。而中国内地的社区卫生服务(community health care / community health service)实际上是主要由全科医生提供的以全科医疗为模式的服务。

1. 全科医疗的定义　全科医疗是将全科/家庭医学理论应用于病人、家庭和社区照顾的一种基层医疗保健的专业服务,是社区卫生服务中的主要医疗形式。它不以病人的年龄、性别或器官、系统的疾病类型以及所采用的技术和方法来分科,而是以个人为中心、家庭为单位、社区为范围,提供连续性、综合性、协调性、个体化和人性化的集医疗、预防、保健、康复等一体化的医疗保健服务。

美国家庭医师学会(AAFP)对家庭医疗(family practice,相当于全科医疗)的定义是:"家庭医疗是一个对个人和家庭提供持续性与综合性卫生保健的医学专业。它是一个整合了生物医学、临床医学与行为科学的宽广专业。家庭医疗的范围涵盖了所有年龄、性别,每一种器官系统以及各类疾病实体。"

总之,全科医疗是一个面向社区与家庭,整合临床医学、预防医学、康复医学以及人文社会学科相关内容于一体的综合性医学专科,是一个临床二级学科;除了利用其他医学专业的内容以外,还强调运用家庭动力学、人际关系、咨询以及心理治疗等方面的知识技能提供服务;其主旨是强调以人为中心、以家庭为单位、以整体健康的维护与促进为方向的长期负责式的照顾,并将个体与群体照顾融为一体。

2. 全科医疗的基本特征　全科医疗针对其研究对象具有其独特的研究系统,社会是它涉及的系统,社区是它研究的器官,家庭是它研究的细胞,个人是它研究的分子(图2-6)。全科医疗已形成它特有的理论体系并具有与众不同的价值观和方法论,在医疗保健系统中扮演了越来越重要的角色。因此,全科医疗已形成一个独特的医学专科。

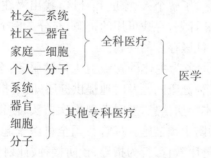

图 2-6　全科医疗的研究系统

全科医疗又是一个"全面的"医学学科,是集生物医学、行为科学和社会学为一体的医学专科;主动服务于社区中的全体居民;整合了内、外、妇、儿等各临床专科的基本服务;以预防为先导,包涵了公共卫生学的内容;对病人实施持续性医学照顾,包括了康复医学;以个人为中心、家庭为单位、社区为范畴,也包括了社会医学的实践;除了关注生物学的人以外,还关注人的行为与社会给予人健康方面的影响,是生物-心理-社会医学模式的载体。

因此,总结全科医疗的基本特征包括以下几个方面:

(1) 全科医疗是第一线的、最基本的医疗保健服务:全科医疗是社区中大多数人就医时最先选择的医疗服务(即"首诊服务"),是公众首先接触和最常接触的第一线的医疗保健服务。全科医生力求用简单便宜的检查和治疗手段来处理所遇到的问题,其意义在于既体现了健康保障的功能,又可以合理地控制费用。当全科医生第一次与病人接触时,就主动担负起把病人及其家庭引入方便、有效的医疗保健系统的责任。因此,全科医疗是医疗保健系统的基础,是公众进入医疗保健系统的门户,同时也是全民健康保险系统的基础。在欧美一些发达国家,这种"首诊负责"制度被医疗保障部门誉为"医疗保险守门人"。在医疗保障系统的功能分化上,全科医疗是最基层的医疗,它下对人群(包括健康人群、高危人群、常见健康问题人群),上对二级医疗,又接受三级医疗的转诊,即所谓的双向转诊(图2-7)。

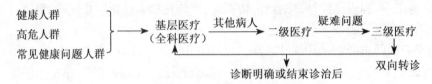

图 2-7　全科医疗在医疗保健系统中的功能

(2) 全科医疗是全科医生主动为社区全体居民提供的初级卫生保健服务:全科医生从一进入社区开始,便把自己的服务目标对准为对社区全体居民的健康全面负责,提高社区全体居民的健康水平和生命质量,而不仅仅是治疗个别的病人。在社区,全科医生在建立健康档案时应该主动了解每个人的健康信息、家庭背景等,当个体发生健康问题就医时,结合社区环境就能够初步判断其可能的健康问题;全科医生在家访时也应该能够主动并及时发现个体及其家庭潜在的健康问题,并及时提供治疗或改善意见。

全科医生不仅关心来就诊的病人,也关心没有来就诊的病人和健康人;不仅关心个人,也关心家庭和社区,充分考虑个人与家庭、社区的互动关系,主动为社区中的每一个人、每一个家庭提供规划性的医疗保健服务,并维护社区的健康。所谓主动服务就是不在诊所里坐等病人,而是走进家庭和社区,了解个人、家庭和社区,找出潜在的问题和问题的发生、发展规律,确定解决问题的策略和计划,寻找可用的资源,充分考虑个人、家庭、社区的相互作用,从而有效地解决个人、家庭、社区存在的问题。

(3) 全科医疗是以门诊服务为主体的初级卫生保健服务:全科医生要对居民从出生到死亡的成长过程中遇到的各种健康问题及时地提供健康知识,指导居民进行健康的、符合自然规律的生活方式,提供基本疾病信息,及时发现疾病苗头,使得大多数健康问题在社区得到及时、正确解决,并提供预防干预措施。尽管我国全科医学起步较晚,目前暂时还没有完全做到上述服务,但是由于健康教育、行为指导、预防接种、计划生育指导等都是全科医生主动帮助居民避免疾病的工作,因此全科医疗是以提供有规律的门诊服务为主的初级卫生保健服务,并且以家庭和社区为工作场所,不受时间和空间的限制,为居民提供方便、及时、就近的服务。

(4) 全科医疗是以病人为中心的整体性服务:全科医疗强调把病人看成一个完整的人,看成一个不可分割的有机整体,并着重于理解病人,服务于病人,满足病人的需要。全科医生注重器官系统之间、躯体与精神之间、机体与环境之间的有机联系。疾病不是器官、系统的疾病,而是整个有机体的疾病;疾病不是生物有机体的疾患,而是人的疾患。疾病与病人、病人与环境之间的联系是不可分割的。如果把疾病看成是器官、系统的疾病,那只能头病医头、脚病医脚,其服务也是局限的、片段的,难以统筹兼顾,难以维护整体的健康。因此,整体性的全科医疗服务是在整体医学观和系统整体论方法的基础上,整合了内、外、妇、儿等各临床专科以及行为科学、社会科学的知识和技术,超越了临床专科之间的界限,不以性别、年龄、疾病类型来分科,对病人的健康问题全面负责,覆盖了病人的所有需求。

(5) 全科医疗是一种连续性、综合性、协调性、个体化、人性化与可及性的服务。

连续性服务(continuity of care):所谓连续性不是指某个医生一直负责为某个病人治疗某种疾病,而是指医生对维护和促进个人及其家庭健康的责任是连续的,医生和病人之间的良好的医患关系是连续性的。这种连续性的责任和关系不因单一疾病的治愈或转诊而中止,不受时间和空间的限制,而且与是否患病无关。当全科医生接受个人及其家庭为服务对象后,就开始担负起为个人及其家庭提供连续性服务的责任,并努力与个人及其家庭建立起一种固定、长久、亲密的朋友关系。这种连续性的服务包括在任何时间与地点负责为社区中任何年龄、任何性别的个人以及任何发展阶段的家庭提供所需要的连续性的医疗保健服务,从生到死,从健康到疾病的发生、发展到治愈或康复,从家庭的建立到解体,即使病人被暂时转诊到上一级医院,仍为其负责安排住院治疗、协调种种关系以及负责出院后的继续治疗和康复。连续性还可体现在健康档案的连续性、服务内容的连续性、服务时间的连续性、服务对象的固定性和服务合同的长久性等方面。只有在连续性的基础上,才能:①建立良好的医患关系,充分发挥个人及其家庭的主观能动性。②全面地了解个人及其家庭。③有效地控制疾病的发生、发展,提高服务效益。④使全科医生在工作中得到回复,从而对自己的工作产生越来越浓厚的兴趣。⑤吸引越来越多的病人。⑥不断提高全科医生的服务能力,因为在连续性的背景上,每一个病人反其家庭都是一本最好的教材。由于连续性服务是全科医疗区别于专科医疗的一个十分重要而独有的特征,我国医生对此较为陌生,因此需要通过一些特定途径来实现这种服务,包括:①建立家庭保健合同,以此固定医患双方的相对长期关系;②建立预约就诊制度,保证病人就诊时能见到自己的家庭医生;③建立慢性病的随访制度,使任何一个慢性病患者可获得规范化的管理而不致失控;④建立急诊或24小时电话值班制度,使全科医疗对病人的"首诊"得到保证;⑤建立完整的健康档案(全科医疗病历),使每个服务对象的健康——疾病资料获得完整准确的记录和充分利用。保持责任和关系的连续性也是提供综合性服务的基础,只有这样才能充分满足社区居民的需要,才能全面维护个人及其家庭的健康。

综合性服务(comprehensive care):"综合性服务"这一特征是全科医学的"全方位"或"立体性"的体现,即:就服务对象而言,不分年龄、性别,不管疾患类型或属于哪个专科;就服务内容而言,包括疾病的治疗、预防、康复和健康促进;就服务层面而言,涉及生物、心理和社会三个方面;就服务范围而言,涵盖个人、家庭与社区,要照顾社区中所有的单位、家庭与个人,无论其在种族、社会文化背景、经济情况和居住环境等方面有何不同;就服务手段而言,可利用一切对服务对象有利的方式与工具,包括现代医学、传统医学或替代医学,因此又被称为一体化服务(integrated care)(图2-8)。

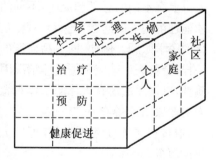

图 2-8 综合性服务模型

协调性服务(coordinated care):全科医疗是三级医疗网的基础部分,着重于解决社区中常见的健康问题,而少量疑难或严重的问题还需要借助于专科会诊和转诊,同时,全科医疗需要利用社区内外一切可以利用的、医疗的和非医疗的资源,为社区居民提供必要的家庭服务、社区服务和社会服务。我们先来看一个实例:一位70岁的老年患者,咳嗽、不发热,呈衰弱状态,本人及家人均认为吃点药就会好。全科医生根据检查所见,建议一定要转诊。转到一家二级医院被怀疑为肺癌,需转到三级医院进一步确诊。三级医院认为二级医院拍摄的CT片不太清楚,但隐约可见气道,诊断肺癌缺少准确依据,遂提出重新拍摄CT片或抗感染治疗观察病情后再根据情况考虑是否需要再拍片。家人和病人请全科医生帮助参谋,全科医生经过周密考虑,建议采纳后者意见,转回社区进行系统抗感染治疗后痊愈。这一过程中,全科医生的协调和参谋作用就显得很突出,使病人缩短了病程,减少了痛苦,节省了费用。他因了解病人的发病经过,熟悉病人的经济、心理等各个方面的情况,病人对他也了解、信任,他通过转诊、会诊等协调措施,与专科医生和病人及其家庭等积极配合,共同解决病人的问题,就确保了病人获得医疗服务的正确、有效和高质量。因此,为实现对服务对象的全方位、全过程服务,全科医生应成为协调者,成为动员各级各类资源服务于病人及其家庭的枢纽。他(她)需要掌握各级各类专科医疗的信息和转会诊专家的名单,需要时可为病人提供"无缝式"的转会诊服务;了解社区的健康资源,如健康促进协会、志愿者队伍、托幼托老机构、营养食堂、护工队伍等,必要时可为病人联系有效的社区支持;熟悉病人及其家庭,对家庭资源的把握与利用更是作为家庭医生不可缺少的基本功。上述各种健康资源的协调和利用使全科医生可以胜任其服务对象的"健康代理人"角色。一旦病人需要,他将调动医疗保健体系和社会力量,协调各种人员,组织有效的卫生服务团队,发挥团队合作精神,为病人及其家庭提供医疗、护理、精神、社会等多方面的援助和支持。美国国家科学院医学研究所在1996年关于基层保健的报告中指出:"当病人的保健得到很好协调时,反映出的是一种适宜的服务范围、合适的照顾程度和有效的照顾花费。协调性照顾可以降低不必要的检查和治疗的危险度。而且,因为协调性照顾总能减少一些检查和治疗过程的数量,所以总的来看,就能降低照顾费用。"

个体化服务(personalized care):全科医生重视人超过重视疾病。疾病是人的疾病,而不是器官、系统的疾病,服务是为人提供的服务,而不是为器官、系统提供的服务。人是一个不可分割的整体,并且人具有个体化倾向,每个人都有自己的个性,都有其独特的生活背景、生活依靠和生活意义,这些都与个人的健康有关。因此,同一种症状、疾病或问题在不同的人身上有不同的意义和反应,不同的人需要不同的服务和支持。因此,只有充分了解病人,才能理解病人的问题,把病人看作是有个性、有感情和有权利的人,为病人提供整体的个体化的医学照顾。例如:同患高血压的病人,A型性格者和B型性格者对疾病的担忧程度不一样,全科医生就应根据具体情况因人而异,不仅考虑到他们的生物属性,还要考虑到社会属性,更重要的还有人体的整体观念及人与自然的统一性,同时还应看到人的个性化特征、人的健康观念等存在着一定差异,全科医生与个人及其家庭建立了朋友式的医患关系后,通过提供连续性的服务,可以充分了解病人的完整背景,在此基础上,才能提供个体化的服务。

人性化服务(humanistic care):全科医疗服务是技术服务与艺术服务的有机结合,是以病人为中心的服务。全科医生注重人胜于病,注重伦理胜于病理,注重医患关系胜于个人的研究兴趣,注重满足病人的需要胜于疾病的诊疗,注重生命的质量胜于生命的数量,以满足病人的需要为目标,以维护病人及其家庭的最佳利益为准则,做病人及其家庭的忠实朋友和健康维护神。全科医生掌握娴熟的感情交流技巧,把医生本身看成最好的药物,尊重人的个性和权利,追求合作型的医患关系,充分发挥个人及其家庭的主观能动性,为居民提供方便、及时、周到、亲切、便宜、有效的服务。全科医疗服务忌讳千篇一律的公式化处理问题方式,要求医生从各方面充分了解自己的病人,熟悉其生活、工作、社会背景和个性类型,以便提供适当的服务,如不同的、有针对性的预防和治疗建议。如前所述,同样是患高血压病,患者对疾病的担忧程度就可能很不相同,对医疗服务的需求也会有所差异:对某人应该耐心解释、释其疑团;对某人应具体指导、改其偏执;对第三个人则应多次提醒、让其重视等等。专科医生在临床上多采用常规的、非个体化的诊断和治疗标准进行工作,但对全科医生来说,除了提供常规的生物医学诊治措施之外,由于其负有长期照顾病人健康的责任,这种照顾只有做到个体化、人性化,才能为病人所接受,并显示良好的效果。

可及性服务(accessible care):全科医疗是可及的、方便的基层医疗照顾,它对其服务对象应体现出地理上的接近、时间上的及时、使用上的方便、关系上的固定、结果上的有效,以及经济上的实惠(合理)等一系列使人易于利用的特点。全科医生作为社区的一员,对自己服务的社区无论是经济文化、风俗习惯、生活方式、道德标准等各方面都了如指掌,居民对自己的医生也同样熟悉和亲切,这种相互信任和了解对服务社区带来了极大的方便。居民在任何时候需要医疗服务都能得到。也就是说由于地理位置近、对病情熟悉、心理上亲密以及经济上的可接受性,使居民对医疗服务的需要减少了很多制约因素,很容易就能获得。如果一个医院距离居民很远,虽然它的设备先进、技术高超,但对居民来说,要想获得它的服务,则需要很多条件,如交通、经济及对它的了解等等。现在很多人到大医院就诊,千方百计都要找一个熟人介绍,就因为大家对大医院不熟悉,心里没底,这种医疗服务对社区居民来说就不具备可及性。因此,任何地区建立全科医疗试点时,应在地点、服务内容、服务时间、服务质量、人员结构素质以及服务价格与收费方式等方面考虑当地民众的可及性,使绝大部分民众、特别是基层百姓感受到这种服务是属于其自身可以、并值得充分购买利用的服务。事实上,由于医患双方的亲近与熟悉,全科医生在诊疗中可以大大减少不必要的问讯与辅助检查,从而获得比一般专科医疗更好的成本效益。

(6)全科医疗是一种预防、治疗、保健、康复一体化的服务:防治保康一体化不仅是指由全科医生一个人同时提供预防、治疗、保健、康复服务,而且是指全科医生把防治保康有机地结合在一起,对病人需要的所有服务和过程全程全面负责,必要时,也可以组织和利用其他有效资源,用团队合作的方式提供防治保康一体化服务。例如,一位48岁的男性感冒病人到全科医生的诊所里来看病,全科医生不仅就感冒的病因、发病特点、病程、用药治疗注意事项以及预防等方面对病人进行教育,而且为这位病人测量了血压,结果发现病人的血压已处于临界状态。为此,全科医生对病人进行预防高血压病方面的教育,并为病人建立了定期测量血压的制度和周期性健康检查表。如果病人已经出现不自知的高血压并发症,全科医生还应对病人进行并发症防治或进行康复训练。这就是预防、治疗、保健、康复一体化服务的实践。

(7)全科医疗是以个人为中心、家庭为单位、社区为范围的医疗保健服务:以个人为中心的整体性服务强调病人是一个完整的人,是一个不可分割的有机整体,与医务人员一样有感情、有思想、有需求的人,需要沟通、理解、尊重和帮助,注重各器官系统之间、躯体与精神之间、机体与环境之间的有机联系。整合了内、外、妇、儿等各临床专科以及行为科学和社会科学的知识与技术，超越了临床专科之间的界限，不以性别、年龄、疾病类型来分科，对病人的问题全面负责。以家庭为单位是全科医疗区别于其他专科医疗的重要所在。家庭结构功能等对疾病的发生、发展、转归有着重要的作用，是全科医疗服务可利用的重要资源。通过查询家庭问题往往能了解病人的病因及恶化因素，因此家庭是全科医疗的基础。以社区为范围是指全科医生根据对社区卫生问题、疾病谱、健康水平等方面的调查结果提出社区的卫生计划，对重点人群进行健康监测和健康教育，可以提高全科医生的素质和全科医疗的整体水平。全科医疗服务从个人服务扩大到家庭服务，扩大到社区服务和社会服务，涉及健康问题的整个范围。

　　以上特征使全科医疗鲜明地区别于医院服务，从而牢牢地抓住了90％以上的群众，形成了基层医疗的广阔天地。国外经验表明，全科医疗可满足社区居民80％以上的卫生需求，我国上海等地的经验也接近这个比例。

　　3. 全科医疗的服务模式与内容

　　(1) 全科医疗的服务模式：全科医疗的服务模式是以人为本、以健康为中心的一体化"四维"服务模式，即以生物-心理-社会医学模式为基础、以预防为导向、兼顾从生到死及健康—疾病—康复、发挥团队合作精神的服务模式。概言之，可以用"四维"模式来表达全科/家庭医疗的特征：从正面看，它涉及了生物、心理、社会三个维度，形成一个三角形；从侧面看，它还有一个时间维度，即从生到死、从健康到疾病再到康复这些不可逆的时间尺度；从而形成了一个立体柱状空间模式(图 2-9)。其中在疾病形成以后的一段时间内，沿生物医学角度形成的一个小区域"▬"，即为专科导向的医疗服务；而其余大范围的立体空间则为全科医疗广阔的活动天地。我国原来不同级别的医疗机构基本上以生物医学为导向，在疾病形成后提供服务，范围狭窄，故显得"医疗资源过剩"、"人浮于事"；但若将眼界放宽到这个四维空间，则可发现民众的许多健康需求尚未得到满足，大量新型服务项目和资源尚待开发。体现了这种"四维"服务模式的，具有个体化、综合性、连续性、协调性、可及性特点的全科医疗，应属于优质而高效的基础卫生服务，无疑能够得到社区民众的欣然接受。

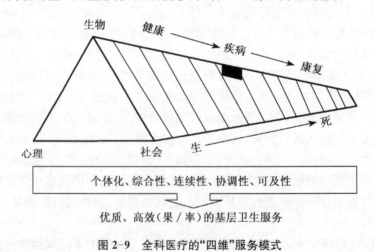

图 2-9　全科医疗的"四维"服务模式

　　① 以生物-心理-社会医学模式为基础：世界著名的临床心理学家莱维曾介绍过三维诊断的例子：有一男性死于肺癌，医生认为其病因是吸烟过多，而吸烟过多则是由于神经质；神

经质的原因是夫妻不和,借烟消愁;夫妻不和的原因是因为三代人同住一屋,夫妻常因对老人、孩子的态度不同而引起争吵;三代人同住一屋是因为住房拥挤。其生物学诊断是"肺癌",心理学诊断是"神经质",社会学诊断是"住房拥挤"。专科医疗注重生物机体的器官系统,疾病观念是生物医学模式,而全科医疗注重患病的人及其家庭、社会、心理等环境因素,疾病观念是生物-心理-社会医学模式。以下实例就可说明两种医学模式导致临床实践的不同结果:一个 54 岁的农妇发现下腹部有包块到一家二级医院就诊,被诊断为子宫肌瘤,决定择期手术治疗,最后结果是妊娠的误诊病例。生物医学模式思维对该病例的诊断依据的是临床检查所见,而生物-心理-社会医学模式思维则要从患者本人、家庭、社会、文化习俗等多方面去考虑问题:患者虽然 54 岁,但一贯健康、家境殷实、夫妻关系亲密,其母亲已 80 岁高龄仍健康硬朗,并且曾有过在 48 岁时流产的历史。该农妇虽 50 岁有余,但生活条件较其母当年要优裕得多,这些疾病以外的东西,专科医生根本无法了解到,加上医患之间不了解、不熟悉以及因文化习俗而产生的羞愧心理,导致在叙述病史时会有隐瞒的成分,使医生将其病史中的月经周期紊乱到目前的闭经看做是更年期绝经前的自然表现。因此说生物-心理-社会医学模式已成为全科医生诊治病人的必要思维基础。

　　② 以预防为导向:当今的许多疾病是非传染性的慢性病,大多可以预防,却极少能治愈,预防的价值已远远超过非特异性治疗的价值,这对生物医学的特异性治疗来说是一种严峻的挑战,各国政府对预防医学的观念也发生了根本转变。并且,公众已开始主动要求维护健康、追求长寿,预防保健服务成为公众关心的热点。而大医院里的临床医生每天要接待大量门诊病人,要提供理想的预防保健服务是有困难的。专科医生使用的病史记录仍以疾病的诊断和治疗为中心,不利于提供有计划的预防保健服务,他们重视治疗胜于重视预防,而全科医生是这一转变的最重要体现者,他们立足于社区,在为社区全体居民提供连续性、综合性、协调性和个体化的预防保健服务方面具有许多独特的优势,并树立了崭新的预防医学观念,掌握了临床预防医学的方法、组织工具和服务模式,在以提高全民健康水平为目标的健康保险体系中扮演"最佳守门人"的角色。

　　全科医疗采用以预防为导向的服务模式,主要包括以下几个方面:把个人及其家庭的每一次接触都看成是提供预防保健服务的良机;把预防保健服务看成是日常医疗实践活动的一个重要组成部分;采用以预防为导向的病史记录和健康档案;个人预防和群体预防相结合;全科医生提供连续性、综合性、协调性、个体化的预防服务;把医疗服务的目标直接指向提高全体居民的健康水平。全科医疗对个人、家庭和社区健康的整体负责与全程控制,必然导致"预防为主"思想的真正落实:即在人健康时、由健康向疾病转化过程中以及疾病发生早期(无症状时)就主动提供关注,其服务对象除了病人之外,还包括高危人群与健康人群,这也是它有别于一般临床医疗的最突出特点之一。全科医疗强调的"生命周期保健",即根据服务对象生命周期的不同阶段中可能存在的危险因素和健康问题,提供一、二、三级预防。全科医生从事的预防多属于"临床预防",即在其日常临床诊疗活动中对个体病人及其家庭提供随时随地的个体化预防照顾;同时,各国还根据其需要与可能,由全科医生及其团队向公众提供规范性的周期性健康检查。

　　预防性服务在全科医疗中占有相当大的比重,这不仅表现为许多就诊病人是专为免疫注射、健康咨询和健康检查而来,更表现为医生应诊时的做法。Mc Whinney 指出,家庭医师对由于不同原因来就诊的病人,应主动评价其各种健康危险因素并加以处置,将预防措施看作日常诊疗中应执行的程序,即所谓"预防性照顾"。它意味着家庭医师利用每次与病人接触的机会,不论其就医目的是什么,都应同时考虑这些人可能还有什么健康问题需要预防。例如对看感冒的老人可同时注意其是否患有高血压,对因患高血压而就诊的出租汽车司机可顺便询问其有无胃痛,等等。要进行这类服务,家庭医师必须熟悉本社区的主要健康问题、各种疾病高危人群的监测和干预;同时也需要依靠完整准确的健康档案。

③ 以团队合作为基础:在全科医疗发展初期,全科医生以个人开业的方式为社区居民服务。随着实践的发展,民众的健康需求发生了重大变化,全科医生个人的力量是有限的,不可能解决所有的健康问题,从而逐步走上团队合作(team work)的道路。全科医生应该将自己作为社区卫生工作网络及卫生保健组织体系中的一个重要组成部分,通过与他人协调配合,逐渐形成卓有成效的综合性工作团队,成为个人及其家庭所需要的所有医疗保健服务的协调者。要提供协调性的医疗保健服务,首先,必须在全科医生间开展相互合作,要在全科医学的背景上发展专科特长,取长补短。其次,要学会适当地利用专科会诊和转诊,充分发挥三级医疗预防保健网的作用,建立首诊、转诊制度和转诊关系,合理利用有限的卫生资源。另外,要善于发掘、组织和利用社区内外一切可以利用的医疗和非医疗资源,参与提供全面的社区卫生服务。强调团队合作,不仅需要树立集体和整体观念,而且需要掌握娴熟的人际交往艺术,只有通过团队合作,才能充分满足社区居民及其家庭对卫生服务的需求。

全科医疗团队以全科医生为核心,与相应的辅助人员配合,一起为服务对象提供立体网络式健康照顾。在基层医疗本身,存在着门诊团队、社区团队、医疗—社会团队及康复团队等,由社区护士、公共卫生护士、康复医师、营养医师、心理医师、口腔医师、其他专科医师(如外科、骨科、儿科等)、中医师、理疗师、接诊员、社会工作者、护工人员等与全科医生协同工作。这些人员可以受聘于不同的机构,为了社区卫生服务中的共同目标而团结协作。在上述团队成员中,社区护士和社会工作者起着特殊重要的作用,他们的参与使全科医疗的全方位、全过程卫生服务成为现实。目前我国提供全科医疗的团队合作方式基本上以全科医生为主,由全科护士、防保人员等共同组成,缺乏社区护士和社会工作者这两种重要的团队成员,这个问题的存在直接影响了社区卫生服务的范围、内容与质量,也不利于全科医生核心作用的发挥,因此必须在较短时间内设法解决。

在基层医疗与各级各类医疗保健网络之间,也存在着双向转诊和继续医学教育的团队合作关系。

(2)全科医疗的服务内容:全科医疗的服务内容与项目:在诊疗方面包括一般的内、儿、妇产科、门诊外科、皮肤科、眼科、五官科、骨科、精神科常见问题,以及老年病、慢性病、环境及职业病的防治;在预防保健方面包括婚前检查、计划生育指导和优生咨询、妇幼保健、计划免疫、职业体检、周期性健康检查;另外还有心理咨询、医学咨询、健康教育、家庭医疗护理等。根据病人需要,可提供现代和传统医学的各种有效手段,例如我国的中医药学等。

(二)全科医疗与一般基层医疗、专科医疗

1. 全科医疗与一般基层医疗的关系 这里所说的一般基层医疗是指一级医疗,是第一线的、以门诊为主体的医疗保健服务,是医疗保健系统的最基本层次和基础,也是病人进入医疗保健系统的门户,同时通过转诊使病人接受特殊治疗,并承担继续治疗和随访的责任。

基层医疗是离公众最近、与公众关系最密切、公众感到最亲切的服务。而且具有连续性、综合性和协调性的特征，打破专科界限的限制。在实施全科医疗之前，基层医疗大多由通科医生或专科医生医疗小组承担(图 2-10)，并以生物医学模式为基础，以诊疗疾病为目标，在门诊中坐等病人，以提供专科化服务为主，极少主动提供家庭保健和社区保健服务，一船只能解决 60%～80% 的问题，无法体现基层医疗连续性、综合性和协调性的特征。全科医疗也是一种基层医疗，是基层医疗的最佳模式。全科医生是基层医疗的最佳执行者，可在社区中解决 90% 以上的健康问题，并可真正体现基层医疗连续性、综合性和协调性的基本特征，充分发挥基层医疗的基础和门户作用。全科医疗的实施将极大地促进基层医疗的发展，加固医疗保健系统的基础。全科医疗与一般基层医疗的主要区别在于执行者所受的教育不同，所运用的原则和方法以及两者所涉及的范围也不同，全科医疗也存在于二、三级医疗单位之中，而且涉及家庭和社区(图 2-11)。

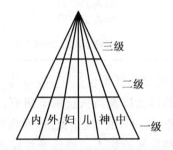

图 2-10　专科化的医疗保健体系

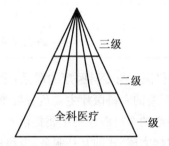

图 2-11　专科与全科协调发展的医疗保健体系

2. 全科医疗与专科医疗的区别与联系

(1) 全科医疗与专科医疗的区别：见表 2-1。

表 2-1　全科医疗与专科医疗的区别

	专科医疗	全科医疗
哲学上的区别		
模式	"科学"模式	"照顾"模式
价值	科学性	科学性＋艺术性＋公益性
证据	科研结果	科研结果＋受照顾者的体验
方法	还原分析	整体综合(还原基础上)
特性上的区别		
医学模式	生物医学模式	生物-心理-社会医学模式
服务人口	病人，大而流动性强 (1∶5万～1∶50万)	所有人，较少而稳定 (1∶2 500)
服务范围	个体的病人	个人、家庭和社区
照顾范围	窄(系统/器官/细胞)	宽(生物心理社会)
服务内容	诊疗为主	防治保康教一体化

续表 2-1

	专科医疗	全科医疗
服务疾患类型	疑难或罕见问题 (多为已分化)	常见问题 (未分化者多见)
运用技术	高新的、有创伤性的技术较多 昂贵	基本的、无创伤性的技术为主 不昂贵
服务方法	分科	综合
服务责任	间断性	持续性 生前→死后,健康→疾病→康复
服务态度	疾病为中心、救死扶伤 以医生为中心 病人被动服从	健康为中心、全面管理 以人为中心 病人主动参与
医患关系	疏松、暂时,专家权威	紧密、持久,共同参与

(2) 全科医疗与专科医疗的联系:全科医疗与专科医疗的联系包括:①各司其职,主要体现在:大医院的专科医疗主要负责疑难和急、重病人的诊治以及高科技医学研究;而社区卫生服务中心的全科医疗则主要提供基本医疗保健服务(健康教育、健康促进,慢病管理、康复等)。②"接力棒"式的互补服务:专科医疗还要接受基层转诊病人的确诊及住院治疗,以及治愈后到社区医疗机构的转诊;而全科医疗要针对社区居民的一般健康问题,发现、筛选疑难病例,提供其到大医院的转诊服务,同时承担大医院转诊病人的康复治疗服务等。二者通过双向转诊、信息沟通、医疗合作形式完成服务互补。

(3) 各自的优缺点:专科医疗的优点:以生物科学为基础,具有客观性和科学性;理论和方法简单、直观、易于掌握;资料可以得到科学方法的确认;高度技术化的诊疗手段可使许多危急重症得到有效救治。缺点:注重疾病,忽略健康照顾的整体性;忽略了对疾病相关的心理和社会功能方面问题;医患关系疏远、病人依从性差;医师的思维局限和封闭,忽略了对健康人群、亚健康人群的照顾。

全科医疗的优点:是生物-心理-社会医学模式指导下产生的新的卫生服务模式,将患者看做整体的人,充分尊重患者,了解患者的病情、就诊目的、期望、担心、情感状态、文化价值、就医背景等,整体评价和个体化的干预计划,与患者协商,获得认可,患者依次性增高。缺点:对全科医生要求很高(个人知识、人格魅力、独立工作能力、法律知识);服务方式是合作模式及共同参与,所以患者主观性强,合作差异大;医生只能起引导作用,在有些情况下医生作用弱。

(三) 全科医学/医疗专科在综合性医院中的作用

全科医疗是一种基层医疗,是基层医疗的最佳模式,同时全科医疗还可存在于二、三级医疗单位中,是综合性医院中的一个独特专科。全科医学专科在综合性医院中就像是一个初诊室、分诊台或病人需要的所有服务的协调部门,它所产生的作用和影响是十分广泛的:①促进了医学模式的转变。②弥补了综合性医院提供的生物医学服务的不足。③协调了各专科片断的、暂时的和局部的服务。④扩大了综合性医院的服务范围和服务内容。⑤充分满足了病人的需要。⑥促进了医德、医风的改善。⑦加强了二、三级医疗单位与基层医疗单位之间的联系。⑧为医学生的实习和基层医生的进修提供了理想的场所。⑨为贯彻预防为主的方针创造了条件。

为了适应医学模式的转变,最大限度地满足公众对医疗保健服务的需求,在我国的综合性医院中设立全科医学专科已势在必行,其关键是:①大力宣传这一专科的优越性。②组织各专科有实力的医生进行培训,使他们掌握全科医学的基本理论和方法,并在相同的背景上进行密切合作,在合作中共同提高,最后成为合格的全科医生。③建立相应的培训基地和医学专业,培养高素质、高学历的全科医生。④借助行政干预,大力推行这一专科。⑦把目前的预防保健科改建成全科医学专科是发展这一专科的一条捷径。

三、全科医生

有人这样形容全科医生:

在河的上游漂下来一个又一个人,奄奄一息,需要医生解决问题,此时的处理有:
临床医生:漂下来一个,赶快救人,再漂下来一个,再救人……
WHO 提出:临床医生为什么不到上游去看一看,到上游去干预解决问题呢?
临床医生:我的职责是治病救人,干预不是我的事啊。
全科医生:让我来做……
WHO:很好!

全科医生(general practitioners)的概念最早起源于 18 世纪诞生的美洲的通科医生,到了 19 世纪初,英国的 Lancet 杂志首次将接受过医学训练并具有医疗、药物、外科及接生等多种技能而个体开业的行医者称为"general practitioner"(通科医生,GP)。19 世纪末到 20 世纪 60 年代初是专科化发展的时代,形成了以医院为中心、以专科医师为主导、以有关生物学疾病为目标的观念。医生在人们心中树立了神圣的形象,通科医疗不再受到重视。50 年代后期起,人口老龄化进程和慢性病、退行性疾病患病的上升,以及现代医学对此的治愈乏术,专科医学的局限性开始显现,而基层医疗保健的重要性唤起了通科医疗的复兴:社区呼唤通科医生回归,需要家庭医生照顾。一些国家就把这种新型的通科医生称为"家庭医生(family physician 或 family doctor)",而通科医生仍然存在,但有一些国家仍沿用"GP"这一名称,而其性质已发生变化,因此,可将 20 世纪 60 年代末以前的"GP"译成通科医生,而将 60 年代末以后的"GP"译成全科医生。

对于全科医生,在我国社会上一直存在种种误解。许多人把全科医生理解成什么科都了解一点,但什么科都不精通的"万金油大夫"或"高级赤脚医生"。也有人提出,用"社区医生"(community physician)这一名称似乎更能突出中国全科医生的特征。另一种折中的意见是采用"社区全科医生"。"全科医生"这一名称大多被与英国皇家有密切关系的国家和地区采用,如英国、澳大利亚及中国香港等。而与北美关系密切的国家和地区却大多采用"家庭医生"的名称。

（一）全科医生的定义与角色作用

1. **全科医生的定义**　英国皇家全科医学院（Royal College of General Practitioners, RCGP）对全科医生的定义是："在病人家里、诊所或医院里向个人和家庭提供人性化、基础性、连续性医疗服务的医生。他承担对自己的病人所陈述的任何问题做出初步决定的责任，在适当的时候请专科医生会诊。为了共同的目的，他通常与其他全科医生以团队形式一起工作，并得到医疗辅助人员、适宜的行政人员和必要设备的支持。其诊断由生物、心理、社会几个方面组成，并为了促进病人健康而对其进行教育性、预防性和治疗性的干预。"美国家庭医师学会（AAFP）对家庭医师的定义是："家庭医师是经过家庭医疗这种范围宽广的医学专业教育训练的医师。家庭医师具有独特的态度、技能和知识，使其具有资格向家庭的每个成员提供持续性与综合性的医疗照顾、健康维持和预防服务，无论其性别、年龄或健康问题类型是生物医学的、行为的或社会的。"这些专科医师由于其背景与家庭的相互作用，最具资格服务于每一个病人，并作为所有健康相关事务的组织者，包括适当地利用顾问医师、卫生服务以及社区资源。

全科医生是全科医疗的主要执行者，是发展全科医学和社区卫生服务的关键，他们所受的训练和经验使他们能从事内、外科等若干领域的服务，对于家庭的成员，不论其性别、年龄或所发生的躯体、心理和社会方面问题的类型，均能以其独特的态度和技能，提供连续性和综合性的医疗保健服务。必要时也适度地利用社区资源、专科会诊和转诊，为个人及其家庭提供协调性的医疗保健服务。同时，全科医生也是医疗保健系统和健康保险体系的最佳"守门人"，在二、三级综合性医院中，全科医生是一种独特的专科医生，能为病人提供其他专科医生无法提供的整体性服务。

因此，可以给全科医生下一个通俗的定义：全科医生是对个人、家庭和社区提供优质、方便、经济有效的、一体化的基础性医疗保健服务，进行生命、健康与疾病的全过程、全方位负责式管理的医生。其服务涵盖不同的性别、年龄的对象及其生理、心理、社会各层面的健康问题；他应能在所有与健康相关的事务上，为每个服务对象当好健康代理人。

2. **全科医生的角色作用**

（1）对于病人与家庭，全科医生是：

① 医生：负责常见健康问题的诊治和全方位全过程管理，包括疾病的早期发现、干预、康复与终末期服务。

② 健康监护人（代理人）：负责健康的全面维护，促进健康生活方式的形成；定期进行适宜的健康检查，早期发现并干预危险因素；作为病人与家庭的医疗代理人对外交往，维护其当事人的利益。

③ 咨询者：提供健康与疾病的咨询服务，聆听与体会病人的感受，通过有技巧的沟通与病人建立信任，对各种有关问题提供详细的解释和资料，指导服务对象进行有成效的自我保健。

④ 教育者：利用各种机会和形式，对服务对象（包括健康人、高危险人群和病人）随时进行深入细致的健康教育，保证教育的全面性、科学性和针对性，并进行教育效果评估。

⑤ 卫生服务协调者：当病人需要时，负责为其提供协调性服务，包括动用家庭、社区、社会资源和各级各类医疗保健资源；与专科医生形成有效的双向转诊关系。

（2）对于医疗保健与保险体系，全科医生是：

① 守门人：作为首诊医生和医疗保健体系的"门户"，为病人提供所需的基本医疗保健，将大多数病人的问题解决在社区，对少数需要专科医疗者联系有选择的会诊与转诊；作为医疗保险体系的"门户"，向保险系统登记注册，取得"守门人"的资格，严格依据有关规章制度和公正原则、成本—效果原则从事医疗保健活动，协助保险系统办好各种类型的医疗与健康保险。

② 团队管理与教育者：作为社区卫生团队的核心人物，在日常医疗保健工作中管理人、财、物，协调好医护、医患关系，以及与社区社会各方面的关系；组织团队成员的业务发展、审计和继续教育活动，保证服务质量和学术水平。

（3）对于社会，全科医生是：

① 社区/家庭成员：作为社区和家庭中重要的一员，参与其中的各项活动，与社区和家庭建立亲密无间的人际关系，推动健康的社区环境与家庭环境的建立和维护。

② 社区健康组织与监测者：动员组织社区各方面积极因素，协助建立与管理社区健康网络，利用各种场合做好健康促进、疾病预防和全面健康管理工作；建立与管理社区健康信息网络，运用各类形式的健康档案资料协助做好疾病监测和卫生统计工作。

因此，全科医生在全科医疗中的角色作用综合体现在以下十个方面（图 2-12）。

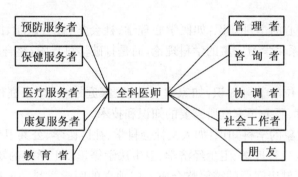

图 2-12　全科医师角色作用

（二）全科医生的知识结构、能力与素质

全科医生所需要具备的知识结构、能力与素质要求是根据全科医生所处的环境、所拥有的资源、所扮演的角色、所产生的作用以及需要解决的问题来确定的。这些知识和能力不是机械地相加在一起的，而是在系统整体论的指导下，有机地整合成一个整体的，这是全科医生在功能上称为一个完整的医生的基础。

1. 全科医生应具备的知识结构　人们很容易对全科医生的知识结构产生种种误解。首先，许多人认为全科医生的知识面应覆盖医学知识的整个范围。其实，全科医生所掌握的知识是有选择性的，他们在有限的时间内选择性地掌握完成他们的职责所必需的知识，这些知识与其他专科医生所掌握的知识是有明显区别的，因为他们所面临的任务明显不同。例如，在外科学方面，全科医生仅需掌握一般的无菌概念和清创缝合技术，而没必要花很多时间去学习脑外科、胸外科及复杂的腹部外科手术。其次，许多人认为，其他专科医生总是比全科医生懂得多，确实，与专科医生相比，全科医生在某一特定领域比该领域的专科医生知道得少,然而这两者实际上是没有可比性的,因为专科医生的知识是朝纵深发展的,而全科医生的知识在一定的深度上朝横向发展。因此,从知识的量来说,全科医生不一定比专科医生少。另外,有人认为,只有通过专科化,一个医生的知识才能达到一定的深度。但是,一个人的知识深度不仅与他所掌握的知识的详细程度有关,而且更多地依赖于他的思想深度,思想深度主要决定于一个人在思考问题时所站的高度和他所采取的思维方式,全科医生与专科医生分别站在不同的高度上,也采用不同的思维方式。在许多常见的健康问题范围内,专科医生的理解远远达不到全科医生的深度,全科医生是这一领域的专家。

全科医生的知识结构应包括以下几方面:

(1) 以疾病为中心的学科知识:这是全科医生作为一名医生应掌握的最基本的知识,包括两大部分:

① 基础医学学科的知识:如人体发生学(生物学与进化论、遗传学和胚胎学)、人体结构与功能学(解剖学、组织学、生理学、生物化学和免疫学)、医学病原学(微生物与寄生虫学)、人体病理学(病理解剖与病理生理)、诊断学与治疗学(药理学等)。有能力将以上知识进行横向整合,形成关于疾病、人体的完整印象。

② 临床医学学科的知识与技术:包括内、外、妇、儿等临床医学学科,以掌握各科的基本理论、方法和常见病的诊疗、急症的识别与院前处理为重点,也包括中医学与护理学的知识和技术。

(2) 以病人为中心的学科知识:如医学心理学、社会学、社会医学、医学伦理学、护理学等,不是按照学科体系来学习完整的学科理论,而是打破学科界限,整合理解病人、服务于病人所需要的知识。

(3) 以家庭为单位的学科知识:如家庭心理学、家庭社会学、家庭伦理学、家庭治疗学等。只学习理解家庭、服务于家庭所需要的知识和技术。

(4) 以人群为对象的学科知识:如人文社会科学、社区医学、公共卫生与预防医学、卫生统计学、流行病学、卫生管理学、卫生经济学、卫生法学等。以上学科的知识和技术可以根据研究和解决社区人群健康问题的需要整合成一门独立的医学学科——社区医学,以方便教学和学习。

(5) 全科医学的专业知识:包括两大部分:全科医学的基本理论与方法;社区常见健康问题及其处理技巧。

2. 全科医生应具备的能力 结合美国卫生和人类服务部相关描述,我们可以对全科医生的四种能力作以下理解:

(1) 健康促进和疾病预防:全科医生能充分利用其工作在社区、贴近社区居民的独特优势,开展个人、家庭和社区人群三个层面上的健康教育及健康促进工作,将良好的健康观念结合在具体医疗实践中,加强人们的健康意识,使他们认识到什么是有益于健康的行为,什么是不利于健康的行为,以逐渐建立良好的生活方式和行为习惯,更好地进行疾病预防。

(2) 常见症状和体征的评价与诊断:①能快速诊断和处理社区各科急症。如正确判断病人的病情,稳定病人病情,以便作进一步处理。②能诊断和治疗社区常见病、多发病。对于慢性疾病,全科医生能根据生理、心理和社会因素以及病人家庭和社区环境,制订全面的连续性治疗方案,并对方案定期评估,必要时进行修订。③掌握临床常规辅助诊断方法。如三大常规、X线、心电图等。④掌握临床常用诊疗操作技术。如洗胃、胸穿、腹穿等。

（3）常见急性与慢性医疗问题的处理：全科医生是第一线的社区医生，对病人的急症初步处理后，就要考虑是否请专科医生会诊或转送医院住院治疗。对慢性病人，在治疗中遇到专科性问题，也需要专科医生帮助。

（4）其他必需的卫生服务的鉴定与适当的转诊。全科医生必须具备为病人提供综合性服务的能力。包括：预测性服务，为青少年提供避免伤害或意外妊娠方面的咨询；对症治疗，如缓解一种背部紧张引起的疼痛；治疗性的服务，如急性哮喘或慢性溃疡性结肠炎的处理；姑息治疗，如晚期癌症病人或晚期艾滋病患者的照顾。同时，全科医生还必须具备鉴定个体病人是否需要转诊的能力，转诊时机的掌握一定要准确、及时，没有必要的转诊只会加重病人的负担和压力，延误转诊又会耽误病人的病情。

全科医生也必须具备在诊所以外的许多场所提供服务的能力，如在学校、军队、企事业单位等。一些全科医生发展了特殊领域的专业技能，例如，照顾老年人、青春期医学、运动医学、职业医学或管理医学。但必须指出，全科医生要始终把重心放在以社区为定向的基层医疗上，用这种方式才可以鉴定一个社区和影响这个社区居民的健康问题。

全科医生要完成自己的职责，应具备以下几个方面的能力：

（1）疾病和疾患的诊断处理能力：全科医生在社区没有可以利用的高级仪器、设备，现场也没有高级专家的指导和会诊。对全科医生来说，最好的检查工具是眼、耳、鼻、舌、手，最好的诊断策略是利用时间，在充分了解病人完整背景基础上，判断个人问题的性质（是否为健康问题）、类别（是否为急诊）、来源（躯体、心理或社会源性），能及时识别，准确选择处理方式如自行处理、会诊或转诊等。所以，全科医生应具备：①善于利用病人背景资源，如个人、家庭、社区及其他医疗机构的有关资源；②具有一定综合处理临床各科常见疾病和急症的能力，包括生物、心理、社会以及治疗、预防、保健和康复，也包括中西医结合治疗和护理；③能够开展临床基本操作，如胸穿、腹穿、腰穿、骨穿、导尿、灌肠、肌内注射、静脉注射等；掌握临床常规辅助诊断与检查方法，如三大常规、X线、心电图等。④可以提供整体性服务如预防、保健、医疗（中西医结合治疗和护理）、康复、健康教育、计划生育技术指导"六位一体"的服务；⑤熟练开展以人为本、以家庭为单位、以社区为范围、以预防为导向的"人性化"、"连续性"服务。其一是有能力处理心理和行为问题（抑郁、焦虑、酗酒、高盐、高脂、药物成瘾、性问题），个体发育问题（发育迟缓、肥胖、营养不良），与年龄、性别、职业有关的问题（婴儿保健、青少年保健、老年保健、妇女保健、临终关怀）。其二是有能力处理家庭问题，了解家庭保健的有关理论、遗传咨询，处理有慢性病患者的家庭、单身家庭、家庭生活事件、家庭沟通与障碍、与家庭生活周期有关的问题（结婚、生儿育女、子女离家、丧偶）。其三是服务于社区的能力，能开展社区调查，流行病、传染病、慢性病的监测与控制、社区卫生计划的制订与执行、社区资源的组织与利用以及初级卫生保健的组织和实施等。

（2）人际交往能力：与病人及其家庭成为朋友是全科医生在社区中立足的重要基础。全科医生在社区中拥有的卫生资源是十分有限的，必须协调多种关系，充分利用家庭资源、社区资源和专科医院的资源，才能提供病人及其家庭需要的协调性、综合性、连续性的医疗保健服务，才能有效地解决社区中遇到的医疗卫生问题。所以，全科医生只有具备娴熟的人际交往技能，才能建立良好的医患关系，妥善处理医疗纠纷，较好地适应社区的工作环境和条件，在社区中寻求发展。

（3）经营与管理能力：全科医生只有具备分析社区卫生市场需要，敢于参与市场竞争，能够推销自己,善于经营与管理,如目标管理、质量管理、人事管理、财务管理和药品管理等,适应我国的经济体制改革和卫生体制改革,才能获得较好的社会和经济效益。熟悉有关的卫生法规,能正确处理各种医疗纠纷。

(4)建立、使用和管理健康档案的能力:能准确填写居民健康档案,对档案进行分类、整理、存放、统计、分析,能通过分析社区居民的健康状况及卫生服务需求,利用健康档案为个人及其家庭提供更全面的服务,并开展教学与科研工作。

(5)学习与自我发展的能力:能树立终生学习的观念,掌握有效的学习方法,收集查阅文献资料与信息,建立自己的资料库,能在有关专家指导下开展科研工作。在实践中不断积累经验,始终保持对全科医学事业的兴趣和热情,用足够的耐力和毅力去应对各种各样的挑战,不断提高社会工作能力和情感交流技术、科研能力、教学能力及管理能力。对病人始终保持同情心和爱心,能处理自己的生活问题,保持自己的心理平衡。

3. 全科医生的工作特点与素质要求　全科医生的工作特点是以预防为导向、以团队合作为基础、以"五星级医生"为目标。全科医生肩负生命周期健康照顾的重担,对每一个人都有高度的责任感和同情心,对每一问题需始终站在公正的立场上。由于常常会遇到一些棘手的问题,所以全科医生必须具备冷静的头脑、良好的思想境界,甚至具有政治家的智慧,洞察眼前所经历的一切事物,调节人们的情绪,使人们相对的思想平静、生活安逸、工作舒畅、精神愉快。因此,他们除具有好的医学才能外,还必须有高尚的人品、良好的修养(表 2-2)。

表 2-2　全科医生的工作特点与素质要求

工作特点	素质要求	
	技术层面	人文素质
服务的时间性:长	全天候、终身持续	敬业;热心、恒心;不"弹性疲劳"
服务的对象性:广	病人、家庭、社区	博爱;爱心、宽心;不局限于病人
服务的内容性:宽	生理、心理、社会	博学;专心、钻心;不局限于生物医学模式
服务的基层性:"守门人"	六位一体	融合;安心、信心;不"缺位"
服务的层次性:深	技术、人文高度融合	通达;诚心、耐心;不"技术主义"
服务的"枢纽"性:"全与专"	双向转接诊	顺畅;公心、细心;不"错位"
服务的资源性:协调	开发、利用	能力;用心、尽心;不"等、靠、要"

(三)全科医生与专科医生的区别

全科医生强调知识的广度,即知识的全面性,而专科医生则注重知识的专一性,即在某一领域的高深发展。如果说专科医生是一座高耸入云的山峰,全科医生则是有着无数小峰的山脉,一样的气势博大恢宏。因此,就知识结构来讲,全科医生和专科医生相比并没有水平的高低,而只是分工的不同,学科领域的不同,工作任务的不同。一个心血管专家也许不会处理普通的感冒和腹泻,全科医生却能应付自如,他能利用自己丰富的、多方面的知识为病人提供满意的服务。当然,全科医生也并不是万能的,在涉及专业领域方面也有其知识的局限性,还需要专科医生的协作和帮助。

全科医生与专科医生的区别主要体现以下两方面(表 2-3)。

表 2-3　全科医生与专科医生的区别

项　目	全科医生	专科医生
医疗范围	一、二级预防为主， 完整落实三级预防策略	二、三级预防为主
疾病分类	常见病、多发病、早期未分化疾病	疑难重症
医疗模式	生物-心理-社会医学模式	生物医学模式
人群对象	普通人群	性别、年龄、病种人群
接诊地点	从医院内走向医院外， 立足于家庭、社区	立足医院、坐等病人
医学观点	注重人	注重疾病
提供服务	提供预防、保健、医疗、康复一体化服务； 提供连续、综合、协调、及时性的医疗服务	着重疾病的诊疗服务； 提供单科、间断性医疗服务
所需设置	简单医疗仪器	全套医疗仪器
诊断手段	临床技能为主	仪器依赖性诊断手段为主
责　任	全程负责	仅对就医时局限性疾病负责
医患地位	平等合作式	权威指导式
医患关系	密切、朋友关系、协约式	松散、无协约

1. 在服务宗旨与责任方面的区别　专科医生和全科医生分别负责健康与疾病发展的不同阶段。专科医生负责疾病形成以后一段时期的诊治，其宗旨是根据科学对人体生命与疾病本质的深入研究来认识与对抗疾病。当遇到现代医学无法解释或解决的问题时，专科医生就不得不宣布放弃其对病人的责任。在这种意义上，专科医生类似于"医学科学家"，充分体现了医学的科学性方面。由于专科医疗强调根除或治愈疾病，可将其称之为治愈医学。全科医生负责健康时期、疾病早期乃至经专科诊治后无法治愈的各种病患的长期照顾，其宗旨关注的中心是人而不是病，无论其服务对象有无疾病（disease，生物医学上定位的病种）或病患（illness，有症状或不适），全科医生都要为其提供令人满意的照顾，也即他对自己的"当事人"具有不可推卸的责任。因此，全科医生类似于"医学服务者"与"管理者"，其责任既涉及医学科学，又延及与这种服务相关的各个专业领域（包括医学以外的行为科学、社会学、人类学、伦理学、文学、艺术学等），其最高价值既有科学性，又顾及服务对象的满意度，即充分体现了医学的艺术性方面。此外，随着社会进步和民众健康需求的增加，社区医疗的公平性、经济性与可及性日益显现，于是关于经济学的考虑也成为全科医疗中重要的价值之一，这更体现了医学的公益性方面。

2. 在服务内容与方式方面的区别　专科医疗处于卫生服务的金字塔上部，其所处理的多为生物医学上的重病，往往需要动用昂贵的医疗资源，以解决少数人的疑难问题；其方式为各个不同专科的高新技术。全科医疗处于卫生服务的金字塔底层，处理的多为常见健康问题，其利用最多的是社区和家庭的卫生资源；以低廉的成本维护大多数民众的健康，并干预各种无法被专科医疗治愈的慢性疾患及其导致的功能性问题，这些问题往往涉及服务对象的生活方式、社会角色和健康信念。

全科医生是医生中的多面手，继承了传统，又结合了现代时尚，是横向信息交流的中心，所有专科知识都在这里汇集、筛选并形成独特的知识和技能体系并应用于实践，又"全"又"专"的特点正是全科医生的价值与魅力所在！总之，全科医生要做到：患者什么时候需要，你什么时候就在他身边。

（四）全科医生培养与全科医学教育

1. 国外的全科医生培养与全科医学教育　国外一般都通过毕业后教育即家庭医学住院医师训练项目来培养全科医生，为期 3～4 年。建立家庭医学住院医师训练项目(residency training programme of family medicine)的目的是培养合格的家庭医生(全科医生)。该项目以临床技能的训练为主，着重于培养家庭医生解决社区常见健康问题的能力，训练场所包括教学医院和社区家庭医疗诊所。西方国家的大型综合性医院一般都设有家庭医学住院医师训练项目，经全国性的家庭医学学会组织评审合格后才能开始招收住院医师。有资格接收住院医师进行家庭医疗专门训练的综合性医院都设有家庭医学专科和与之有合作关系的社区家庭医疗诊所(或中心)，并有良好的教学条件。有一些家庭医学专科设有病房，并参与照顾其他专科的住院病人。不同医院的家庭医学住院医师训练项目所开设的训练课程大致相同。

世界各国的全科/家庭医师都有本专业的训练和考试要求，综合各国普遍的专业要求大体上包括以下几个方面：①全科/家庭医师的专业训练和其他各种专科医师一样，都是在本科毕业后的住院医师培训阶段进行，而本科阶段的全科医学教育属于全体医学本科生必修的素质教育课程；②全科/家庭医师的专业培训时间为 3～4 年，内容包括医院各相关科室轮转、家庭医学理论课程与社区实习、导师带教、案例讨论、教学研讨会、科研方法与实践、农村或偏远地区独立实践等；③受训者学习结束后需参加国家级全科/家庭医学学会的正式考试，通过者获得全科/家庭医师资格(专科医师称号)，可在医院家庭医学科、社区卫生服务中心、全科/家庭医疗群体开业诊所等不同场所工作，亦可自己在社区独立开业；④各国学会都要求全科/家庭医师参加各种形式的终生继续医学教育。美国等国家还要求家庭医师每 6～7 年参加一次学会组织的资格再认证考试，以保证其专业知识不断更新，能够适应社区民众不断增高的服务需求。

总的来说，英、美等发达国家全科医学教育与培训体系具备以下共同点：①建立了比较完善的全科医学终生教育体系，包括全科医学的高等医学院校的本科教育、毕业后医学教育和继续医学教育。②全科医学作为医学的一个二级学科纳入教育体系中，与其他专科学科有同等的地位，全科医师主要通过毕业后医学教育(规范化培训)来培养。③全科医学在学制和资格认证与再认证方面都有严格的规定，全科医学教育学制较专科医学教育周期短、成本低、覆盖广，能更好地满足居民社区卫生服务需要。④注重再教育，全科医师的继续医学教育与执业再注册紧密联系(尽管英国目前还没有明确规定但其发展趋势不可低估)，从而保证了全科医师水平的不断提高以及社区医疗水平档次，提高居民满意度。⑤国家对全科医师规范化培训实行"三统一"：统一培训标准、统一考试内容、统一颁发证书；全科医学会作为中立机构负责全科医生的培养、资格考试、执业认证等，形成完善的教育体系。⑥毕业后规范化培训经费由国家提供。总之，全科医生的培养、资格考试、执业认证等过程形成了完善的教育培训体系。

2. 中国的全科医生培养与全科医学教育　现阶段我国全科医生的教育培养形式主要

有三大类:①本科教育:高等医学院校的全科医学教育。②毕业后教育:毕业后的全科医学教育(全科医师规范化培训);全科医生的岗位培训(在职人员的转型培训);其他:管理人员培训、卫生技术人员的全科医学知识培训等。③继续教育:全科医师的继续医学教育。其中,毕业后教育的全科医师规范化培训(住院医师培训)是全科医学教育的核心,是今后十年的发展方向,这也是与国际接轨的模式。即高等医学院校本科学生毕业后经过规范化的全科医学培训,一般为3~4年,培训模式与美、英国大致相同。取得全科医师规范化培训合格证书获得全科主治医师任职资格。从长远看,我国全科医师将主要通过毕业后全科医师规范化培训进行培养,同时加强对全科医生继续医学教育的考核,将参加继续医学教育情况作为全科医生岗位聘用、技术职务晋升和执业资格再注册的重要因素。我国各个地区在卫生部《全科医师规范化培训试用办法》的指导下纷纷开展了全科医师规范化培训工作,已经取得了较好的效果。另外,通过五年全科医学学历教育培养正规本科学历毕业生,解决急用,在今后一个时期内应重点发展。2011年7月1日出台的《国务院关于建立全科医生制度的指导意见》将我国全科医师培养模式将全科医生培养逐步规范为"5+3"模式,即先接受5年的临床医学(含中医学)本科教育,再接受3年的全科医师规范化培养。过渡期内,3年的全科医师规范化培养可以实行"毕业后规范化培训"和"临床医学研究生教育"两种方式,具体方式由各省(区、市)确定。

3. 全科医学教育的三大要素—师资、教材与基地

(1) 师资:没有合格的全科医学师资就培养不出合格的全科医生。这里所说的师资主要是指以下三个方面的师资:

① 全科医学教研室的师资:医学院校应成立全科医学教研室,教研室的师资应以高素质的内科医生、儿科医生为主,最好也有外科医生和妇产科医生加入,还应配备公共卫生和流行病学方面的师资。这部分师资应充分掌握全科医学的理论与方法,能承担《全科医学基础》这门学科的教学,并能在医院和社区中组织以问题为中心的教学,还应开展有关的研究,不断发展与完善全科医学这门学科。同时,应负责培训医院各专科的临床带教老师和社区中的指导老师。

② 各临床专科的师资:这部分师资也很关键,如果他们不了解全科医生的概念,不掌握全科医学的理论与方法,那么,他们很有可能会以各专科的疑难病例教学为主,以传授生物医学的诊疗模式为主,最终使医学生形成专科化的思维方式,不利于培养全科医生。因此,很有必要对这些师资进行培训,让他们也掌握全科医学的理论与方法,能用系统整体论的方法组织专科教学,并了解全科医学生应学习什么,掌握什么,加强全科医学生的基本技能训练,最终使医学生形成系统整体论的思维定势。应选择素质较高的有丰富临床经验的富有同情心、好奇心和事业心的高年资临床医生作为师资。

③ 社区教学师资:全科医学生在社区中实习的时间很短,但却要掌握很多实用性的基本技能,如整合各临床专科服务的技能、提供以病人为中心服务的技能、提供以社区为范围服务的技能、提供以预防为导向服务的技能、人际交往和团队合作的技能、建立和利用居民健康档案的技能、处理社会、伦理问题的技能、经营与管理的艺术等。如果社区中没有合格的指导老师,全科医生要掌握以上技能就非常困难。要清楚地认识到,有许多技能是无法通过讲授、演示来传授的,只能通过手把手的实践教学来传授。然而,培养社区教学师资比较困难,最好是由医学院校派专门的师资来配合社区教学师资共同承担社区教学的任务。

（2）教材：全科医生是以社区为定向的实用型人才，而我们目前使用的教材往往以学科为基础，注重学科的完整性、系统性和学术水平，极少注重知识的实用性和社区针对性。因此，有必要打破学科的界限，对有关的知识根据社区针对性和实用性进行重新组织，形成前后统一、相互连贯、循序渐进的新的知识体系，以便于开展全科医学教育。另外，全科医学本身的学科建设也很关键，讲好全科医学这门课是全科医学教育的关键环节，而要讲好这门课，也应有理想的教材。

（3）实习基地建设：实习基地包括综合性医院实习基地和社区实习基地。实习基地的条件包括足够的学生容量、理想的教学与生活条件、有合格的师资、有专门的组织机构、有一定的病例数量、有实习指导手册，还必须建立全科医疗服务模式。综合性医院最好设有全科医学专科。实习基地建设直接影响全科医学教育的质量，没有理想的实习基地，全科医学教育的各项目标就很难完成。

我国幅员广阔，人口众多。要解决十几亿人口的基本医疗卫生服务问题，非发展全科医学不可。因为全科医学的方法简单有效。纵观世界各国欲建立惠及广大国民的医疗卫生服务体系，则必须发展全科医学/全科医疗，亦非以全科医生为"守门人"不可。在我国，全科医学是一个崭新的充满生命力的学科领域，具有广阔的学术和市场空间，是医学未来的方向，是医学发展的必然趋势。我国的全科医学/全科医疗要走上健康发展的快车道，需要全民对全科医学的理解和认同，需要政府的充分重视和政策引导，更需要整个医学界的鼎力支持和不懈努力。

（王　洁）

第三章
以问题为目标的健康照顾

全科医学强调医疗照顾应当以人为中心,在这个宗旨下,日常的医疗活动,要围绕各种健康问题,坚持以问题为目标的思维,发现与甄别健康问题的类型与性质,采取不同的处理方式,以达到维护健康、促进健康的目标。

一、甄别健康问题

(一)健康与疾病的关系

健康观始终是医学模式的核心表现。不同的医学模式对健康与疾病有不同的认识。什么是健康?世界卫生组织 1947 年提出的健康定义是,"健康是躯体、心理和社会适应性的完善状态,而不仅仅是没有疾病或虚弱"。疾病是指人体在一定条件下,由致病因素引起的有一定表现形式的病理过程。生物医学模式下的健康观认为,健康就是没有疾病,健康与疾病之间有着明确的界限,泾渭分明。长期以来,多数医生深受此观念的影响,民众也普遍认同这一观点,并由此得出"去医院就是看病,没病不需要看医生"的推论。随着医学的发展,人们逐渐认识到,这样的健康观是片面的、静止的,甚至是错误的。如今,慢性非传染性疾病已成为影响人类健康的最主要因素,医学模式也已转变为生物-心理-社会医学模式。医生不仅应该关注疾病,更应该以人为中心,关注各种健康问题,对患者的健康全面负责。

1. 健康与疾病的移行地带——亚健康 健康与疾病之间没有截然的界限。从健康到疾病是一个连续生命历程,在健康与疾病之间、疾病由发生到显现出来,存在着一个广阔的中间区域,这个阶段又称之为病前状态、亚疾病状态、潜临床状态、隐匿状态、灰色状态、过渡疾病谱状态等,此时在医学上没有找到可测量的组织或解剖上的异常改变,有时也找不到确定的病因,但是患者感觉到机体不适、功能减退、疲劳、精力下降,临床上统称为亚健康状态,或处于"健康"与"疾病"之间的"第三状态"。

根据世界卫生组织用健康新概念划分亚健康:①躯体亚健康:主要表现为不明原因出现各种各样的不适症状,如头痛、头晕,心慌、气短、浑身乏力、体力疲劳、虚弱、周身不适、性功能下降和月经周期紊乱等,但经过各项检查排除器质性疾病。②心理亚健康:主要表现为不明原因的脑力疲劳、情感障碍、有时莫名的恐慌、焦虑、自卑以及神经质、冷漠、孤独、轻率,甚至产生自杀念头等。③社会适应性亚健康:突出表现为对工作、生活、学习等环境适应困难,与周围人际关系难以协调,不合时宜的行为表现,角色错位和不适应是社会适应性亚健康的集中表现;④道德方面的亚健康:主要表现为世界观、人生观和价值观上存在着明显的损人害己的偏差。

引起亚健康主要原因是现代人生活和工作节奏的加快,竞争日趋激烈,过度紧张和压力造成的心理失衡;其次是个体不良生活方式和习惯,包括饮食与睡眠不规律等;客观原因还有环境污染,不良社会事件给予的精神、心理因素刺激等。

全国卫生组织的调查表明,城市中 25 岁至 45 岁之间的白领阶层的紧张综合征、慢性疲劳和心脑血管代谢方面有所异常的情况最为突出,且女性占多数。有人调查某大报的记者、编辑,发现 70% 的人存在高血脂倾向、脂肪肝倾向。在竞争激烈的企业家和科技精英中,此类情况更为严重。某医学院的调查发现,该校 102 名 40 岁以上的高级知识分子中,仅 2 人勉强属于健康者,剩余的都处于亚健康或不健康状态。中国中医科学院望京医院脾胃病(消化)科刘登科从医学心理学角度讲,这些症状的产生可能是由于繁多的社会信息刺激,人的交感神经长期兴奋引起了身体亢奋,配合失调,从而形成"亚健康"的病理基础。因此,"亚健康"虽然不是疾病,却是现代人身心不健康的一种表现。

若能对这一状态下的健康危险因素进行合理有效的干预,开展健康促进与疾病预防,就有可能逆转健康向疾病发展的进程,保持健康状态,反之则可能导致疾病的发生。临床上,从诊断与治疗的考虑,把一些生理指标变化到一定程度才定为"疾病",但这并不表示健康问题非要发展成为疾病才治疗。

2. 亚健康是疾病的早期表现　从健康到疾病也是一个从量变到质变的过程。尤其是许多慢性病发生、发展过程是缓慢的、渐进的,发病的早期总是以症状、或健康问题出现的,虽然这些健康问题未达到疾病的诊断标准,但若不予重视与干预,很有可能失去对这些疾病早期有效控制与治疗的最佳机会。因此所谓的"亚健康"不是没有病,而是处在疾病的早期阶段。随着病情的进展,症状进一步明显,有的人受不了才去医院寻求帮助,但这时再去进行干预,效果远没有处于亚健康阶段的干预来的好。因为对亚健康的干预,往往都是一级预防,可以防止疾病的发生,使人们免受严重疾病的困苦,从卫生经济学的角度看,这种干预所花费的成本很小,但获益巨大。

比如有人时常感到头晕、易疲劳,经检查没有发现明显的异常,但存在血脂偏高,因为血脂的问题不太影响工作和生活而不重视它。事实上,高血脂是发生动脉粥样硬化,进而导致冠心病、脑梗死、下肢动脉闭塞的一系列严重疾病的始动因素。早期对异常的血脂进行积极干预,可以大大减少这些严重疾病的发生。同样,肥胖亦是亚健康的典型表现。随着经济的发展、生活条件的改善,人们的体形也变得越来越圆润,肥胖的人越来越多,而且有年轻化的趋势。一般肥胖是作为一种症状持续存在着的,是相当多严重疾病的先兆,肥胖人群的糖尿病、高血压、高血脂等心脑血管疾病的患病率和因心脏问题猝死的概率要远高于正常人群,特别是肥胖和糖尿病、高血压、高血脂等多种疾病密切相关,统称为"代谢综合征"。专家指出,控制肥胖,其实可以减少多种疾病的发生。因此人们应该清楚地认识到亚健康是疾病的早期表现。只有认识了"亚健康"的本质,人们才能对健康有一个全面正确的认识,才会懂得关注和维护自己的健康。

3. 全科医学的主动性　全科医学对健康问题的关注和正确的处理是医学从被动向主动发展的重要标志。传统的临床医学是被动医学,即只有当"健康问题"发展到疾病阶段才给予处理。在这种服务模式下,医生是"坐堂行医",病人是"有病求医"。这种医学模式严重阻碍了现代医学的发展,也给居民健康带来了负面的影响。全科医学是主动医学。也是健康医学。全科医学不仅要治疗疾病,更要关注疾病早期的"健康问题"。只有关注"健康问题",才能减少疾病的发生,实现早期发现、早期诊断、早期治疗。全科医学的知识体系中包含预防医学、临床医学和康复医学,是以人为目标的照顾医学,根据人成长的不同阶段给予提前预防,如疫苗接种、生活方式干预、周期性健康检查等,这些均体现了全科医学的主动性。这种主动性使医学照顾的范围有了很大的扩展,我们不仅关注求医的病人,同样也去关注健康的人群和亚健康的人群,特别是那些处于特殊生理阶段的人群,如婴幼儿、围产期的妇女、老年人。通过对照顾人群采取个体化的预防措施,通过照顾过程中一级预防、二级预防和三级预的有效结合,全科医学的主动服务能有效减少危险因素的作用,降低疾病的发生,减少因疾病造成的残障,维护照顾人群的健康。

（二）准确判断健康问题

1. 判断健康问题的性质　健康问题是很大的概念,也是一个很复杂的概念。尤其在疾病发生的早期,健康问题可能是生理的,也可以是心理的,还可能是社会的。不同性质的问题处理的方法是完全不同的。因此,区分问题的性质是处理健康问题第一步。然而,健康问题往往是很复杂的,要正确区分问题的性质,需要全科医生对服务对象有比较深入、仔细的了解。只有在对服务对象个人、家庭、工作、个性以及生活有充分了解的基础上,才有可能快速、准确区分问题的性质。全科医生能够与居民建立"一对一"的服务关系,可以深入地了解服务对象,进而在就诊时较好地对其健康问题的性质做出判断。

2. 区分健康问题的程度　在区分健康问题性质的基础上,区分问题的程度并及时给予相应的处理。当问题已被确定为心理问题或社会问题时,处理可以有一定的时间,但当问题被区分为生理问题时,确定生理问题的程度是相当重要的。在社区卫生服务工作中,对于健康问题的严重程度的判断往往是由居民自己决定。有的时候,一个健康问题,只是个问题,不是疾病;而有的时候,在居民看来可能只是一个普通的健康问题,其实可能已经发展成为疾病,甚至已经是重病。对于这种情况,全科医生要给予及时、准确的判断,并做出相应的处理。如果不能确诊,需要做一些辅助检查;如果能准确判断并能够自己处理,立即给予处理;如果不能处理,则需要及时转诊,以免延误病人的治疗。

（三）健康问题的特点和表现形式

全科医生每天面对的,是各式各样的健康问题,需要了解这些问题的特点和表现,以便更好地处理这些问题。多数健康问题处于疾病早期未分化阶段,症状轻微,许多人只是感觉不适,不适常为一过性,不确定性多,多为非特异性的症状,难以做出明确的诊断;对于一些老年人,往往基础疾病较多,这些疾病临床无法治愈,只能缓解,健康问题呈现慢性和难以解决的特点;许多躯体疾病会伴随有心理社会问题,这些问题既可以是躯体问题的病因,又可以是躯体问题表现,相互交织在一起;从有健康问题人群的年龄分布看,处于身体发育、成长、衰老过程中出现的问题较多,如儿童、青少年、老年人。

健康问题的表现形式是多种多样,可能是一过性的表现,也可能是疾病的早期表现,甚至有一些疾病已经比较严重,而患者尚不知晓。就临床表现而言,有的健康问题有明显的主观症状;有的健康问题只是以亚健康的不适感觉出现;有的健康问题可能没有任何症状或不适感觉出现。

1. 隐性健康问题　很多疾病的早期阶段很少有明显的症状出现,其病理生理的改变是微小的,渐进的,当出现症状时,可能已经发展成为疾病。目前,对早期隐性健康问题的识别还是医学的难题。开展基础医学研究,开发新的检查设备和检查指标,是发现隐性健康问题的方法之一。全科医生也可以利用自己了解居民、接近居民的优势,对其进行持续跟踪观察,也可发现隐性健康问题。高血压的患者可能没有任何临床症状,其早期血压也不是一直都很高,但通过持续跟踪血压测量,就可以发现一些隐性的高血压患者。

☞ 案例 3-1

一个 50 岁男性居民,BMI 指数 28,上午就诊测量血压数值为 120/80 mmHg。用静态的观点来看,这是正常的。但连续就诊发现,病人在傍晚时就诊测得血压为 140/95 mmHg,进一步做 24 小时动态血压发现,该居民的夜间血压明显偏高,为"反勺型"血压。

因此,发挥全科医学的优势,密切接触群众,用持续跟踪观察测量能够发现隐性健康问题。

2. 显性健康问题

(1) 症状:健康问题是通过症状表现出来的。健康问题有成千上万,但是,常见的问题却相对地集中。据国外有人统计,在一个全科诊所中,下列的 15 种就诊目的和 15 种诊断占其工作量的 60% 左右。

常见的 15 种就诊目的是:腿部不适、咽喉痛、腰痛、咳嗽、要求做体格检查、关于药物的咨询、感冒、手臂问题、腹痛、妊娠检查、头痛、疲劳、血压高、体重增加、创伤。我国民众就诊主诉常见的是:头晕、头痛、心悸、失眠、食欲不振、腹胀、便秘、发热、腹泻、腰腿痛等。常见病如:感冒、急性上呼吸道感染、急性胃肠炎、高血压、糖尿病、慢性胃炎、慢性胆囊炎、慢性支气管炎、支气管哮喘、颈椎病、腰椎病、退行性骨关节炎等。

尽管就诊目的与常见诊断有所不同,但常见的健康问题都是相对集中的。全科医生在工作实践中必须坚持以问题为目标的照顾原则,解决好常见的健康问题,并不断积累经验,善于归纳总结,关注其他健康问题,其医疗服务水平就能不断提高。

(2) 感觉不适或亚健康:也有一些健康问题是以感觉不适或亚健康表现出来的。亚健康是一种介于健康和疾病之间的过渡状态,处于亚健康状态的人,经现代医学的检查都没有明确的疾病,但却出现精神活力和适应能力的下降,临床主要表现为失眠、注意力不能集中、食欲下降、抵抗力减弱、便秘、性功能障碍等心身障碍,世界卫生组织亦将这种机体无器质性病变,但是有一些功能改变的状态称为"第三状态",其调查发现在全球处于这种状态的人群甚至高达 75%,多集中于经济发达、竞争激烈的地区。亚健康的危害是隐蔽、渐进的,积极的识别和干预对健康的维护非常重要。

二、以问题为导向健康照顾的基本原则

(一) 以问题为导向的处理原则

1. 了解问题之所在　全科医生在日常工作中会接触到各种各样的人,他们的健康状况

各异,带着不同的问题和就诊目的前来。有的因疾病造成躯体不适无法忍受,有的病痛尚可但内心焦虑,有的只是定期的体检等等。他们对全科医生服务内容的要求也不尽相同。全科医生必须全面了解服务对象的就诊目的和健康状况,运用临床医学、心理学、行为科学、社会学、预防医学、康复医学等知识,综合分析服务对象的健康问题,尽可能准确地找出问题之所在。由于全科医生服务面广,不分性别、年龄、患病脏器;涉及内容多,既有疾病,又有疾患、亚健康状态,还包含许多心理、社会生活层面的问题,准确做出判断并非易事,不断积累临床经验是十分重要的。

☞ 案例 3-2

　　一位 6 岁的男孩,三个月来,多次因突发腹痛,在父母陪同下进行急诊处理,然而所有的物理诊断和实验室及影像学检查均无阳性发现。经全科医生与其父母的深入交谈,发现几年前曾发生的类似腹痛数次,近三个月该儿童腹痛经常发生于父母激烈争吵之时,而该儿童腹痛的突发使其父母的争吵暂时停止。

　　从这个例子可以看出,该儿童的腹痛是一种心理应激的表现,其根源是不和睦的家庭环境。全科医生通过综合的分析判断,才能了解这一点是腹痛这个临床症状的问题所在。

　　2. 判断问题的性质　全科医生接诊时,需要与患者有充分的交流,以全面了解患者的背景信息,根据其主述,交流内容,判断问题的性质。来社区就诊的患者,以常见疾病居多,但也会碰上少见、复杂的疾病;以躯体症状居多,但背后许多人会伴有心理、社会的问题。因此,全科医生需要对问题的性质做出判断,是属于躯体问题、心理问题、行为问题,还是社会适应问题等。根据问题的不同性质,寻找相应地解决方案。如上例儿童,临床表现是突出的躯体症状,深层次的病因却是心理和家庭的问题。

　　同时,全科医生需要时刻保持高度的警觉性,当患者的问题可能涉及严重甚至凶险的疾病时,需要迅速做出判断,给予恰当的处理,及时联系专科。如不明原因的晕厥,突发或者明显恶化的胸痛,这些症状的背后,往往隐藏着恶性心律失常、心肌梗死、主动脉夹层等非常凶险的疾病,需要及时识别和迅速转诊。

　　3. 提出问题的解决方法　根据问题性质,解决方法有药物治疗、心理辅导、行为矫正、健康教育、临床观察、转诊治疗等。全科医生根据医疗的原则、病人的情况,在与病人充分沟通后,采取恰当、适宜的不同解决方案。当然,全科医生的工作不仅仅止于解决该问题,更需要对病人进行整体的健康照顾。全科医生在认定健康问题,解决健康问题的过程中,必须以这个人为中心,以适当的语言解释医师对这些问题的看法,拟采取的处理方法或建议,目标与效果,以征得服务对象的理解、同意与配合。

　　对于上文案例中的男孩,其腹痛是一种心理应激的表现,其根源是不和睦的家庭环境。因此,一方面我们需要针对儿童心理的特点,对该男孩进行心理辅导,及时干预治疗心理应激,严重时还要辅以一定的药物治疗;另一方面,需要让男孩父母充分了解他们的争吵行为对子女的影响,帮他们寻找争吵背后的家庭问题,建立有效的沟通途径,避免类似行为的发生。

　　4. 评价问题的解决效果　既以问题为导向,就应以是否解决问题作为有无达成治疗目标的评判标准。全科医生必须客观评价解决问题的效果,并在此基础上对后续步骤做出判断——继续治疗、改变治疗策略以及停止治疗等。问题是疾病的早期表达形式,因此,问题出现后,全科医生应十分重视问题的解决,提出解决的方法和途径。对有些问题可给予探索性干预或治疗,如果干预没效果,即问题没有得到解决,要分析问题是否分析有误? 干预的方法是否正确? 干预的时间是否足够? 问题没有解决,全科医生应始终给予持续关注,直到找到了真正问题的关键。

上述案例中,男孩的腹痛反复发作,说明问题未解决,治疗目标未达到,首先应当考虑是否仍有其他健康问题未被发现。因此腹痛相关的鉴别诊断是非常重要的,需要排查是否有消化系统的疾病,是否有寄生虫感染等等,也要考虑腹型癫痫等消化系统以外疾病的可能。当这些器质性的病变都排除后,我们需要更进一步去探究背后的心理、社会问题。当然,有些问题涉及多个层面,短时间效果不能立刻显现,则要动态观察,综合评价。

(二)以问题为导向的案例分析

📖 案例 3-3

男性,48 岁,企业经营者,来诊诉说经常头昏,头痛,腰酸,乏力,急躁易怒,有时失眠。去年体检发现体重超重,血压偏高,之后一直服用降压药(尼群地平),血压保持在正常范围,但头昏等症未见改善。心血管专科医生要求坚持服降压药,控制体重,患者觉得降压药不能改善其头痛、头昏等诸多不适,特寻求全科医生帮助。

全科医生详细地讯问了其生活、工作及其他情况,得知患者工作压力较大,平时生活没有规律,应酬多,经常出差;父、兄均患有高血压病,父三年前脑梗死后遗半身不遂,最近一位年龄相仿的朋友突发心肌梗死,患者精神上受到较大刺激;另外,有人对其提出"肾虚",因此顾虑重重。

全科医生根据上述情况,综合分析给患者提出如下建议:

(1)继续监测血压,按时服用降压药。

(2)进行一次系统体格检查,如查血尿常规、肝肾功能、血糖、血脂、心电图、腹部 B 超、心、脑超声多普勒检查,检查结果请心血管专家进行评价。

检查结果提示:血压 120～130/80～85 mmHg,体重 85 kg,胆固醇、甘油三酯偏高,脂肪肝,其余未见明显异常。

对此,全科医生再次与患者沟通,分析其身体状况,并提出建议:

(1)目前血压控制尚可,应继续坚持服药,定时监测,每隔 2 个月去专科就诊一次,讨论药物剂量及其他问题。

(2)目前心、脑、肾等重要脏器暂未发现明显器质性损害,应消除不必要的顾虑,但其生活方式不够健康,体重超重,血脂偏高,提示代谢紊乱,需要调整,必须调整饮食谱,多食蔬菜、水果、杂粮,减少高脂食物的摄入,加强运动,减轻体重,生活要有规律,戒除烟酒,自我调节,减轻工作压力。

(3)"肾虚"是中医学抽象的病理概念,不能等同于西医学的肾功能不全,以患者目前的身体状况,可以用中药加以调理,但同样要在医生的指导下,不要道听途说,自行购药,盲目进补(并为其推荐了一位经验丰富的中医医生)。

一个月后患者再访,自诉头痛、头昏、腰酸等症状已消失,睡眠也有改善,由于注意减少应酬,增加运动,精神好了很多,与家人的关系也更为融洽,患者十分高兴,再三表示,今后其全家人的健康问题都要来找全科医生。

全科医生告诉他,全科医生的责任就是为个人和家庭提供长期的、综合的健康照顾。

☞ **案例 3-4**

男性,65 岁。退休工人。因便血一月余就诊。

患者近一月来,粪便中夹有暗红色血液,既往有"内痔"病史,发作时大便带血,用痔疮药膏有效,肛门指检发现,侧卧位 8 点方位有内痔,其余部位未触及肿块。医师根据病史、临床表现及检查,考虑为痔疮发作,给予痔疮膏外用,并用"皮肤康洗液"坐浴。一周后复诊,大便带血仍间作,排便较艰难。

全科医师建议患者去综合医院消化科进一步检查,以排除器质性、占位性病变,但患者因惧怕检查及排队看病麻烦,不愿去医院,要求仍开一些痔疮药膏。

全科医生作出如下处理:

(1)向患者解释大便带血的原因很多,痔疮只是其中一种原因,他此次出现血便已一月余,用痔疮药未见有效,必须做进一步的检查。

(2)可以为其预约专家门诊,以减少排队时间。

(3)有些检查确实有不适感,但这是诊断病情的需要,希望能配合。

经专科检查,患者大便隐血阳性、贫血,电子肠镜检查发现距肛门 10 cm 处有肿块,病理检查证实为直肠腺癌。转外科行直肠癌手术治疗。

由于检查、诊断、治疗及时,取得了良好的效果。出院后患者再三感谢全科医生的及时转诊处理。其手术后康复的调养仍由全科医生指导。

☞ **案例 3-5**

患者,女性,29 岁。因妊娠 4 个月伴呕吐来诊。

患者妊娠 4 个月,一月来恶心呕吐,食欲不振,乏力倦怠,产科检查胎儿发育正常,产科医生告诉患者其所述表现为妊娠反应,不需要做特殊处理,但患者精神紧张、焦虑不安,经人介绍至全科医师处求诊。

经了解,患者去年研究生毕业后结婚,刚工作一年,原计划两年后再要孩子,未料意外妊娠。夫妻双方既为孩子的来临高兴,又担心工作受影响,在心理上也未完全做好将为人父母的思想准备,加之父母均在外地,本人对妊娠保健知识知之甚少,对妊娠反应十分恐惧,对育儿常识包括各种生活准备一无所知,故表现得焦虑不安。

全科医师经过全面分析,做出如下处理:

(1)与患者详谈初为人母会产生的种种感受,对患者的心理压力进行人性化疏导,引导其理解:孩子是爱情的结晶,应该面对现实,怀着喜悦的心情,积极迎接孩子的到来,伴随孩子的成长,承担起为人父母的责任;培育孩子的过程辛苦、漫长而又充满幸福,其中可能会遇到很多困难,但这些困难都是暂时的,也是能够克服的,比如工作问题等等,都可以从长计议。

（2）指导患者多食富含营养的新鲜食物，如鱼肉禽蛋、蔬菜水果、牛奶等等，并保持适度的活动，如散步、做家务。

（3）建议其添置一些婴儿必需的生活用品，向一些有经验的人学习，指出可以买几本育儿生活用书，了解育儿常识，同时善意提醒不可盲目地迷信书本。告知患者社会上有一些专门为产妇、新生儿服务的专业保健服务公司，如果需要也可以去咨询和订购服务。

（4）告诉患者妊娠反应是生理反应，多数人不需要特殊治疗，随着时间的推移，一般呕吐会逐渐减少，食欲会有所增加；但仍需按照妇产科的要求，定期去专科医院作产前检查。遇到各种健康问题欢迎随时来访。

患者感到解除了疑虑，心情大为改观，表示回去后会自己调整生活。以后每隔一段时间，便去全科诊所与医生谈论片刻，精神良好，食欲正常，足月分娩。出院后全科医生与妇保医生看望产妇，指导育儿，发现产妇因乳房胀痛，乳汁分泌不多，精神较为紧张，检查发现乳房硬胀、压痛，但未见明显红肿，指导其热敷乳房，并顺乳腺导管方向轻轻按摩挤压，排除淤积于导管内的乳汁，鼓励其让婴儿多加吸吮，刺激乳汁分泌。三天后再访，乳痛已消，乳汁分泌增多、排出通畅，产妇怀抱婴儿，情绪十分安宁。

让我们来分析这三个案例：

案例 3-3 仅仅是高血压病吗？显然不是。患者血压偏高已经服药控制，但仍感不适，作为全科医生，必须做进一步检查并详细了解身体状况，分析发现，其问题包括多个方面：①患者还有血脂偏高，体重超重，还有高血压、脑梗死家族史；②有头昏、头痛、腰酸、失眠等诸多不适，以及伴随而来的对身体状况的不安情绪；③工作压力大，饮食习惯、生活方式不符合健康生活要求；④对某些医学术语的不解等等。因此，针对这些情况综合判断，患者需要：①系统体格检查，全面评价身体状况；②对高血压病继续治疗；③健康宣教，调整生活方式，可以运用中医中药调节身体状况；④相关医学问题的说明和咨询。通过对上述问题的一一解决，患者得到了较为理想的健康服务。

案例 3-4 是一个反复便血的问题，对有痔疮史患者，发现痔疮，继续以往的治疗是正常的，但医师注意到反复便血，治疗未效这一重要问题，及时转诊作进一步检查，及时发现真正的疾病，得到及时有效的治疗。事实上，临床上把结肠、直肠癌误诊为"痔疮"的并非罕见！如果医师仍按痔疮一般性处理，不作解释、动员转诊工作，就可能耽误诊断，延误病情。

案例 3-5 实际上是一个健康咨询，包括生理、心理、生活多个方面，全科医生找到了问题的关键，并未做一般意义上的治疗，却取得了良好的效果。后面是一个健康指导、早期预防的问题，在本案中，全科医疗人性化、持续性、主动性、综合性服务特点得到充分体现。

可见，要想真正做到健康照顾，必然不能仅限于诊断治疗疾病，尤其是不能止步于病人叙述的"外部症状"，必须同时关注各种健康问题，并尽量做到较长期地关注其动态变化。

三、临床诊断思维过程

（一）诊断思维的概念

临床医疗是全科医生的核心任务之一，对前来就诊的病人所患的疾病尽快做出正确的识别和诊断,是全科医生的职责。然而,有时做出正确的诊断却不是一件容易的事情。人类的疾病病种繁多,表现复杂,同一种疾病可以有多种不同的临床症状和体征,某一临床症状或体征又可以见于多种不同的疾病;同时全科医生身处社区基层,工作独立性强,缺少高技术的辅助诊疗手段,面对的是各式各样的就诊人群,这些都对全科医生的诊断能力提出了较高的要求。

临床诊断的思维方法是医生正确、简捷认识疾病本质的桥梁,可以帮助全科医生提高自身的诊断水平。临床诊断思维,是指对疾病现象进行调查研究、分析综合、推理判断和决策过程中的一系列思维活动,是将疾病的一般规律应用到判断特定个体所患疾病的思维过程。全科医生需要在全科医疗过程中,借助临床诊断思维的方法,对临床具体问题进行比较、推理、判断,在此基础上结合生物-心理-社会医学的方法,对就诊者进行评价、诊断与照顾。

临床诊断思维一般包括以下几种类型:

1. 模型辨认(pattern recognition) 对于已知疾病的诊断标准、图像或模型相符合的病人问题的即刻辨认。该方法只有在患者临床表现典型、符合单一的疾病模型时才适用,应用有一定的局限性。

2. 穷尽推理(exhaustive reasoning)或归纳法(inductive method) 详细地全面询问病史,并进行完整的查体以及常规实验室检查,对所有生理资料进行细致的系统回顾,然后收集所有的阳性发现和有鉴别诊断意义的阴性指标,进行归纳推理,得出可能的诊断,在得出最后结论之前,不提出任何假设。该方法效率较低,在日常临床诊疗中应用较少,目前多用于医学生的教学培训。

3. 假设—演绎方法(hypothetical-deductive approach) 首先从有关病人的最初线索中快速形成一系列可能的诊断假设或行动计划;再从这些假设中推出应该进行的临床和实验室检查项目并实施,根据检查结果对系列假设逐一进行排除,最后得出可能的诊断结果。该方法利用患者现有的线索,结合医生的临床知识与经验形成假说,再通过进一步的询问病史、体格检查、实验室检查对假说进行鉴别、确认和排除,最后得到可能的诊断。假设—演绎方法解决临床问题简便有效,效率较高,是临床医生常用的诊断方法。

(二)临床诊断思维的基本过程

从病史的收集与分析入手,进行模型辨认、或穷尽推理、或归纳演绎,形成数个假设,将这些假设按照疾病发生率、严重性和预后来排列优先顺序,通过进一步的询问病史、查体、实验室检查和辅助检查对所提出的假说逐一进行确认或排出,提出初步诊断,并在治疗和随访的过程中对诊断进行验证或修正,这就是临床诊断思维的基本过程(图3-1)。

1. 病史的收集与分析 病史的收集与分析是临床诊断的第一步,询问病史和进行体格检查时,必须要客观、严谨,切勿主观臆测和先入为主。病人述说的病史常常缺乏条理性,医生需要对病史的发展过程进行归纳,并找出不同症状之间的联系。在进行体格检查时,既要细致全面,又要兼顾症状和体征之间的关联。同时作为全科医生,还可以通过居民健康档案对就诊者既往的就诊经历和个人、家庭信息进行回顾,扩大病史收集的范围。

2. 形成诊断假设并排序 根据收集的病史,对患者的问题形成一个初步概念,通过模型辨认、或穷尽推理、或归纳演绎等思维方法形成数个诊断假设来解释初步概念,同时按照

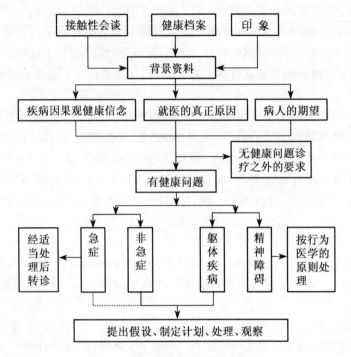

图 3-1　以问题为目标的诊断过程

疾病的发生概率、严重程度和预后对这些诊断假设进行排序,优先严重的和预后差的疾病。这种诊断的排序既可以兼顾到常见病、多发病的诊治,又能保证诊断的安全性。如上腹痛的病人需要考虑并鉴别心肌梗死的诊断,长期咳嗽的病人首先要排除肺部肿瘤的诊断等。

3. 验证假设并提出诊断　为了验证假设,需要根据不同假设的性质来进一步的、更有针对性的询问病史和查体,同时选用必要的实验室检查和辅助检查项目,用一些特异性很强的问题和检查项目来确认或者否定原先的假设,逐步缩小视野,将假设由宽到窄逐渐收拢,最终确认并提出初步诊断。如果经过上述环节还不能得到明确诊断,则应重新详细询问病史,仔细寻找疾病的细节与诱因,扩大检查项目,依据新的线索搜寻阳性体征并结合实验室检查综合分析,进行逻辑推理,在这种情况下全科医生可同时运用穷尽推理的方法诊断复杂的疾病。提出初步诊断后,还必须在医疗实践中,尤其是治疗和随访的过程中不断地观察并验证诊断,及时补充或更正初步诊断,使诊断更符合客观实际。这种动态的观察,对于明确疾病的诊断是必不可少的。

（三）概率方法在临床诊断思维中的应用

概率是指事件发生可能性的大小度量。在临床诊断中,概率主要用来表示病人出现某种信号如症状或体征时,推测其患某种疾病的可能性的预测值,通常以百分数表示。有经验的临床医生通常在与病人的交流中,按照疾病概率的大小建立诊断假设,并且在假设的前提下,有目的地制定出进一步的病史搜索、体征检查和实验室检查的计划,然后再根据所得结果,检验原先的诊断假设,鉴别并排除不支持的诊断,保留最为支持的诊断,这种假设演绎法在全科医生的临床诊断过程中运用也相当普遍,是最常用的诊断策略之一。

全科医生常常运用概率方法对不同社区、不同疾病的病人进行判断,如社区疾病的概率是根据社区人群的发病情况和疾病变化而改变的,对于不同的专科、不同的地区和时期,疾病的概率是一个迁移的变量。例如,社区全科医生对某地方病的患病概率印象是 60%,而对于综合性医院的内科医生来说患病概率印象可能是 3%。各个假说的概率随着资料的增加而发生改变,例如,一位 50 岁男性病人,主诉咳嗽 1 个月,近 3 天加剧,可形成的诊断假设是:慢性支气管炎概率印象可能是 80%,感冒概率印象可能是 15%,肺癌概率印象可能是 5%。询问病史发现病人吸烟 35 年,每天 2 包,近 3 个月体重下降 20 斤,咳嗽咳痰,痰中带血。患病概率由此而变化,感冒概率小于 1%,慢性支气管炎概率可能是 19%,肺癌可能性上升至 80%,这里的概率是指根据症状推测患该病的预测值。因此,全科医生在临床工作中,要注意收集各类疾病发生现状、流行规律、各种常见病的患病率及常见病主要症状发生的概率等基本数据,运用临床工作经验和多学科知识,建立更合理的诊断假设。

（王　沛　顾　勤）

第四章
以人为中心的健康照顾

以人为中心的健康照顾是全科医疗的基本特征之一,它有别于以疾病为中心的照顾模式,使现代医学回归人文关怀,是医学模式变化在临床实践中的集中体现。

一、以人为中心的照顾模式

(一)医学模式的变化

医学模式,是人类在认识自身健康与防治疾病的实践过程中产生的,是对医学问题的整体思维方法,也是解释和处理疾病的基本方式。随着科学的发展、人类对健康认识的转变,医学模式也在发生着改变。

1. 生物医学模式 从16世纪文艺复兴开始,物理学和化学的发展为生命科学的诞生与前进奠定了基础。19世纪自然科学的三大发现使人类开始了对自身全新的、科学的认识:能量守恒与转化定律使我们认识了生物界生生不息的物质代谢,不管是宏观还是个体,人只是参与其中的一分子;进化论使我们知道了自己来自何方,并思考将去向哪里;而细胞学说的创立更是使得整个基础医学得以蓬勃发展。通过一系列的科学革命和技术革新,生理学、生物化学、病理学、组织学、胚胎学、遗传学、免疫学、微生物学、药理学、分子生物学,这些现代基础医学的分支如雨后春笋般不断发展,在它们的带动下,人类对自身和疾病的认识也越来越深刻,在这些理论的指导下,抗生素的发现、免疫机制的阐明、影像技术的进步、外科治疗范围的扩展使临床医学得到了蓬勃发展。20世纪中叶以来,基因技术、功能成像、器官移植、循证医学等新技术和方法的问世,使医学的视野开拓到了一个全新的高度,医生能够治愈许多原来不可战胜的致命疾病,同时,一些目前还不能治愈的疾病也找到了一定的控制手段。这种由文艺复兴时代发展而来,把人作为普通生物体,以还原论为指导思想,对每一种疾病的病因、发病机制、生理病理变化进行分析研究,寻找相应的生物学治疗手段的方法,称为生物医学模式。生物医学模式依靠着强大科学技术的支撑,将医学由经验领域带入科学领域,在很长的历史时期内,对防治疾病、促进人类健康做出了巨大贡献,时至今日,仍在现代医学体系中占据统治地位。

但是随着社会的发展和时代的进步,生物医学模式的片面性和局限性亦逐渐凸显出来:

对医生来说,生物医学模式的出发点是疾病,认为病因和症状之间存在线性关系,使用还原论的方法将人体机械分解,过分关注生理指标,这种对客观指标的过度追求,导致了大量反复的辅助检查,加重了病人乃至整个卫生系统的负担;同时由于医生只关心疾病本身,忽视了患者的心理和社会因素对健康的影响,其治疗也只限于生物层面的处理,无法做到全面的健康照顾,总的医疗效果大打折扣;现代科学技术的发展使疾病的诊断如虎添翼,但是医生也越来越依赖于仪器设备,患者来到医院就诊,进行各项检查,与各种仪器设备打交道,而与医生进行接触、交流的时间减少,沟通不足,导致医患之间不信任因素增多。

对于病人来说,疾病和治疗带来的不适的主观感受得不到医生关心和理解,患病的原因和接受某种治疗的理由无从知晓,只能被动地接受医生的检查和处理,缺少选择诊疗方案的权利,最终使得医患关系不断疏远,病人依从性不断下降,甚至出现治疗的不配合与中断;另一方面,在治疗过程中,病人无法获得与健康相关的资讯,与疾病斗争和自我健康管理的主观能动性得不到发挥,也会使疗效大打折扣。

2. 生物-心理-社会医学模式　随着经济社会的发展,人类的健康问题也在发生着变化,如今随着疾病谱的改变、人口老龄化的加速、卫生资源配置矛盾的突出,生物医学模式的局限性亦表现的越来越明显。1977年,美国医生 G·L·Engle 首先提出了生物-心理-社会医学模式的概念。他指出"为了理解疾病的决定因素,以及达到合理的治疗和卫生保健模式,医学模式必须考虑到患者及其生活环境,并通过医生的作用和卫生保健制度来对付疾病"。生物-心理-社会医学模式是对生物医学模式的补充和发展,生物因素包含了生物医学模式中涉及的全部内容,是探讨健康问题的前提,同时强调了心理和社会因素对健康的作用。其中,心理因素包括感情、认知、行为、信仰、个性特点等方面,社会因素包括家庭、工作或学习的单位、生活的社区、社会的价值观、风俗习惯、宗教、经济发展水平,此外、医疗服务的可及性和质量也是一个重要的社会因素。这些因素都会直接或者间接地对健康产生影响。

生物-心理-社会医学模式与生物医学模式相比具有以下优势:第一,是生物医学模式的延伸,而非替代,生物-心理-社会医学模式是在生物医学模式上的进一步补充和发展;第二,强调健康与疾病同人的关系,要求我们关注整个人群的健康照顾,包括病人、亚健康人群以及健康人群;第三,使人们认识到健康不仅仅是指没有疾病或病痛,而是一种身体上、精神上和社会上的完全良好状态,进而从生物、心理、社会三个方面对人进行考察,寻求综合性的维护健康的措施。

在生物-心理-社会医学模式下,生物医学因素只是患者就医的一部分原因,医师仅仅从生物医学的角度去思考,那么对患者的帮助必然是有限的。人是非常复杂的,有自然属性和社会属性两大方面构成:一方面,人体由分子、细胞、组织、器官由小到大构成,这些自然属性构成了人的微观世界,可以采用自然科学,特别是还原论的方法进行精确的研究,这也是生物医学大显身手的领域;另一方面,每个人又有着各自特定的背景和各种复杂的社会关系,这些社会属性构成了人的宏观世界,是一个复杂、多元、难以量化的世界。每个人都生活在一个由自然环境和社会环境共同构成的系统中,处于宏观世界和微观世界的焦点。因此,要充分了解人的健康和疾病,就必须要从多个层面入手。在这个系统中,不同的层面之间都有着动态的联系,任何一个层面的原因都是多维度、多方向的。因此,人的健康问题的原因也必然是复杂的、多层次的。

生物医学的实践往往看重康复性的干预而非预防性的干预,尽管后者是促进病人健康最有效且最简易的方法。当我们遇到高血压病人时,我们总是首先想到进行降压药物的处方,而很少去询问病人有哪些不良习惯,很少去一一列举病人的危险因素,通过统计学上的预后对病人进行危险程度的分层,进而指导病人如何去改变哪些可控的因素。值得欣慰的是,现在的教科书及高血压指南已经明确让医生对高血压病人进行诊断的分级和危险程度的分层,这种分层将病人的行为习惯纳入到对疾病的管理当中,是在慢性病防治领域的重大突破。但在实践中,对住院病人也许还能做到这点,而对其他病人,尤其是广大的门诊人群,却很少能够如此关切。因此,改变临床医生的思维模式,运用生物-心理-社会医学模式的理念,将关注点由疾病回归到病人身上,将是今后医学发展的方向。

当然,我们必须清醒地认识到,作为医生,许多家庭及社会层面的问题是我们无法解决的,但是一方面通过倾诉和交谈,病人的不良情绪可以得到释放,宣泄的同时能得到相对专业的心理疏导和支持;另一方面,和生物医学模式一样,病因学的探究,对于诊断的明确、治疗的效果起着至关重要的作用,家庭社会层面的考量,有利于我们寻找造成健康问题的深层次原因,有助于患者认清自己的现实处境,在必要时可以联系其他社会部门和机构,协助解决相应问题,最终促进患者的健康。

3. 全科医学是生物-心理-社会医学模式的具体应用　　医学的最终目的是守护人类的健康,即保障每一个人在身体上、精神上和社会上的都处于良好的状态。要达到这个目的,仅依靠生命科学是远远不够的,还必须整合利用心理学、行为学、社会学及其他相关学科的知识和技术。因此,医学既有自然科学的属性,又有社会科学的属性。现代生物医学强调了医学的自然属性,用静止、机械、封闭的方法去研究人体的问题,忽略了人的社会属性。为了弥补生物医学的缺陷,在医疗实践中,一种全新的医学观念和方法开始出现并不断发展,这就是全科医学。全科医学综合了生物医学、行为科学和社会科学的研究成果,以满足关心病人、理解病人、服务病人的需要。全科医学是生物-心理-社会医学模式的具体应用,体现了医学科学发展的必然趋势和规律,将进一步修正、完善现代医学体系,使医学服务于人而非疾病,将以人为中心的理念落到实处。

案例 4-1 详细体现了生物-心理-社会医学模式下的全科医疗过程:

☞ 案例 4-1

患者,女性,56 岁,无烟酒嗜好,爱喝浓茶,有高血压十余年,无冠心病、糖尿病病史,一直服用氨氯地平(每日 5 mg),平时血压控制尚可,半个月前参加退休职工体检,心电图检查发现有早搏,患者很是紧张,担心自己得了心脏病,会更加重家庭经济负担,向体检医生咨询,医生告知这是心律失常,建议她去专科医院做进一步检查。于是一周前到医院心脏科就诊,做了 24 小时动态心电图。两天后去医院拿报告,当她看到报告上写着"24 小时内见 120 次房性早搏、81 次室性早搏",顿时觉得心慌。那么多早搏,岂不要命?谁知医生却说,没啥关系,不需要吃药。然而患者却担心自己的病情会进一步加重,又联想到最近报道的一些心脏病猝死的新闻,更是忧虑,这几天来一有时间就自测脉搏,果然不时觉得心慌,晚上亦因担心早搏无法入睡,原本控制较好的血压,也上升到 145/90 mmHg 左右。患者因定期取降压药来到全科医生处就诊,全科医生详细了解了患者血压控制情况,最近出现的心慌、失眠症状,并查看了之前的检查资料。了解患者的情况后,全科医生给予患者心理疏导,主要让其倾诉内心感受。患者述其丈夫刚下岗,有一儿子在读大学,家庭经济条件一般,目前最担心的事情就是早搏进一步加重,并担心后续治疗的费用过高。对此,全科医生详细向患者讲解了早搏的常识,消除患者的担心,给予支持、鼓励,劝其不喝浓茶,给予适当的缓解焦虑改善睡眠的药物,同时让患者继续坚持服用降压药物。数周后,经过上述治疗的患者血压降至正常,睡眠改善,心慌症状亦明显好转。

分析案例 4-1,从生物医学的角度看,如果患者无心律失常所致的不适症状,且经医生判断该心律失常不会导致其发生危险,则"无需治疗"。就像前面专科医生所说的"没啥关系,不需要吃药"。因为对这部分患者而言,药物本身带来的副作用可能远大于其带来的益处,治疗的意义不大。然而值得注意的是,许多患者在被发现有早搏之前,并无不适,但当被告知存在早搏时,则会"突然"出现很多不适。加之个别医生的不恰当解释,使患者产生焦虑情绪。这些患者会经常摸自己的脉搏,并对身体的感觉变得很敏感,甚至担心自己会随时猝死。也有一些经济条件不好的患者,会因为对治疗费用的担心而产生额外的心理负担。这里心理—社会因素是造成病情变化的重要原因。此时的治疗重点应放在心理疏导上,如让患者放松心情、转移注意力,也有的需要进行抗焦虑治疗。从这个例子可以看出,全科医师除了关心病人的症状,还应关心病人的心理、职业、家庭和社会环境等因素,鼓励病人倾诉,从中发现影响病人健康的问题,再进行治疗而获得成功。

（二）疾病概念的变化

1. 疾病与病人 疾病和病人是两个密切相关但又完全不同的概念,从进入医学院开始,我们就在反复探讨疾病,从系统器官层面到细胞分子水平,从流行病学到病因学,从临床表现到诊断预后,以至于当毕业时,我们自以为掌握了疾病就知道了全部,而作为疾病载体的病人,已经退到了一个无足轻重的地位,很少得到关注。事实上,病人是一个有健康问题的人,作为人,是有血有肉、有思想有情感的,除了生物学属性外,还具有社会学属性。

因此,医生除了要关注患者的躯体疾病,还要关注患者的心理因素、职业特点、家庭情况、社会和文化环境等多方面因素。向患者了解病情时,不仅需要细致的问诊和查体,同时也要广泛地倾听其述说,从中发现影响患者健康的问题,在必要的时候,甚至要通过家庭访视、社区调查等手段去全面了解患者的信息。

希波克拉底曾说过"了解你的病人是什么样的人,比了解他们患什么样的病更重要",在医学的发展过程中,医生的关注点也在发生变化,在近代,特别是 19 世纪通科医生年代,由于医学发展的局限性,特别是在治疗领域缺少有效的手段,医生的关注点主要在病人,陪伴在病人身边,通过医学知识对疾病的发展和预后做出判断,安慰病人和家属,并给予一些对症的处理和帮助;随着医学的发展,尤其是 20 世纪中叶以后,伴随着抗生素的发现与临床使用,我们对疾病的诊治能力突飞猛进,如今,医学的专业性越来越强,分科越来越细,大量的科学实验和临床研究使我们对疾病机制的了解不断深入,现代医学也因此构建的庞大而精确,自然而然地医生的关注中心也从病人身上转移到了疾病本身,这是医学发展的必然。而事实上,病人这个词,不仅仅包含有疾病,更应理解为患了病的人,不仅要治疗他的病,而且要关心他这个人,否则很难达到理想的治疗效果。

2. 患者的特点

（1）患者背景:全科医生在就诊时,只有充分了解患者的背景资料,才能了解患者是一个什么样的人,从而通过患者的主诉和相应的检查,来寻找问题的真正原因,在根本上解决患者的问题。这里患者的背景资料主要指患者的个人背景、家庭背景、社区背景和社会背景。

① 个人背景:包括患者的性别、年龄、个性、气质、人格、爱好、工作性质、健康状况、既往患病经历、教育及成长经历等,可以通过问诊、查体及相关辅助检查获得。全科医生在接触患者时,特别是那些初诊的患者,必须要充分了解个人背景,在此基础上对其健康状况进行分析评估,尤其在了解疾病的情况时,还需要对患者的相关的心理和行为的进行分析,探究问题的性质,明确问题的本质。

② 家庭背景:包括家庭的结构与功能、经济情况、成员的生活习惯和价值观念、家庭资源、家庭生活周期、家庭角色、家庭成员关系、家庭生活压力事件、家庭遗传背景等。家庭生活对人的影响巨大,长期生活在不和谐的家庭环境里,会导致不同程度健康问题的出现,尤其对于正处于性格养成阶段的儿童、人生观世界观逐步建立阶段的青少年,良好的家庭环境可促进其健康成长,而不良的家庭环境会造成一系列的问题;此外,由于老年人缺少参加社会事务的机会,更多的时间处于家庭环境中,家庭的和谐对其健康也很重要。因此全科医生应对家庭问题有充分的了解,在处理健康问题时将家庭因素综合考虑在其中。

③ 社区背景:社区背景指患者所居住社区的环境、健康相关资源、文化习俗、邻里关系等因素,这些对患者及其家庭成员的健康有一定的影响。

④ 社会背景:社会背景包括社会价值观念、宗教信仰、政治制度、经济状况、科学发展水平、人际关系、社会保障制度等,每个人都生活在社会里,得到来自社会的各种支持,当然有时也会受到来自社会的冲击,当社会冲击过大或者个人承受能力过低时,会导致健康问题的出现。因此全科医生在照顾患者健康时,需要考虑来自社会因素的影响,综合判断问题所在。

(2) 患病体验:患病体验指病人经历某种疾病时的主观感受。一般患病体验主要表现为七个方面。①精神与躯体的分离感。②孤独感与无助感:这种与世界失去联系的感觉,是病人产生失去独立和失去控制自身或他人能力的感觉,最后产生一种深刻的悲痛感,病人体验到孤独、依赖、悲哀、愤怒、内疚和自责。愤怒可以投射到医生或其家人身上,表现为无端的指责。③恐惧感和焦虑感:合理的恐惧主要来自严重的疾病,而不合理的恐惧和焦虑常来自微小的疾患,与病人对疾患的错误理解有关,是病人常有的体验,与疾病的严重性无关。④对健康充满羡慕:失去健康的人大多对健康充满了羡慕,对医生来说这是一个实施健康教育的最好时机。⑤疾患可以损害理性的本能并容易被激怒:病人在患病后感到烦躁不安,无法集中注意力,无法保持内心的平静,难以接受混乱不堪的现实,很容易被激怒,最讲理的人也可以变成不讲理的人。全科医生要理解和容忍病人的易激惹的情绪,促使病人利用自己的力量去控制和维持内心的平衡。⑥失去时间变化的感觉:由于人体的自然节律,如饮食、睡眠、工作、休息的节律都被打乱了,病人往往感觉时间是缓慢流动的或凝固的,延长了病人体验痛苦的时间。⑦拒绝接受症状并由此产生紧张心理:如慢性病患者所出现的症状和体征并非一过性的,病人必须带病生活一段时间甚至终生。拒绝接受症状会增加病人对症状的敏感性,把过多的注意力集中在症状上,不利于适应带病生存的状态,而病人一旦接受症状后往往紧张也就解除了。

疾病带来的痛苦体验是非常个体化的体验,一种总体的感觉,它只是疾患的一个方面,而不是疾患本身。疾病或疼痛、不适等引起的痛苦程度往往与许多个人方面的因素有关。痛苦常常包括肉体的痛苦、精神的痛苦和道德的痛苦三个方面,在临床治疗上经常只关注缓解病人肉体上的痛苦,而忽视了肉体、精神和道德的痛苦相互交错。如果疼痛是慢性的,或疼痛的原因不清楚,或病人感觉到疼痛无法被控制,则疼痛引起的痛苦较严重。如果病人的疼痛还没有被一种疾病诊断所证实,如果亲属或医生对疼痛的真实性表示怀疑,病人将遭受更多的痛苦。痛苦的程度还依赖于病人对疾患意义的认识和评价,因自己的原因而造成的疼痛或残疾将引发更严重的痛苦,而最严重的痛苦是替代性的痛苦,即看到自己所爱的人因自己的过失而遭受痛苦时,将产生极度的痛苦。需要与痛苦区分的是疼痛,疼痛可以被有效的药物或医疗措施所控制或缓解,但医生却无法保证病人不受痛苦,医生所能承诺的是对病人的痛苦保持敏感并表示关心或同情和支持。

(3)患病行为:病患角色是与疾病被确诊相关联的。一个人一旦被确诊为疾病时,他就在社会上扮演了病人角色,出现相应的疾患行为。如一位中年男性肺癌患者,手术后半年复检时发现新转移灶后,服用大量安眠药自杀身亡,经检查认定手术成功,术后给药合理。实际上,如果我们完整地了解病人,就能理解疾患对病人所包含的意义以及随后出现的疾患行为,该患者死亡原因是肺癌术后丧失工作机会,家庭经济困难,妻子携子与之离异,唯一感情依靠母亲因操劳过度死于意外事故,病人丧失了生活的希望,对健康采取漠不关心的消极态度所致。由此可见,疾患对病人生活的影响往往是多方面的,包括:①危及躯体功能甚至生命,威胁机体的完整性;②搅乱生活规律或正常活动受到限制;③造成了经济拮据或社会地位的改变;④导致某些关系受到威胁或破裂,如恋爱、婚姻关系或工作关系等;⑤威胁个人的生命;⑥导致生活意义的丢失;⑦打断重大人生计划。

(4)病人角色:病人角色是指从常态的社会人群中分离出来的,处于病患状态中,有求医行为和治疗行为的社会角色。当人患病之后,其社会身份与角色就开始发生改变,并被要求表现出与病人角色相符合的行为,从而具有一定的特殊义务和权利。

病人角色赋予其病人的权利和义务:①解除或部分解除病人在健康状态时的社会责任的权利。病人受到社会的照顾,得到治疗和休息的机会,减轻病人的生理心理负担,体现出病人作为社会人的基本权利。②受到社会的尊重与理解的权利。理解病人在病态下的身体与心灵上的痛苦,对于那些病态下的心理变化给予理解、帮助,减轻他们的痛苦体验,这正是病人的社会人格所需要的。③及时就医、争取早日康复的义务。病人要为社会公共利益着想,及时寻求医疗帮助、解决病态,特别是传染病的病人,控制传染、及时治疗的问题,已经涉及社会公共利益,病人必须求医,并应寻求社会承认的正规医疗方式,这是病人的社会责任和应尽义务。④遵守医疗保健部门有关规章制度的义务。如遵守医院的就诊、住院、探视等规章制度,以维护医疗保健服务的秩序和质量。

(5)病人的需要:人的需要是人的生命活动的内在规定性和存在方式,心理学家马斯洛把人的基本需要分为从简单到复杂、从低级到高级发展的五个层次,即生理需要、安全需要、爱和归属的需要、尊重需要、自我实现的需要。

① 生理需要:生理需要是人类最基本的需要,是机体的本能反应,如饥饿、性欲、疲劳、睡眠等,也是维持人类生命、生长发育的基础。人的求医行为与生理功能失常,不能满足个人的生理需要密切相关。对病人来说,保持躯体的完整性和生命系统正常运转是就诊的第一需要,因健康问题就诊的病人的第一需要就是解决生理需要问题。

②安全需要:当个人生理需要得到相对的满足后,安全需要就成为首要的需要,既有对稳定、依赖以及免受惊吓、焦虑和混乱折磨的需要,也表现出对体制、秩序、法律、界限的需要及对保护者实力的要求。病人都希望在一个安静、有序、洁静的有安全感的医院就医,并要求医生要有高度的责任感和细心诊治、耐心说明的工作态度。安全需要决定了病人对医院和医生的选择,它不仅影响病人的就医行为,而且与病人的症状、治疗、康复有着密切联系。如一些医院因医疗事故频繁发生,病人觉得没有安全保障,而出现门诊病人就诊量下降的情况。部分病人因不安全感而表现出疼痛、焦虑、失眠或躯体功能障碍。要增强病人的安全感,就要求医护人员建立镇静自信、认真负责的态度与言谈举止,准确的诊断和令人信服的治疗措施以及恰当的医患沟通和良好的医患关系。

③爱的需要:爱的需要是指个人有同他人保持一种充满深情和厚爱的关系的渴望,给予他人爱的同时,也接受他人的爱。归属的需要是指个人渴望在家庭和社会团体中有一席之地并为达到这个目标而努力。病人对爱的需要往往会直接投射到医护人员身上,希望与医护人员建立一种充满爱的关系,希望能被医护人员所接受,得到医护人员的爱护和帮助。同时,病人也希望在适当的时候报答医护人员,这种需要的满足对病人来说是一种有效的治疗和支持。全科医生应该充分认识到病人对爱、感情交流和相互接纳的需要。

④自尊的需要:自尊的需要指人都有一种对于自尊、自重和来自他人的尊重的需要或欲望。满足自尊的需要,就让人获得一种自信,让人觉得自己有能力、有价值、有位置、有用处,是不可或缺的,这是健康必不可少的心理状态。而病人往往因病而丧失了某些能力,处于自卑或被动地位,反而增加了对自尊的需要,医生的重视和尊重的态度,可以增加病人对就医的信心,有利于病人的治疗与康复。医生的职业性质决定了他的任务就是保护和抢救人的生命。病人作为一个特殊的人,在感情上也有许多特殊需要,感情支持是病人康复的有效动力。病人和医生具有同样的尊严与权利,但在现实生活中,医生往往扮演权威和决定者角色,这使病人无法与医生进行平等的交往,病人的尊严和权利也就无法得到应有的尊重。医生只有与病人成为朋友,进行平等交往,建立互相尊重、互相关心的平等关系,才能充分尊重病人的尊严和权利。

⑤自我实现的需要:自我实现的需要是指个人有一种使自己的潜能得以发挥,实现自我价值的最高欲望。主要表现为对事业、对工作表现出极大的热忱。而健康问题往往干扰了病人自我实现的计划,使病人产生痛苦和焦虑。病人的欲望和痛苦有可能改变病人的求医行为,医生要在理解病人的基础上,帮助病人摆正疾病与健康的关系,使病人能做力所能及的工作,以增强病人对医嘱的依从性和康复的信心。

3. 疾病的不同概念　在新的医学模式下,我们对疾病相关的概念进行了研究,将其进一步细化,从不同角度来描述健康问题。在英语中,sickness/disease/illness 在一般情况下可以通用,都泛指"疾病、患病",但是还是有区别的,disease 侧重生理状态偏离正常指标的客观状态,illness 强调本人开始不舒服,感觉不对劲,感觉偏离了正常状态,侧重于主观感受;sickness 比较综合,讲患病了,是处于生病的状态中,相对比较中性。在这里,我们借用这三个单词,对疾病相关概念进行如下定义:

Disease 指疾病,属于生物尺度,是在一定致病因素作用下,人体稳定有序的生命活动遭到破坏,出现功能、代谢和形态结构的异常变化,存有生物学上的异常,从而表现为一系列临床症状和体征的生命过程。疾病可以通过客观手段加以确认,是专科医生关注的对象;

illness指疾患，即有病的感觉，属于个体的感觉尺度，可表现出一定的症状和体征，也有可能仅仅是心理和社会方面的失调，不一定有生物学意义上的改变，主要依靠个体的自我感觉和判断，即机体的亚健康状态；sickness指患病，是一种社会地位和状态，属于行动尺度，即通过行动使他人和社会知道并认可其处于不健康的状态，如真正处于疾病、疾患状态的人，或因为某种原因"诈病"需要免除社会责任、需要休息或需要医护人员照顾的人。以上三种情况可以单独、同时或交替存在。比如，某人可能一直都有某一种disease，但因积极治疗或者其他因素没有发病，那此人就没有illness；有的人可能有明显的illness，如总是觉得心悸，经过正规的检查却没有发现disease，但他在平时不断向别人传递自己不适的信息，被别人视为病人，即sickness。

由上述得出，在生物-心理-社会医学模式下，疾病的概念和生物医学里的概念是不一样的，全科医学是从病人的角度去定义疾病的；相反，生物医学是医生从身体或行为功能异常角度定义疾病的，很少去考虑病人自己的主观感受和判断。生物-心理-社会医学模式下，不管是何种层次的病痛，从本质上说，都是人的身心或者自我正在经历一种他并不想经历的状态。因此，"患病"的判断取决于它的承受者，也就是病人的看法和感受。疾病象征和表达了病人在社会上的特殊性。因此，对于不同职业、文化和社会地位的人来说，对疾病和健康的判定标准是不一样的，引起疾病的原因可能很多，但是起界定作用的，却是病人自身的主观感受和价值判断。因此，作为全科医生，应该理解sickness/disease/illness三个词汇的含义，并能在日常工作中加以应用。

同样，对于疾病的治疗，生物-心理-社会医学模式下亦有其全新的概念。治疗，是指对疾病的矫正，是对健康（health）的回归，在英文中health的词根有表示"整体"的意思，治疗的概念也应是整体的、全面的观念。生物医学模式下，我们觉得治疗就应该是治愈（cure），现代医学的发展给了我们其似乎无所不能的假象，然而现实是路越走越窄，面对着许多健康问题我们束手无策，其实在我们在这个医学还远未到无所不能的年代，治疗不仅仅包括重新回到生病前的状态，也包括对健康的某种替代、对痛苦的某种缓解、甚至对死亡的某种释然，诚如美国纽约撒拉纳克湖畔镌刻着的西方一位医生特鲁多的铭言："有时，去治愈；常常，去帮助；总是，去安慰。"

二、以人为中心健康照顾的基本原则与方法

（一）以人为中心健康照顾的基本原则

以人为中心，是对全科医生提供的健康照顾的最核心要求，可以从三个方面来理解。首先，健康意味着躯体没有疾患、良好的心理状态和正常的社会适应能力，因此全科医生提供的健康照顾不仅仅是解决患者的生理上的问题，同时还要兼顾到他们心理、社会方面可能存在的问题；其次，这种健康照顾着眼于人，但不局限于人，还应关注其家庭成员的健康，关注家庭环境对健康的影响；其三，全科医生应负担起整个社区的健康照顾，面向的人群亦包括健康的及亚健康的人群，不仅要处理疾病的治疗，还应承担起预防、保健、康复等方面的工作，从而全面提高人的健康水平和生活质量。以人为中心的健康照顾的基本原则包括以下

几个方面：

1. 服务所以社区居民，包括病人、健康和亚健康人群。
2. 走进病人的内心世界，关注病人胜于关注疾病。
3. 重视家庭和健康的相互影响。
4. 以预防为导向，突出以社区为范围的服务。
5. 把握临床服务的优势，努力提高全科医疗服务质量。
6. 充分发挥团队合作精神。
7. 尊重病人的权利，满足社区居民的健康需求。

（二）以人为中心健康照顾的方法

1. 了解患者就医的背景

（1）了解患者的就医原因：由于受到主观习惯和客观条件的影响，大多数患者出现健康问题时，并不会立即寻求医生帮助，而是先想办法自己解决问题，只有当不适进展到一定程度，才会选择就医，一般将这一就医的过程分为四个时期，分别是：自我服务期、亲友帮助期、全科医生处理期、专科医生处理期。

在自我服务期，患者往往会不理会不适的症状，或者采取一些经验性的自我保健措施，如多饮水、洗热水澡、根据以往的经验服用一些保健品或药物。部分患者会咨询亲戚朋友意见，了解类似的患病经历或者寻找民间的治疗方法，这便是亲友帮助期。当然现代社会是网络时代，许多患者，特别是年轻人会通过互联网去了解相关疾病的讯息，利用相关论坛进行交流，寻求帮助。事实上，约2/3的健康问题在这两个阶段能够得到解决，包括初次出现的问题和慢性疾病的反复带来的问题。如果健康问题无法在上述阶段解决，患者会去寻求医生的帮助，此时全科医生应是患者就医的首选。然而我们发现，由于个人健康信念、经济条件、社会保障程度及医疗资源分布的差别，一些患有较重疾病、控制不佳的患者没有就诊，而一些症状轻微，甚至没有疾病的患者却会反复就诊。与此同时，部分患者会直接在疾病未分化阶段去寻求专科医生的帮助，由于病人选择的盲目性、部分专科医生思维过于定势，加之疾病自身未分化的特点，有可能导致诊断和治疗的延误，同时造成了专科医疗资源的浪费。有学者从社会学的角度分析，病人在患病过程中进入哪一时期取决于疾病的性质、人的类型、家庭和社区的背景以及卫生资源的可利用程度等因素。

因此，当全科医生面对病人时，需要想到其可能经历的其他就诊时期，需要思考病人在这一特点时刻前来就诊的原因。McWhinney在《超越诊断》一书中，详细探讨了这一问题，并指出促使病人就诊的七个主要原因，分别是：

① 躯体不适难以忍受：病人对疾病引起的痛苦、不适或者能力的丧失无法忍受。

② 心理焦虑达到极限：病人对痛苦、不适等尚可忍受，但对症状或疾病的意义产生误解，引起严重的焦虑反应。

③ 出现信号行为：病人发现一些可能与疾病相关的信息，希望与医生一起讨论或做出诊断。

④ 出于管理方面的原因：如就业前体检、申请驾照时的体检、婚前检查、开病假条等。

⑤ 机会性就医：因其他原因接触医生，顺便提及自己的某些不适的就诊行为。

⑥ 周期性健康检查或预防保健：如学校、单位或社区组织的定期体检或健康咨询。

⑦ 随访:应医生预约产生的就诊行为。

（2）理解患者期望:患者总是带着期望来就诊的,病人对医疗服务的满意度实际上主要取决于患者期望被满足的程度。通常患者的期望值越高,就越容易产生不满和失望。了解患者的期望,有助于医护人员有针对性地不断改善自己的医疗行为和服务技巧。全科医生需从生物-心理-社会的角度整体上理解患者的各种个体性和期望,并合理地满足患者的期望。

① 对医生医疗技术的期望:患者对医生医疗技术的期望是第一位的,患者总是期望医生能准确迅速地做出医疗诊断,药到病除。患者不希望听到医生说"你的问题不属于我这个专科","你的病我看不明白"或"你的病我已经没有办法了"之类的话。患者期望通过就医得到的结果是:自己的病情是清楚的,诊断是明确的,处置是得当的,效果是明显的。

② 对医生服务技巧与态度的期望:患者总是期望医生能说服自己,让自己了解问题出现的病因病机,并有机会参与讨论,发表自己的意见和看法,最后能与医生一起决定处理问题的方案。当患者的期望与医生的能力和原则相矛盾时,应及时了解患者及其家庭的需求,耐心地加以解释。

③ 与医生建立起朋友式关系的期望:由于医生所处的权威和决定者的位置,使患者无法与医生进行平等的交往,而患者在感情上又有特殊的需要,如希望与医生进行感情交流,成为朋友,建立互相尊重、互相关心的平等关系,以增强自身的安全感和战胜疾病的信心,所以医生的感情支持是患者康复最有效的动力。

④ 发挥自身的主观能动性的期望:患者往往因专业知识受限而处于被动接受者的地位,这就增加了盲目遵医带来的治疗的危险性,降低了治疗的效果。全科医生通过教育、咨询和帮助,充分调动患者的主观能动性,使其发挥自我康复的潜力,有效解决自身问题,使其享受平等医学帮助的医疗服务权和自主选择权,享受医疗活动的知情权和同意权,享受保护个人秘密的保密权和隐私权。患者有选择就医场所、就医对象、就医方式的权利,应推广采用"医生建议,病人决定"的医疗服务方式,患者有权接受或拒绝某些常规或特殊诊疗措施的实施,并有权知道自己的接受和拒绝行为可能产生的良好或不良后果。医生有权对其耐心劝说解释,但不得强迫。对违背患者意愿进行的临床实验,患者有权拒绝。

⑤ 对医生提供帮助的期望:有时患者也需要医生提供其他方面的帮助,如开具假条、疾病诊断证明和进行体检等。在疾病诊治过程中,患者有权要求对所有和自己有关的生理心理状态、病情讨论、病程记录、医疗方案等加以保密。即使某些信息并不直接与患者相关,也应征得患者同意后方可公开,更不允许以患者的生理缺陷或隐私秘密当做谈资。

⑥ 对医生高尚医德的期望:患者就医往往最直接的愿望就是希望医生工作认真、耐心和蔼、情操高尚、平等对待;自己能与医生平等轻松地交往,让医生充分倾听自己的诉说,与医生建立起朋友式的互动关系。医生任何的含糊其辞、随意、拖延、试探或推辞等行为,都会使患者感到不愉快和不被接受,从而丧失与医生合作的基础。作为医生要理解患者对医生的人格和医德的期望。

⑦ 对医疗条件和医疗环境的期望:在接受医疗帮助过程中,患者希望医疗服务的软硬件服务质量都能满足自身的需求。如患者希望就医环境舒适隐秘,就医流程简捷合理,候诊时间尽量缩短,诊治结果明显有效,希望使用最先进的医疗设备、药物和新技术,期望在较低的消费水平上享受更完善的医疗服务等。

2. 作出临床判断与评价　在明确患者的就诊原因，了解患者的就医期望后，需要对患者做出一个全面的判断和评价，作为全科医生，首要任务是对患者进行生物医学的评价并解决躯体上的现患问题，这需要全科医生有全面综合的医学知识和技能，解决患者躯体上的现患问题是为患者提供全方位照顾的一个基本前提。在处理完患者的现患问题后，还应全面了解患者的各项资料，关注患者的心理需求和社会状况，进行心理和社会评价。患者异常的心理状态，如焦虑、抑郁，来自家庭的生活压力，来自社会的动荡变化，这些因素均会对患者的健康产生影响，有时单独存在，造成心理疾病、社会适应不良，并导致躯体的亚健康状态，有时与躯体症状叠加产生心身疾病，需要全科医生及时的识别和恰当的照顾。

3. 接诊患者的具体方法

（1）认真倾听并适时反馈：通过聆听患者诉说不适及相关症状，全科医生可以在短时间内大致了解患者的现患问题和健康状况。全科医生要善于聆听，不要轻易打断患者的诉说，因为这是医生对病人最初的接受和关心；对患者来说，这种诉说可以传递求助、发泄情绪，具有放松和治疗的作用。因此倾听需要全神贯注，用亲切、同情的目光注视患者，以表示关切，并且适时地给予恰当反馈，如让患者把某些重要内容说得详细些，某些结论性的话进行重复和确认。如果医生在患者诉说时面无表情、默不作声，或者表现得很不耐烦，如东张西望、不时看手机，不仅会影响对患者病情的深入了解，也会引起患者的不满。当然，接诊的地点最好能是独立的诊室，医生和患者一对一的交流，以保证患者的隐私权。

（2）开放式的引导与交流：当医生把注意力集中于所假设的疾病时，往往会采用封闭式的问诊方式，如你头痛不痛？大便好不好？是否咳嗽？这种问诊有明确的对象和目的，患者的回答也只能是肯定或者否定。这种问诊方式容易对患者产生诱导，使其对症状的回忆仅仅局限在医生感兴趣的问题上，甚至在医生的权威暗示下，产生非真实的附和，造成疾病的误诊，也忽视了对病人的人文关怀。为了详尽、全面、准确、客观地采集病史，医生应该采用开放式的问诊方法，待患者的问题诉说清楚，在进行鉴别诊断时，再适当地运用封闭式的问诊方法。开放式的问诊一般是指出一个话题，要求患者自己去回忆、感觉和体验。如"你有什么不舒服？""你认为可能是什么原因造成的？""你觉得自己的病严重吗？""你希望我为你做些什么？"

（3）解释并让患者参与决策：任何一个治疗的决策，前提都是医患双方达成一致，由于医学的高度专业性，医患双方的信息是严重不对称的，当患者对自身的问题迷惑不解，又在被动、模糊的状态下接受了某个治疗方案，一旦诊治过程中出现任何问题，都会产生医患之间的矛盾。例如：高血压病人服用降压药后血压保持在正常范围，认为高血压病已经治愈，便马上停药，结果血压再次反弹，出现头晕等不适，认为医生治疗效果不好。因此对病情和治疗方案的解释是医疗实践中非常重要的环节。全科医生需要使用通俗易懂的方式，对患者病情的性质和原因进行充分的解释，让患者了解自己的病情，在此基础上，通过医患双方的协商与讨论，共同制订治疗方案，确定健康目标。

（4）提供全方位整体照顾：全科医生的服务范围是超越疾病界限的，在进行服务时，需要利用多方面的资源，包括医疗资源，如咨询、健康教育、会诊、转诊等；也包括非医疗资源，包括家庭资源、社区资源以及社会资源。全科医生首先是依靠自己及所在医疗团队的力量，进行健康服务，当超出自身服务范围时，则需要调动卫生服务系统的其他资源。如需要专科服务时，为患者选择合适的专科医生，并适时进行转诊。当患者的健康问题涉及心理、家庭、社区、社会等因素时,需要调动相关的有效资源,通过超越疾病范围的合作网络,为患者提供支持和帮助,使患者作为一个人得以康复,而不仅仅是某种疾病被治愈或某种症状得到缓解。

4. 接诊患者的基本任务　生物-心理-社会医学模式应贯穿在全科医生接诊的全过程中,1979 年 Stott 和 Davis 将其总结为以下四个方面:

(1) 确认和处理现患问题:这一环节是全科医生应诊的中心任务,不仅仅要追求生物学的诊断,同时要弄清楚病人就诊的原因,健康问题对病人的影响,病人自身的感受和期望。在诊疗过程中要体现以人为本的整体观念,充分利用个人、家庭和社区资源对病人进行合理的支持,并用通俗易懂的语言,从治疗学、伦理学、社会学角度综合分析健康问题,向病人及支持者详细说明病情、诊断、治疗措施及预期后果,与病人充分交流,达成对问题处理的共识,鼓励病人承担实施计划的责任;适时给予感情支持和心理咨询与心理治疗;提供饮食、运动等自我保健、综合康复指导;合并使用非药物疗法,如行为疗法、康复方法、营养方法以及群体治疗等,指导病人自我照顾,尤其要考虑有效地应用中医药疗法,分清标本先后,急则治其标,缓则治其本,因人、因地、因时制宜;在实施以问题为目标的健康照顾过程中,面对健康问题的处理结果,客观地审视与评价问题解决的程度。

(2) 对慢性疾病的连续管理:慢性疾病对于病人是长期持续存在的,甚至是终生的,对病人的健康和日常生活的影响巨大。全科医生对病人健康的照顾是全方位的,这其中的一个重要的内容便是持续性服务。全科医生应诊时不仅限于确认和处理现患问题,同时要关注病人已知的长期健康问题。当病人出现暂时性健康问题时,要注意其对慢性疾病的影响。某些健康问题会导致慢性疾病的加重,或者并发症的出现,应格外关注。比如一位病人因感冒就诊,当我们了解到他是糖尿病病人时,就要额外关注其血糖的控制情况;如果是患有慢性阻塞性肺病的病人,对肺功能的评估、关注是否导致呼吸衰竭的发生则格外重要;当我们需要进行药物治疗时,尤其要注意病人是否合并慢性肝肾功能不全,以便进行药物的选择和剂量的调整;对于合并多种慢性疾病,服用多种药物的病人,在处方时要关注药物之间的相互作用。因此,对慢性问题进行全面的评估,使其得到规范的连续管理,是全科医生的职责,同时也能有效提高病人对医生的信任和合作程度,改善慢性疾病的预后。

(3) 适时提供预防性照顾:每个人都会碰到各种各样的健康问题,在其背后还有各种相关危险因素的潜在威胁,全科医生应该在其健康照顾的过程中,根据每个人的具体情况,给予适当的预防性照顾,其内容非常广泛:如一级预防,即病因学预防,比如对吸烟、高脂摄入、熬夜等不良生活方式的干预;二级预防强调早期发现、早期诊断、早期治疗,全科医生往往是居民出现健康问题首选的专业人士,面对的是许多未分化的症状和隐藏其后的各种病因,是实现二级预防的核心环节;三级预防主要为疾病的康复和并发症的处理,在全科诊疗中亦占有重要地位。

(4) 改善病人的就医遵医行为:全科医生有责任对病人进行相关健康与就医的教育,以使病人能够适当地利用医疗服务,即良好的求医行为,同时提高对医生的依从性,既遵医行为。在利用医疗服务的问题上,病人往往会有不适当或病态的行为方式:有的病人求医过少,往往是因为病人健康意识不够,或者经济条件受限,也可能和当地医疗服务的可及性较差相关,这样会使一些疾病的诊治被延误;有的病人求医过多,甚至存在"逛"医行为,提示病人的心理存在问题,情绪过于敏感、紧张,甚至有焦虑倾向。同样,遵医行为的好坏是影响治疗效果和疾病预后的重要因素,缺乏良好的遵医行为会使医生对健康的管理变成空谈,起不到一点效果。因此,全科医生的一项重要任务便是教育患者如何就医,如何主动与医生配合,共同实现对健康的管理和疾病的控制,从而使医疗服务达到最佳效果。

下面我们通过案例4-2的学习来体会全科医生在接诊中是如何做好以上四个方面的:

☞ **案例 4-2**

男性,50岁,近一个月来反复感头晕、乏力,测血压150/100 mmHg,有高血压病史三年,平时服药不规则,发现血压高时就服用1~2片卡托普利。北方人,平时饮食口味偏重,职业炒股,最近股市行情不好,吸烟20余年,烟瘾很大,每天吸近一包。

对于该病人,全科医生该如何接诊,需要完成哪些任务呢?

首先,该病人的现患问题是近一个月来反复头晕、乏力,结合病史及测血压结果,可以考虑头晕乏力是由高血压导致,从专科的角度,只需要调整降压药物即可。但全科医生除了处理高血压外,还要探究血压升高背后隐藏的原因:该病人知道高血压需要治疗,但血压控制很不理想,显然与病人的治疗方法相关。因此选择的药物是否合理?药物的服用方法是否恰当?这些都是需要向病人说明的重要内容。该病人选择的是短效降压药,需要一天服用三次以达到平稳降压的目标,但病人只是发现血压高时才服用,不但起不到有效降压的目的,还会造成血压的剧烈波动,诱发心血管的不良事件。因此需要向病人详细说明并改用长效的降压药。此外还有从心理—社会等多个层面去了解血压升高背后的原因,如病人最近是否工作很忙?有无工作及生活上的压力?情绪如何?是否经常熬夜?是否应酬很多?

全科医生除了在应诊时处理病人的现患问题外,还需要对慢性病进行持续性管理。高血压是一种慢性病,与遗传、饮食、情绪等密切相关,是需要长期通过药物及非药物方法协同控制的。在处理现患问题时,全科医生了解到病人服药不规则,饮食口味偏重,职业炒股,最近股市行情不好,吸烟20余年,烟瘾很大。针对这些因素,全科医生劝诫病人及其家人控制钠盐摄入,保持轻松愉快的心境,戒烟,坚持服药。

高血压控制不好,会带来一系列的心脑血管并发症,因此通过应诊,对病人进行健康教育,改变这些可逆的危险因素,也是非常有效的预防性照顾。正如加拿大全科医学专家McWhinney所说,全科医生对因不同原因来就诊的病人,应主动地评估危害健康的各种因素并加以处置,即将预防措施视作日常诊疗中应执行的工作。

最后,通过多次的接触与交流,培养该病人正确的健康意识,主动与医生配合,共同制定合理的药物和非药物控制血压的方案及监督方法,实现对包括血压在内的整个健康的管理和疾病的控制。

5. 接诊患者的问诊方式 全科医生的工作是很繁琐的,同时就诊的病人的主诉、患病背景亦有很大的差别,在对患者的治疗过程中,为了对病情的评估更加全面,在尽可能短的时间里了解隐藏在临床表现背后的心理社会因素,可以通过一些系统、简明的问诊方法,如Stuart和Lieberman于1986年首先提出的BATHE法。这种方法通过问诊的过程,让医生获取评价病人心理社会状态相关信息的同时,也可以使病人认识到生活的压力对自己的健康产生的影响,为后续的综合治疗展开铺垫。其问题与记录如下:

B(background)背景:问题较简单,引出可能存在的心理社会因素,如"最近生活上有什么变化吗?""不舒服的这段时间,家里/学校/单位发生什么事了吗?"

A（affect）情感:让病人诉说现在的情绪状态,如"你觉得自己的家庭生活如何?""你现在工作顺心吗?"

T（trouble）烦恼:了解病人目前主观上最关注的现实处境,如"最让你烦恼的是什么事?""这对你意味着什么?"

H（handling）处理:评价病人目前的功能状态,如"你是如何处理那个问题的?""你自己打算怎么解决这个烦恼?"

E（empathy）移情:对病人表示关切和理解,如"那你的确不容易啊!""这个确实比较难,你这样处理还是挺不错的"。

在 BATHE 问诊方式的基础上,全科医生可以进一步结合 SOAP 问诊,以缓解来自患者的心理压力和社会压力,从而更加体现出以人为中心的照顾模式:

S（support）支持:即把问题平常化、普通化,以缓解患者的焦虑、紧张情绪,增强解决问题的信心,如"这种烦恼很多人都有""你的问题算不上什么大病"。

O（objectivity）客观:医生需要保持客观、科学的态度,引导患者看清问题的现实性,了解患者担心的内容,并给予解决问题的希望,如"没关系,问题总能解决的""最糟糕的结果也不过如此"。

A（acceptance）接受:鼓励患者接受现实状况,树立积极乐观的态度,如"我觉得你现在能这样,已经很不错了""我们很理解你现在的处境,但办法总会有的,再困难也是能走过去的"。

P（present focus）关注现在:鼓励患者关注眼前,不用过于在意过去或者担心未来,走好眼前的每一步,如"继续坚持,一定能克服困难的""现在起换个方式,结果会好起来的"。

如本节中的案例 4-2,如果问诊中能应用 BATHE 并结合 SOAP 的方法,全科医生就能很快了解这位高血压病人的来访背景并及时给予安慰、支持。这些语言看似简短普通,却能一下子拉近医生和病人的距离,使医生的诊疗由面向疾病上升到面向病人,集中体现了全科医学以人为中心的健康照顾。

三、病人管理与教育

当前我国的社会矛盾之一就是人民群众日益增长的卫生需求和有限的医疗资源供给之间的矛盾,医疗水平的飞速发展伴随的是消耗社会资源的日益增加,这种矛盾亦越来越突出,全科医生作为医疗服务的"守门人",担负着充分有效利用医疗卫生资源的重任,而加强对病人的管理与教育,无疑是完成这一重任最有效和便捷的途径。

（一）病人管理

1. 病人管理 对病人的管理是临床医学中的一门艺术,在生物-心理-社会医学模式下,良好的病人管理集中体现了以人为中心的指导思想,具体为:向病人详细说明疾病的特点和诊断,治疗的目的和预后,并考虑其个性与健康信念,适当加以引导;充分协调各医疗部门以及家庭、社区等多方资源对病人进行合理处置;充分了解病人医保类型、经济条件、药物疗效及副作用等因素,选择最优化的药物治疗方案;合并使用行为治疗、康复治疗、营养治疗和心理治疗等非药物疗法;改善病人和家属自我保健的意识和能力;重视病人的问题对其自身及家庭的影响,尽力预防和解决这些问题。

2. 慢病管理与 COOP/WONCA 功能量表　慢性病主要指肿瘤、冠心病、高血压、糖尿病、尿毒症等非传染病,慢性病毒性肝炎、肺结核等迁延性传染病,抑郁症、精神分裂症等精神疾病以及残疾等身体结构的损伤。慢性病无法治愈,终身带病,其治疗的目的亦是减轻症状、改善功能,而非根治疾病。慢性病是社区的常见健康问题,必须得到长期的、连续的、系统的规范管理。

在对慢性病进行管理的过程中,需要对人的生活质量和各种功能的状态进行评价,这里"功能"是指一个人在自己的环境工作中,适应和处理问题的能力。在生物医学领域,各个器官系统都有自己的功能评价标准,但单独的评价不能反映一个整体人的实际功能或他们在日常生活中做事的能力。世界家庭医生组织(WONCA)的专家认为,为提高人人健康水平,使其达到"最佳功能和安宁状态",临床必须对慢性病人疾病进程和症状的控制有良好的评价工具,全科医生可以通过这个工具判断和记载患者当时的功能和独立生活的能力。

世界家庭医师学会(World Family Doctor Academy,WONCA)所推荐的社区人群功能测定量表(COOP/WONCA)中文版中(表 4-1),问卷涉及生理适应性、情感、日常活动、社会活动、健康变化、整体健康、疼痛七个方面。

每个方面的问题分为 5 个等级,由好到差分别按 1,2,3,4,5 分评分,功能状况最好者量表评分为 7 分,最差者为 35 分。按其得分评定为优、良、中、差四个等级,得分在 7～14 分之间归为优,15～21 分归为良,22～28 分归为中,29～35 分归为差。

表 4-1　社区人群功能测定量表(COOP/WONCA)

1. 你最多能做那种运动量的活动并至少持续两分钟?
   ① 很大运动量:快跑　　　　　② 大运动量:慢跑
   ③ 中等运动量:快走　　　　　④ 小运动量:中速行走
   ⑤ 很小运动量:慢走或不能走

2. 你有焦虑、抑郁、烦躁、消沉、悲哀等情绪问题么?
   ① 完全没有　　② 有一点　　③ 中等程度　　④ 很严重　　⑤ 极其严重

3. 日常活动:当你工作或在家里做家务时,你的身体状况有问题吗?
   ① 完全无困难　② 很少困难　③ 有些困难　　④ 很多困难　　⑤ 做不了

4. 你的健康状况影响你和家庭、亲友、邻居或同事的社会交往吗?
   ① 完全没有　　② 有一点　　③ 中等程度　　④ 很严重　　⑤ 极其严重

5. 和两周前相比,你现在的健康状况有变化吗?
   ① 有很大进步　② 有一点好转　③ 差不多一样　④ 差了一点　⑤ 差了许多

6. 你怎样形容自己的总的健康状况?
   ① 好极了　　　② 很好　　　③ 不错　　　　④ 一般　　　⑤ 糟糕

7. (在过去 4 周内)你常感到身体上有疼痛吗?
   ① 一点不痛　　② 很轻微疼痛　③ 轻微疼痛　　④ 中度疼痛　⑤ 严重疼痛

COOP/WONCA 量表对人的生活质量状况作了量化描述,包括日常生活自理能力的程度、运动量的大小、心理伤害程度和社交限制、自体健康的转变、疼痛对个体的困扰程度以及对自身健康状况的感受。这样的量表可以描述个体生理、心理、社会等不同层面的问题，使全科医生快速全面的了解患者，评估患者健康状况的整体变化，帮助患者在原健康状况的基础上达到"最佳功能和安宁状态"。这种量表能够表达患者的情感和需要，必要时可以采用图画的表达方式，使传递的信息一目了然，非常易于被患者接受。

（二）病人教育与健康信念模型

教育是对病人的一种特殊干预方法，是全科医生日常实践中不可缺少的一部分，也是全科医生与病人交流的一种方式。良好的教育，有利于帮助病人建立正确的健康信念模型，通过改变病人的行为方式，达到预防疾病、促进健康的目的。

1. 病人教育　是全科医生在日常医疗实践中对个别病人进行针对性的教育。它是健康教育的一种具体形式，是全科医生与病人交流的重要方式，采用面谈沟通、环境和宣传媒介熏陶，解释健康问题发生原因、发展规律及执行治疗方案时的注意事项，介绍与健康问题相关的预防、治疗、保健和康复方法，说明与影响疾病发生、发展相关的健康危险因素的作用，以及病人、家庭在解决健康问题中的角色，指导病人改善求医行为，旨在增加病人对医嘱的顺从性，纠正病人不良的健康信念模式和疾病因果观，帮助病人制定改善不良行为的措施。

2. 健康信念模型　是病人在其自定义健康概念的基础上反映出来的对自身健康的关心程度，主要涉及求医行为的价值和可能性。它存在两个主要影响因素，一是对疾病威胁的感受，包括疾病严重性及个人的易感性；二是对保健行为带来利益的认识，一般认为某个特定疾病的威胁较大而采取求医行为所产生的效益很高，则个人就可能求医，以获取适当的预防或治疗等措施；反之，则可能不会求医。这两方面个体化的影响因素又会受到来自社会与自然等修正因素的影响，如年龄、性别、种族等人口学特性影响；人格、社会地位、同辈及相关团体压力等社会心理因素影响；医生、家人或同事的告诫及宣传媒介的诱导等他人行动的提示，以及以前与疾病的接触经验和获得的知识等建构因素影响。可见健康信念模式与求医行为直接相关。珍惜健康的人常因轻微的症状而就诊，而忽视健康价值的人却往往延迟就诊，延误治疗时机。

因此，全科医生应该了解病人对自身健康的关心程度，及其对有关疾病严重性和易感性等问题的认识程度。此外，健康信念模式还会影响病人对医嘱的顺从性，影响病人与医生的合作程度，同时也影响病人对疾病的焦虑程度和应对方式。家庭成员中个人的健康信念模式可相互影响，如病人的求医行为常常受其配偶或父母的健康信念模式的影响。帮助病人建立正确的健康信念模式是维护个体健康的重要基础。应该让病人认识到，拥有健康是人生的最大财富，个人应该对自己的健康负责，珍惜和努力维护拥有的健康，并积极采取促进健康的措施。

（王　沛　顾　勤）

第五章
以家庭为单位的健康照顾

一、家庭的基本概念、结构与功能

(一)家庭的基本概念

家庭作为一个群体是社会的细胞,是社会生活的基本单位。家庭的定义很多,很难用一种定义完全描述家庭的概念,有人定义为"一对通过婚姻而结合的、有或无子女、包括或不包括健在的父母在内的成年男女所构成的生活单元"。这样定义没有考虑到单亲家庭、单身家庭、同居家庭、同性恋家庭、甚至混居家庭(不只一对成年男女)等。也有学者把家庭的定义定为:"家庭是指能提供社会支持,其成员在出现身体或情感危机时能向其寻求帮助的一些亲密者所组成的团体"。这个定义比较注重家庭的内在结构,以及家庭作用。杨秉辉主编教材的现代定义是"通过情感关系、法律关系和生物学关系联系在一起的社会团体"。这一定义比较完整,体现了家庭的婚姻关系、血缘亲属关系、经济供养关系的三大家庭支柱。以婚姻关系为纽带的人与人之间的关系是姻亲关系;以血缘关系为纽带的人与人之间的关系是血亲关系。此外还有亲缘关系、感情关系、伙伴关系、经济关系、人口生产与再生产关系、社会化关系等。在传统社会中血亲关系重于姻亲关系,所以联合家庭、大家族较多;现代社会注重婚姻质量,因此姻亲关系日益重要,小家庭所占比例越来越多。家庭是一种初级社会群体,其成员之间的人际关系较其他社会关系更加密切。不仅具有事业、经济、政治、伦理道德、教育等社会关系,还有性、生育、赡养等生活关系。所以家庭成员之间具有:行为共同性、角色稳定性、关系情感性等特点。

家庭结构是指家庭的构成,即家庭成员相互间的关系(运作机制),包含外部结构和内部结构。

1. 家庭外部结构 即家庭人口结构或家庭类型。家庭的外部结构主要有:核心家庭、主干家庭、联合家庭和其他家庭类型。在家庭结构中,夫妻是家庭的核心,家庭中有几对夫妻就有几个核心。核心数量越多,家庭结构越不稳定。根据家庭人员数量和代际层次,我们把家庭结构模式分为以下几种类型。

(1)核心家庭:是指由已婚夫妇和未婚子女(包括收养子女)两代组成的家庭。核心家庭的特点是人数少、结构简单,家庭内只有一个权力和活动中心,便于相处,便于迁移,比其他类型的家庭更适合于现代化社会的需求和变化,显示出现代家庭的特点。核心家庭是我国当前主要的家庭类型,约占 66.41%。核心家庭由于人数较少,抗危机能力较弱,如果夫妻一方出现疾病,对家庭影响较大,因此对全科医疗、养老机构、社区服务的需求日益增多。

(2) 主干家庭:又称直系家庭,是指由父母、已婚子女及(或无)第三代所组成的家庭。主干家庭特点是家庭内在垂直的上下代中含有两对或两对以上夫妇,不仅有一个主要的权力和活动中心,还有一个次级权力和活动的次中心存在。这是我国传统家庭的主要形式,目前在我国家庭结构中占第2位。据统计已婚子女与公婆或父母生活在一起的主干家庭在河北省约占53.6%,陕西省约占54.8%,上海市约占40.3%。主干家庭在生活上能够取长补短,相互照顾,但是由于不是一个权力中心,故而容易产生分歧,存在一定的矛盾。

(3) 联合家庭:又称"复式家庭"或"大家庭",同代有2对以上已婚及其他成员组成的家庭。指包括父母、已婚子女、未婚子女、孙子女、曾孙子女等几代居住在一起的家庭。联合家庭的特点是含有两个或两个以上夫妇,人数多、结构复杂、资源丰富,家庭内存在一个主要的权力和活动中心,几个权力和活动的次中心。联合家庭在我国城市逐渐减少。

联合家庭是封建社会时期人们理想的家庭类型,人们追求如"四世同堂"、"五世同堂"的大家庭。这种家庭常表示出一定的社会地位,既需要有雄厚的经济条件,又需要有权威而又有家庭管理才能的家长。联合家庭在现代社会逐渐减少。联合家庭可以有一个或几个权力和活动中心并存,内部关系复杂,矛盾较多。但是资源丰富,对抗内外危机的能力强。

(4) 其他家庭:如单亲家庭,是指由离异、丧偶或未婚的单身父亲或母亲及其子女或领养子女组成的家庭。单亲家庭的特点是人数少、结构简单、资源缺乏,家庭内只有一个权力和活动中心。重组家庭,指夫妇双方至少有一人已经历过一次婚姻,并可有一个或多个前次婚姻的子女及夫妇重组后的共同子女。重组家庭的特点是人数相对较多、结构复杂。丁克家庭:是指由夫妇两人组成的无子女家庭。目前,丁克家庭的数量在我国逐渐增多。

2. 家庭内在结构 是指家庭内部的构成和运作机制,反映了家庭成员之间的相互作用及相互关系。这种相互关系可以表现在家庭权力结构、家庭角色、家庭沟通类型和家庭价值观等方面,也是影响家庭功能的主要因素。其中的任何一个方面发生改变时,其他方面也会相应发生变化。比如家庭主要的决策者,通常称之为一家之主,其决策能力、决策方式反映了在做出决定时家庭成员之间的相互作用关系。如果决策者发生了变化,其家庭成员之间的相互作用也会发生变化。经常可以看到作为一家之主的男性(通常是丈夫)因为生病或意外事故而致死、致残时,则整个家庭结构、甚至家庭功能发生了根本性改变。

主要表现为权力结构、家庭角色、沟通类型和价值观四个方面。

(1) 权力结构:家庭权力结构即家庭的权力中心。一个理想的权力中心是一家之主能及时作出正确的决定,及时组织起家庭其他成员统一的行动,完成家庭功能。否则没有统一而有效的家庭中心,家庭成员会处于散漫状态,难以完成家庭应有职能。家庭权力受社会经济、文化传统的影响,同时受家庭各成员之间感情的影响。我国目前家庭的权力结构可分为四种类型:①传统权威型:由家庭文化传统而来的权威,一般由家庭中男性承担,如父亲、长子等。②工具权威型:现实社会较多见,负责供养家庭、掌握经济大权的人承担,权威来自于经济能力。③分享权威型:权威来自于家庭成员权力的平等性。决策时家庭成员平等协商,讨论,民主程度较高。这种家庭权力是现代社会所推崇的。④感情权威型:家庭感情生活中起决定作用的人担当,因家庭成员对其感情而确立其在生活中起决定作用的权威。如家庭中祖母、母亲或独生子女等来承担感情的维系者。

（2）家庭角色：角色是指与某一特定身份相关联的行为模式。家庭角色是指家庭成员在家庭关系中的位置，并根据其位置承担在家庭中的责任、权利和义务。家庭成员的角色是天赋的，一个男性出生后就具有了"儿子"这一角色；但角色又不是固定不变的，儿子——丈夫（结婚）——父亲（生子）是不断变化的。每个人要不断学习和适应自己的角色。学习角色所需要的知识、技能，适应角色的责任、权力，熟悉社会和家庭其他成员对自己角色希望和要求。一个健康的家庭，其角色功能表现为：①家庭各成员对某一角色的期望和要求趋于意见一致。②每个家庭成员都能适应自己的角色模式，能满足心理需要。③家庭的角色行为与社会期望一致，能被社会所接受。④家庭角色具有一定的灵活性，能主动适应角色的转变，防止角色冲突带来的危害。

（3）家庭沟通类型：家庭成员之间的信息交换、感情沟通和行为调控，是维持家庭稳定的有效手段，亦是评价家庭功能的重要指标。家庭沟通按其内容和方式有以下三个方面：①根据沟通的内容是否与感情有关，分为情感沟通和机械性沟通。与感情有关的沟通，拥抱、抚摸，或言语表达"我爱你"等，增加家庭成员间的情感。机械性沟通，主要传递普通信息或与家庭日常活动有关。如"今晚我加班"，"要交电费了"，"今天你接孩子"等等。情感性沟通减少，机械性沟通增多是家庭功能不良的早期表现。②根据表达信息的清晰程度可分为清晰性沟通（"我不喜欢抽烟"）和模糊性沟通（"喝茶总比抽烟好"）。③根据信息是否直接指向具体的信息接受者分为直接沟通和间接沟通。直接沟通时信息指向具体的对象（"我希望你把烟戒了"），间接沟通则信息传递指向模糊，含有暗示、隐喻、启发的意思，如"听说老王得了肺癌，医生说他抽烟太多了"。模糊性沟通和间接沟通相比，更易出现在家庭功能不良的家庭中。

（4）家庭价值观：是指家庭对客观世界的态度，判断是非的标准，以及对某件事情的价值所持的态度。即家庭成员对客观事物的认识、看法，常不被意识，却深刻影响成员思维及行为方式。家庭价值观的形成与传统文化和宗教、科学技术环境密切相关。家庭价值观既有个性也有共性，各成员可有自己的价值观，家庭成员又有共同信奉的价值观。家庭价值观与家庭主要成员，也即家庭权力中心成员的价值观有关，而且家庭价值观形成后很难改变。因此，家庭价值观影响着家庭成员对外界干预的感受和反映性行为。

如家庭的健康观、疾病观决定了家庭采取什么方法来保护和促进家庭成员的健康。直接影响家庭成员的就医行为、遵医方式，是否采取疾病预防措施，是否改正不良行为等。全科医生需要了解服务家庭的价值观，特别是健康观，和家庭一起制定预防、治疗、保健、康复等健康促进计划。

（5）家庭界线：是指家庭成员在家庭内、外活动的规则。一些属于家庭私密性的内容不宜在在公开场合交谈，如夫妻爱情生活、家庭经济来源、财产状况等。家庭借助一定的界限来维护它的稳定性。实际上，家庭也需要保持一定的开放性，与周围环境交流，交往才能真正维持它的稳定性，使家庭成员得到发展。但是家庭过于对外开放，外人容易介入，造成家庭界限不清，家庭易于散漫，受到外界的干扰或威胁。反之当家庭的界限极端封闭，与外界隔离时，由于家庭内部成员与外界社会缺乏正常的社会交往与信息交流，家庭成员难以得到正常发展，则家庭缺乏活力，家庭成员的独立性往往被剥夺而过分依赖于家庭权力中心，被迫参与家庭活动。如夫妇间不许对方与外界的异性人员有任何交往，这种家庭开始阶段可能问题较少，但是随着家境的变迁、子女的成长，家庭矛盾就会突显。

（6）家庭生命周期：家庭和个体一样，有其发生、发展和消亡的过程。家庭也遵循这种发展规律。一个家庭从其形成、发展，到稳定，完成其特定的家庭功能，到逐渐解体、消亡，也有其自身规律。这就是美国学者在研究人口问题时提出的家庭生命周期的概念。家庭生命周期的概念只适用于核心家庭，是指家庭在遵循社会与自然的发展规律所经历的产生、发展与消亡的过程中，通常经历恋爱、结婚、分娩、抚养孩子、孩子成家立业、空巢、退休直至死亡等时期。其中的如结婚、分娩、患病、死亡等事件，不仅会对家庭系统及其成员的心理发育产生影响，还有可能对家庭成员的健康造成影响（表5-1）。

表 5-1　家庭生命周期

阶段	起始——结束	面临的主要问题
形成	男女结合、结婚	双方适应及沟通；性生活协调及计划生育；适应新的家庭关系，准备承担父母角色
扩展	第一个孩子出生	父母角色适应；经济压力增加；养育孩子
稳定	最后一个孩子出生	父母承担家庭、社会双重责任；亲子教育关系
收缩	第一个孩子离开父母	亲子关系逐渐变为成人关系，父母教养功能下降，指导功能增加
空巢	最后一个孩子离开	恢复两人生活，重新面对夫妻关系，身体功能下降
解体	配偶一方死亡	孤独感，生活依赖性增加，身体功能下降，面临病痛

（二）家庭的功能

家庭作为个体与社会发生联系的主要连接点，同时具备两方面的功能。即满足家庭成员个人生活需求和社会交往需求的功能。家庭功能具有基础性、多样性；许多功能会随着家庭生命周期的变化而发生变化，同时也随着社会文化的发展而发生变化，有些功能退化直至消失，有些则得到强化。这些基本功能可归纳为以下方面：

1. 情感功能　家庭能够满足家庭成员之间人与人的爱与被爱的需要。家庭成员之间用血缘和姻缘关系的情感纽带，使得家庭成员之间在人际交往过程中身体接触距离最近，心理上相互依附，彼此支持，相互关心。在健康、和谐的家庭环境里，每个家庭成员都有一种归属感和安全感。家庭成员的情感交流是家庭精神生活的一部分，是保持家庭成员幸福、和谐的心理状态的重要因素，在自己的家庭中，各种情感都可以得到充分的表露，各种苦恼、忧虑、痛苦、愤怒等负面情绪都可以无须设防地表达出来，以期得到家庭成员的接受、理解、协调，满足被爱抚、被关心、被照顾和尊重心理需求。良好的家庭功能是家庭成员心灵的避风港湾，资源补给站。

2. 生殖和性的调节功能　人类的繁衍，也是人口再生产是家庭的基本功能。生儿育女，传宗接代，延续种族即是传统的生育观念，也是家庭所特有的功能。虽然现代社会对于传统的多子多福、养儿防老等传统观念淡化了许多，但在中华文化之中仍然是根深蒂固的。人口是由家庭来提供，家庭是的生育后代的社会组织。在传统社会中生育后代是家庭的第一要素。俗语"不孝有三，无后为大"就是这一文化的真实写照。

同时家庭也是调节控制性行为的合法场所，满足夫妻性生活是婚姻关系的生物学基础。家庭满足了个人的性需要，调节和控制性行为。使个人性关系受到法律、伦理、道德的认可。

3. 抚养和赡养功能 是家庭成员相互之间,和(或)代际关系中双向的义务与责任。包括夫妻之间相互抚养和照顾,父母对子女以及子女对父母的抚养和照顾。抚养指上一代人对下一代人的培养与照料。赡养指下一代对上一代的供养、帮助和照顾。通过供给家庭成员衣、食、住、行以及对年幼者和病老者的照顾,满足成员最基本的生理需要。

4. 社会化功能 家庭承担着培养合格的社会成员的责任,表现在家庭的教育功能上。主要包括父母对子女的教育以及家庭成员之间的相互教育。家庭教育的目的是使家庭成员能够适应社会。家庭是第一个学校,父母是第一个教师,家庭环境、父母及其他家庭成员的言传身教,对子女的影响是潜移默化的。

家庭引导其成员学习社会规范,传授社会知识和生存技巧。发展和建立人际关系,学会与人沟通、交往的能力,从而能够胜任自己的社会角色等。家庭教育是使人能够完成社会化的初始的和最重要的场所。所以人的思想品德、文化素质、政治立场、道德信仰、人际交往等各个方面,都与其家庭环境有关,人的身心发育,特别是心理发育的关键时期,主要是在家庭内度过的。这个关键时期如果丧失了家庭提供的支持、关爱,会对个体产生多方面的影响。

另外,合法婚姻本身也给家庭成员提高相关的合法地位。保障家庭成员在社会活动中具有相应的社会地位,享有相应的权利。家庭的社会地位,在社会上的影响力等也对子女能够成为怎样的社会性人才具有很大影响。

5. 经济功能 家庭是社会经济分配的最基本单位,承担着生产资料的消费、满足家庭成员衣、食、住、行、学习、娱乐等各方面的需求。只有具备良好的经济资源,才能满足家庭成员的各种需要。

同时家庭又是社会的基本消费单位,是一个经济联合体。不论家庭的经济收入和经济分配采取什么方式,家庭都会尽一切力量为其成员提供最大可能的物质资源(消费),家庭只有具备充分的经济资源,才能满足家庭成员的各种需要(包括医疗保健)。

二、家庭与健康

家庭是个人健康和疾病发生、发展的最重要的场所,与疾病的发生、发展有着密切的联系。家庭与健康的关系是密切而复杂的,家庭对健康和疾病的影响是多种因素共同作用的结果。家庭可以通过遗传、环境、感情、支持等途径来影响个人的健康;同时,任何家庭成员的疾病也影响着其他家庭成员的健康,甚至影响着整个家庭的功能。

1. 家庭对健康和疾病的影响

(1)家庭遗传和先天因素对疾病的影响:人的健康与否首先受其遗传基因的影响,有些疾病受到家族遗传因素的影响,遗传疾病的产生来源于父母双亲。我国在《婚姻法》中明确规定禁止近亲结婚,是杜绝遗传性疾病的最好办法。非近亲结婚有时也会发生遗传疾病,主要决定于父母的遗传基因,如血友病、白化病、地中海贫血等。所以,患有此类疾病的家庭,在孕前需要进行基因筛查,避免遗传性疾病的发生。还有许多疾病虽然不是遗传性疾病,但是与遗传因素密切相关,比如糖尿病、原发性高血压病、精神性疾病、某些肿瘤性疾病等,如果父母患有此类疾病,其子女患有相同疾病的几率增加。所以在临床上家族遗传史的问诊非常重要。其次有些疾病与母亲孕期各种因素的影响密切相关。如果母亲在怀孕期间出现严重的精神焦虑,或在怀孕期间服用过某些药物(如可的松、肾上腺素、四环素等),或毒物(如铅、二硫化碳等)、受到射线照射、发生过某种病毒感染、宫内感染等,均有可能导致胎儿畸形或先天性疾病的发生。

(2)家庭对儿童成长发育和性格的影响:家庭是人们生活得最长久、也是最重要的自然环境和社会环境,是儿童生理发育、心理成熟和社会化过程的必要环境与条件。大量的研究和证据表明,家庭对每个人的心理、情绪、性格的形成和变化的影响是多方面的,既有遗传基因的影响,也有客观环境的影响。家庭功能的完善与否,与儿童的躯体疾病、心理发育、个性行为发展密切相关。儿童有心理活动开始,就不断地受到家庭环境熏陶。比如父母热情、坦率、随和、性格外向,家庭气氛和睦、愉悦,则子女性格发育良好,可能表现善良、随和、包容。父母管教不当,家庭氛围恶劣,或者父母关系不良,经常吵架、打架,甚至具有家庭暴力,会导致家庭成员的情绪反应强烈(如焦虑、愤怒、抑郁等),子女容易表现为意志薄弱,心理变态,人格障碍,如多疑、嫉妒、孤独、冷酷、内向等。孩子成人后容易形成胆小、自卑、冲动等人格特征。另外,情感缺失的孩子容易产生自杀、抑郁、病态人格等精神障碍。而从小娇生惯养造成小孩的自私、任性等性格,成人不宜与人相处。

(3)家庭对疾病传播的影响:家庭是个人健康和疾病发生、发展的最重要的场所,与疾病的发生、发展有着密切的联系。家庭与健康的关系是密切而复杂的,家庭对健康和疾病的影响是多种因素共同作用的结果。家庭可以通过遗传、环境、感情、支持等途径来影响个人的健康;同时,任何家庭成员的疾病也影响着其他家庭成员的健康,甚至影响着整个家庭的功能。

疾病在家庭中的传播多见于细菌、病毒的感染以及各种神经官能症。研究表明,家庭传播以病原生物性疾病为主,尤其多见的是病毒性疾病,其次为细菌性疾病和寄生虫病。这主要与家庭卫生习惯,尤其是作为家庭主妇的母亲的卫生知识水平密切相关。母亲承担着照顾孩子的责任,如果其卫生习惯不好,不注意清洁卫生,容易造成孩子发生疾病,尤其以儿童易感染。所以,从小养成良好的个人卫生习惯,如饭前便后洗手、睡前洗脚、按时理发更衣、定时对家里进行清洁卫生等措施,如:洗漱用具管理、卧具晾晒清洗、食物烹调方法、合理膳食等,是保障个人及家庭成员健康重要内容。

其次家庭成员之间人际关系也是影响疾病传播的重要因素。家庭之中有神经质性格特征的人,容易对与其共同生活的其他人产生影响,尤其容易造成配偶和子女精神紧张、焦虑;对孩子成长造成影响。另外,家庭居住的环境也会对家庭成员心身健康产生影响。过分拥挤的环境可使家庭成员产生压抑感,沉闷感,无法保持正常活动所需的私密空间,夫妻关系与子女之间关系不能保持合理界限,使得家庭成员在家中不能得到很好的休息,情绪不能放松,容易产生焦虑情绪,使原有矛盾激化。这种不良环境引起的家庭成员的心身障碍远比疾病传播的影响更重要。

(4)家庭对成人发病率和病死率的影响:家庭之中发生的生活事件,如升学、结婚、生子、离婚、亲人死亡等重大的生活事件都可以造成心身紧张、精神压力增大,从而对疾病的发生、发展产生直接或间接的影响。家庭是提供生活资源的重要场所,同时也是绝大多数人遭受压力事件的重要来源。研究发现,压力水平高而支持水平低的孕妇出现产科并发症的比例相比压力水平低而家庭支持度高的产妇要多。离婚、丧偶和独居者的死亡率均比结婚者高,对于男性尤其如此。有严重家庭问题的男性产生心绞痛的概率比那些家庭问题比较少的人高出3倍。

另外,家庭因素还会影响到患者及家庭对医疗服务的利用程度。在一般家庭问题增加时,家庭成员心身问题增多,对医疗服务的利用程度也增加。而出现严重家庭问题时,家庭成员将精力集中于家庭内部矛盾,认为家丑不可外扬,反而无暇顾及自己的身体,封闭自己的心理,出现对社区医疗服务利用率低的现象。

(5) 家庭对疾病预后的影响:家庭的支持对各种疾病尤其是慢性病和残疾的治疗和康复具有很大影响;如高血压病、糖尿病都属于典型的心身疾病,其发病与控制均与患者的日常饮食、生活方式密切相关。患者血压、血糖控制不良与家庭内部人员凝聚力差、人际冲突有关。家人对患者的监督、指导、帮助减弱;而患者本人也会因为关系紧张而出现顺从性差,或因负气而拒绝合作、自暴自弃现象。脑卒中后瘫痪等慢性残疾患者的康复则更需要家人的生活照料,帮助康复。因此,家庭支持度高的患者,预后比家庭支持度低的患者将会好得多。

(6) 家庭对生活习惯、行为方式与就医行为的影响:家庭中所形成的生活习惯、行为方式直接影响家庭成员的健康。许多疾病都有家族聚集性,如家庭中饮食口味较重,食盐量较多,容易出现高血压病高发,喜欢动物脂肪摄入的家庭之中肥胖者增多,高脂血症、高血压病、高血糖等代谢性疾病明显增多。家庭成员的健康信念往往相互影响。一个成员对自己身体变化较为细心,势必造成对整个家庭的成员健康状况的关注度增加,其就医行为也会影响另一成员或整个家庭的就医行为。家庭的支持也常影响家庭成员求医的频率。如果某个家庭成员对医务人员的过分依赖往往表明其家庭功能具有缺陷。

2. 疾病对家庭的影响　每个人都是家庭中的重要一分子,任何一个家庭成员患病,对整个家庭都是很大冲击,从而产生各种各样的影响。家庭成员患有疾病不仅给家庭经济增加负担,同时对家庭成员的心理造成巨大压力。家庭成员如果患有长期慢性疾病则对家庭的稳定性、完整性和亲和力均造成影响,对家庭及社会的安全也会造成影响。

(1) 家庭的经济负担加重:家庭成员出现健康问题,需要去医院就诊以便明确诊断,有时需要暂时门诊治疗,有时需要住院治疗。有的还需要住院进行手术治疗,这些都要增加家庭的开支。这对于患有重大疾病以及有些慢性疾病,需要长期服药的患者家庭,以及家庭经济收入有限的家庭来说无疑是一个很大的负担。因此,常有患者家庭发生因病致贫的现象,也有的患者为了减轻家庭的经济负担,或者无力承担高昂的医疗费用,而放弃治疗。如果患者本人是家庭生活的主要承担者,那么患病会使家庭的经济来源出现问题,更加重了家庭的经济负担。

(2) 家庭成员的精神心理压力增加:家庭中有一个人患病,家庭中其他成员的生活规律和节奏被打乱,如果患有比较严重疾病者,家庭的其他成员则需要放弃自己的生活而投入相当多的时间、精力去照顾患者,这样家庭生活的重心发生变化,家庭成员之间既往固定的角色发生变化;比如,丈夫生病,妻子除了承担自己原有的"妻子"角色外,还需承担部分"丈夫"角色来处理家庭事务、教育孩子、对外联络等,同时还需分出时间承担照顾责任,这自然形成了家庭成员的心理压力。另外,病患之人也会出现很多心理反应,情绪不稳定,易激动、焦虑,常为一些小事而发脾气;还有的患者会出现性格、行为变化,如过去大度的人,变得喜欢斤斤计较;过去对人宽厚的人,变得喜欢挑剔,吹毛求疵,稍有不满则横加指责。患者的这些表现都将对家庭其他成员造成心理压力。如果家庭成员患有重病,生命垂危,或明确诊断为不治之症,那么家庭其他成员将面临亲人死亡的痛苦,和丧失之痛,此时情绪反应矛盾而复杂,可以造成家庭成员之间多种反应包括情绪低落、悲伤、气恼、失望、无助感、悲观等。

（3）来自疾病本身的压力：如果所患疾病属于传染病，或者是性传播疾病，以及一些传统观念中不被认同的疾病如精神疾病，则患者家庭除了承受患病所带来的经济负担和心理负担，还有承受因为所患疾病在社会之中所受歧视、疏远、抛弃、不理解等精神心理压力。此时患者及患者家庭常常感觉孤立无援，缺乏支撑。因此家庭面临巨大困难，有些甚至出现家庭矛盾，以至于家庭解体。

基于疾病与家庭之间的相互影响，人们已经认识到医疗行为不仅是医生和患者之间的医疗行为，疾病的预防、治疗和康复更需要病人、家属和医务人员的密切合作，也需要社会公共资源。家庭的支持和合作可增加患者对医嘱的依从性，有利于患者的治疗和康复；社区或良好的社会支持系统有助于家庭稳定，共同采取积极措施应对疾患。同时，家庭对患者的病史、家族史等其他情况的提供有利于医生做出正确的诊断和提供合理有效的治疗方案。而且社区卫生服务系统以及医务人员，在患者患病过程中给予专业化的支持和帮助，不仅能够改善患者躯体疾病，而且也是最大的心理安慰和支持。

三、家庭健康问题评估

对家庭的准确评估是判断家庭中各个成员可能发生健康问题的基础，可以帮助全科医生完成的家庭照顾，准确判断患者疾病的渊源，帮助患者改善健康问题，治疗疾病。家庭评估的目的是为了解家庭的结构与功能，分析家庭与个人健康状况，掌握健康问题的真正来源。包括对家庭及其成员的基本资料的收集，对家庭结构的评估，对家庭生命周期阶段的判断及对家庭压力和危机的评估，对家庭功能的评估以及对家庭资源的了解等。

家庭评估有客观评估和主观评估。客观评估是指对家庭客观的环境、背景、结构客观评估，主观评估主要是对家庭成员主观感受的评价。目前，全科医疗广泛应用的家庭评估方法有：家系图、家庭关怀指数（APGAR 问卷）、家庭圈和 McMaster 家庭评估模型等。家系图主要反映家庭的客观资料，家庭关怀度指数和家庭圈主要反映家庭成员对家庭功能状态的主观感觉，多用于评价家庭功能。而 McMaster 家庭评估模型则为我们评价家庭功能时提供了整体思路。

目前，国内的医学教育或医学实践过程中，对家庭与健康之间关系的评估尚没有进行系统研究，医务人员对家庭作用于家庭成员健康问题的关注点停留在对疾病的遗传方面。对家庭健康问题的干预停留在健康教育上。在此简单介绍家庭功能的基本评估方法。

（一）家庭基本资料

1. 每位家庭成员的基本资料：如姓名、性别、年龄、家庭角色、职业、受教育程度、婚姻状况以及主要健康问题等，以及家庭类型、内在结构、家庭所处的生活周期等。

2. 家庭环境：包括家庭地理位置、周边环境、居住条件、邻里关系以及所在社区的卫生服务状况等。

3. 家庭经济状况：家庭主要经济来源、年平均收入、开支情况、消费观念、经济目标等。

4. 家庭健康信念和行为：包括家庭主要成员的生活方式、健康维护和健康促进行为。

涉及吸烟、饮酒、饮食营养、体育锻炼等日常习惯。对疾病的预防和重视程度,涉及免疫接种、疾病筛查,对妇女儿童和老年人保健措施认识程度,采取措施的能力,以及对病患者的照顾能力,和经济能力等。对社会提供的卫生服务资源的熟悉能力和利用能力等。

(二)家庭关怀度指数

家庭关怀度指数是用来检测家庭功能的一种家庭评估的方法。是由 Smikstain(1978年)根据家庭功能的特征而设计的。是比较简便的,能反映家庭成员对家庭功能的主观满意程度的问卷。问卷分为两个部分,第一部分测量个人对家庭功能的整体满意度,包括适应度、合作度、成长度、情感度、亲密;第二部分了解受测者与家庭其他成员间的个别关系,分良好、较差、恶劣 3 种程度。由于其问题较少,评分容易、可以粗略、快速地评价家庭功能,因而易于在基层使用,是全科医生最为常用的家庭评估方法。(表 5-2、表 5-3)

表 5-2　家庭关怀指数(APGAR 问卷)

名　　称	含　　义
适应度	家庭遭遇危机时,利用家庭内、外资源解决问题的能力
合作度	家庭成员分担责任和共同做出决定的程度
成熟度	家庭成员通过相互支持所达到的身心成熟和自我实现的程度
情感度	家庭成员间相互关爱的程度
亲密度	家庭成员间共享时间、金钱和空间的程度

表 5-3　家庭功能评估 APGAR 问卷

家庭档案号:	填表人:　年　月　日		
	经常这样	有时这样	几乎很少
1. 当我遇到问题时,可以从家人得到满意的帮助	□	□	□
2. 我很满意家人与我讨论各种事情以及分担问题的方式	□	□	□
3. 当我希望从事新的活动或发展时,家人都接受且给予支持	□	□	□
4. 我很满意家人对我表达情感的方式以及对我情绪的反应	□	□	□
5. 我很满意家人与我共度时光的方式	□	□	□

以下部分由医务人员填写:

问卷得分:

家庭功能评估情况:

签名:

注:由家庭成员就各个问题的满意程度按经常、有时、偶尔这样进行填写,分别计为 2 分、1 分和 0 分。5 题总分在 7~10 分表示该家庭功能无障碍,4~6 分说明家庭功能中度不良,0~3 分则表示该家庭功能重度不良。

☞ 案例 5-1

以家庭为基础的全面照顾理念在临床工作中的应用

患者女性,83 岁,因"渐起全身水肿 1 个月,伴有无尿 1 天"入院。儿媳代述患者 1 个月前有感冒、咳嗽、轻度喘息,当时在家自服感冒药物后好转,渐起下肢水肿、小便减少,近 1 周明显加重,全身乃至颜面也出现水肿,进食量少;无尿 1 天,急送医院。患者既往有"冠心病、高血压病"等病史。入院查体:血压 180/100 mmHg(1 mmHg = 0.133 kPa),患者神志清,精神萎靡,颜面及下肢高度水肿,两肺底部均可闻及湿性啰音;心率 110 次/分,律齐;腹部平软,肝脏肋下二指可以触及,腹部移动性浊音阳性,下腹部隆起,叩浊音。四肢有自主活动,双侧病理反射未引出。入院后结合胸部 CT、腹部 B 超及血液检查,明确诊断为"冠心病,心功能不全 4 级,心力衰竭;胸、腹腔积液;急性尿潴留;高血压病 3 级(极高危);腰椎压缩性骨折(陈旧性):骨质疏松症"等。立即给以吸氧、心电监护、保留导尿等护理措施;利尿、强心、扩血管、抗感染、降压等药物治疗。

患者经过治疗病情逐渐稳定,精神好转;但不配合医务人员。家属只有患者儿媳,处理各项事宜,神情焦虑、疲惫不堪,先关注患者病情,后关注花费以及后期护理等,反复自语"我以后怎么办?"。进一步了解得知患者儿子是公务员,非常优秀,于半年前自杀身亡;患者本来生活基本自理,丧子后心情郁闷,卧床不起,生病后不想治疗;儿媳是中学教师,工作相对较忙;还有一名 18 岁的孙女,丧父后责怪母亲,同时面临高考,情绪波动较大。

家庭是个体主要的生活背景和场所,是影响个体健康的重要因素,也是维持个体健康的有效资源。以家庭为单元的健康照顾不仅要把所有家庭成员作为服务对象,而且要考虑到家庭与个人健康之间的互动关系。这个家庭因为患者儿子的自杀导致家庭结构的整体性被破坏;家庭功能减弱,家庭的经济功能及抚养、赡养功能全部由儿媳承担。患者此次病危住院,需要有人日常照顾,又使家庭面临新的危机。

对该家庭的健康状况进行评估:患者多种疾病并存,以医疗为主,纠正心力衰竭,控制感染,同时给予安慰和鼓励,树立康复的信心。对患者儿媳和孙女两人进行家庭关怀度指数问卷(APGAR),结果儿媳得分为 3 分,觉得与家庭其他成员(婆婆和女儿)关系较差;孙女得分为 7 分,认为与母亲和奶奶的关系良好。说明儿媳对家庭功能的自我感受较差。对其进行重点医学指导,包括倾听其诉说发泄情绪,建议其积极利用其他资源,如从自己的父母兄妹处得到帮助,争取单位同事和领导的理解,利用社会养老机构等;鼓励其与女儿多沟通,对女儿青春期的叛逆和丧父后的情绪不稳要有耐心;必要时可以到专业人员处进行心理咨询。孙女对家庭功能感受良好,只需给予正面鼓励和引导,教育其学会以正确的态度面对生活中的挫折。

结果:患者在住院 13 天后病情平稳,好转出院,被送至养老院。儿媳接受过 2 次心理辅导,心情平静很多,逐渐从悲伤和焦虑情绪中转向自己的工作;对自己女儿以照顾生活为主。孙女于 3 个月后参加高考,成绩不是很理想,但考上了自己可以接受的学校。

（三）通过家庭危机来评估

家庭是提供生活资源的重要场所，同时也是绝大多数人遭受压力事件的重要来源。有学者调查了 43 个最常见的生活压力事件，结果显示，绝大部分生活压力事件都来源于家庭内部。如结婚、离婚、升学、就业、失业、亲人死亡等。重大的生活事件可以造成心理紧张、精神压力增大，从而对疾病的发生发展产生直接或间接的影响。美国华盛顿大学医院精神病专家霍尔姆斯（Holmes）曾对 5 000 多人进行调查，把人们所经历的主要生活事件划分为若干等级，以生活变化单位（life change units，LCU）为指标加以评分，编制了生活事件心理应激评定表。LCU 指数高的生活压力事件绝大部分都来源于家庭内部，如丧偶、离异、亲属死亡等，假定丧偶为 100 分，离异为 75 分，则并将各种生活事件所附分值进行相加，分值越高，来年得病机会就越大。表 5-4 为正常中国人生活事件评定量表（单位 LCU）。

表 5-4 正常中国人生活事件评定量表

生活事件	LCU	生活事件	LCU	生活事件	LCU
配偶死亡	110	开始恋爱	41	领养继子	31
子女死亡	102	行政性纪律处分	40	搬家	31
父母死亡	96	复婚	40	工作显著增加	30
离婚	65	子女学习困难	40	好友决裂	30
父母离婚	62	子女就业	40	少量借贷	27
夫妻感情破裂	60	怀孕	39	工作更动	26
子女出生	58	升学就学困难	39	退休	26
开除	57	晋升	39	流产	25
刑事处分	57	入党入团	39	家庭成员纠纷	25
家属亡故	53	子女结婚	38	学习困难	25
家属病重	52	免去职务	37	入学或就业	24
政治性冲击	51	性生活障碍	37	和上级冲突	24
子女行为不端	50	家属行政处分	36	参军复员	23
结婚	50	名誉受损	36	业余培训	20
家庭政治性处分	50	中额借贷	36	受惊	20
失恋	48	财产损失	36	家庭成员外迁	19
婚外两性关系	48	退学	35	同事纠纷	18
大量贷款	48	法律纠纷	34	邻居纠纷	18
突出成就荣誉	47	好友去世	34	睡眠重大改变	17
恢复政治荣誉	45	收入显著增减	34	暂去外地	16
重病外伤	43	夫妻严重争执	32		
严重差错事故	42	留级	32		

生活压力事件可大体分为 4 类：

① 家庭生活事件：如丧偶、离婚、分居、家人健康变化、家庭矛盾与和解、家庭增添新成员等；②个人生活事件：包括伤病、生活环境与习惯改变，获得荣誉或违法行为等；③工作生

活事件;如退休、失业、调动工作等;④经济生活事件,包括经济状况较大变化,大额贷款或还贷款等。研究发现,令人高兴的生活事件同样可以产生较大的压力。相同的生活事件对不同家庭和个人产生不尽相同的影响。生活事件作为压力源作用于个体和家庭,会导致个人和家庭调适不良,是否发病取决于家庭功能和个体对疾病的易感性,与生活事件密切相关的疾病有心肌梗死、心脏病猝死、运动损伤、结核病、工伤事故、白血病、糖尿病、多发性硬化等。

家庭成员对压力事件的认识程度以及应付压力事件的能力,决定了家庭对压力的调适能力。如果家庭无法应付紧张事件,家庭的正常功能就会遭到破坏,家庭便会陷入危机状态,即家庭危机。家庭危机根据其引发因素不同,可以大致分为4类:①意外事件性危机。是由家庭外部的意外事件引起的。一般无法预料的,是不常发生、但却是危害最大的一种,如意外死亡、火灾、遭绑架等。②家庭发展性危机。这类危机是由家庭生活周期各阶段特有的变化所引发的。一类是无法避免的,如结婚、生子、入学、退休和丧偶等;另一类是可以预防、尽量避免的,如青少年性行为、中年离婚、通奸等。③与照顾有关的危机。家庭因某些原因而长期依赖外部力量,如家庭依靠福利机构救济,家庭中有慢性病人长期需要长期依赖他人照顾等。一旦外部力量发生改变,而家庭并没有做好应对准备,就会产生危机。④家庭内在结构性危机。这类危机源于家庭内在结构存在的问题,如家庭成员有酗酒、暴力行为,通奸家庭,以及家庭成员中有常用离婚、自杀、离家出走等行为来应付普通压力的家庭。

存在家庭危机的家庭成员,会出现心理应激反应。如果危机很好的得到解决,家庭成员心理满足,之间可能更加团结,情感更加密切,家庭向良性发展;反之,如果危机处理不好,容易造成家庭成员相互埋怨、情感疏离,心存隔阂,而没有归属感,容易导致心身疾病。

(四)通过家庭生命周期评估健康问题

家庭生命周期体现了一个家庭从形成到解体的过程。其中不同阶段将面临不同的健康问题。全科医生在做好个人健康服务管理的同时,需要根据不同家庭阶段给予健康指导。表5-5列举了一个人结婚后,从妊娠前期、妊娠期,再到抚养小孩至终老阶段常见的生理、心理、社会问题,以及可能发生的疾病;作为全科医生需要关注的焦点和判断的依据。

表5-5　家庭生命健康周期中常见生理、心理、社会问题

生命周期	生理问题	心理、社会问题
结婚、妊娠前期	婚前咨询检查,性咨询,婚姻指导,遗传疾病的家族史,遗传咨询	计划生育
妊娠期	意外的妊娠,流产,高危妊娠,产前疾病极其照顾,妊娠高血压综合征,贫血,产前出血,胎位不正,引产术,产后出血,产后护理,乳房疾病等维生期健康问题及疾病	分娩和未来双亲的准备,母乳喂养,人工喂养
新生儿期(0~28天)	新生儿复苏,新生儿评估,产伤,新生儿黄疸,溶血性贫血,幽门狭窄综合征,新生儿护理,泪管闭塞,结膜炎,包皮环切术,唐氏综合征,药物对新生儿的影响,胎儿酒精综合征	母系关系,母亲疾病对新生儿的影响
婴儿期(29天~1岁)	呼吸道感染,先天性心脏病,脱水病,婴儿猝死综合征极其后遗症,生长低下,肠套叠,婴儿湿疹耳聋,	正常发育,计划免疫,普查,为家长咨询营养,营养问题,行为高危儿童,虐待问题

续表 5-5

生命周期	生理问题	心理、社会问题
学龄前期 （1～4岁）	不明原因发热，病毒感染，疹病，过敏，胃肠炎鼻腔异物，扁桃体肥大腺样体肥大，扁桃体炎，呼吸道感染，哮喘，贫血，白血病，睾丸未降，阴囊水肿，睾丸扭转，肾肿瘤，皮肤疾病，耳部感染，听力障碍，语言障碍，惊厥，脑膜炎，脑性瘫痪，行走障碍，膝内翻及外翻创伤，烧烫伤，中毒等	发育评估，定期健康检查，健康教育促进，预防保健，发育低下，智力问题，情绪异常，感觉统合失调，多动症，残疾儿童家长咨询，残疾儿童康复，帮助残疾儿童的社区服务，临终儿童，孤儿，独生子女，患孤独症儿童，家庭事故预防事故
学龄期 （5～13岁）	传染病，口腔疾病，肠道寄生虫病，阑尾炎，咽炎，扁桃体炎，呼吸道疾病，呼吸道异物，风湿热，心肌炎，白血病，出血性疾病，遗尿，泌尿系感染，输尿管倒流，肾炎，肾病，皮肤病，癫痫，偏头痛，抽搐和痉挛，骨软骨炎，扭伤，拉伤，骨折，软组织损伤	健康教育和促进，预防保健，定期检查，营养和营养咨询，行为障碍，校内问题，恐学症，学习落后生，各种学习困难，少年犯罪，家庭内行为障碍，校内行为障碍，社区内帮助行为障碍/学习困难儿童的设施
青春期 （14～18岁）	肥胖症，青春期早熟，生理发育迟滞，体重不足，少年糖尿病，甲肝，乙肝，囊虫病，鼻出血，闭经，痤疮和皮肤病，脊柱侧弯，姿势问题，患绝症的少年	健康教育，预防保健，定期检查，青春期卫生问题，行为障碍，人格障碍，吸毒，抑郁症，自杀企图，神经性厌食症，教育问题，考试压力，性问题，性教育，个人危机及干预，家庭和社区青少年问题，酗酒吸烟吸毒的教育，交通、体育事故预防
青年期 （19～34岁）	过敏，药物反应，流感和病毒感染，寄生虫病，急性出血热，吸烟损伤，自身免疫性疾病，创伤，休克，复苏术，口腔疾病，溃疡病，胃炎，胃肠炎，食物中毒，功能性胃病，溃疡性结肠炎，急性酒精中毒，药物依赖及过量肠炎及大肠功能性疾病，感冒，鼻炎，鼻窦炎，鼻中隔偏曲，耳咽管堵塞，咽炎，扁桃体炎，传染性单核细胞增多症，喉炎，支气管炎，肺炎，胸膜炎，哮喘，气道堵塞，高血压，风湿性心脏，心肌缺血，雷诺病，贫血，职业病，霍奇金病，网状细胞增多症，肾绞痛，肾结石，泌尿系感染，性问题和性失调，肾盂肾炎，肾病，肾损伤，男性生殖疾病，性传播疾病，妇科疾病，皮肤病，严重烧伤，整容与美容术，嵌甲，五官科疾病，颅外伤，脑震荡，脑膜炎，运动损伤，拉伤，交通事故后多发性损伤理疗，推拿	健康教育，定期检查，体育锻炼。愤怒、侵犯性、诱惑性、恐惧的病人的压力及处理技巧，严重焦虑、紧张，抑郁，疑病症，恐惧症，强迫症，癔症，心身疾病，人格障碍，性障碍的心理治疗，家庭危机及其干预，精神病药、药物依赖与酗酒对家庭社区影响，失业影响，交通事故，劳动卫生，职业健康，事故预防，残疾康复作业疗法适应不良，家庭问题、环境问题，法律问题，婚姻、家庭、亲子问题，单亲家庭，高危家庭的家庭疗法
中年期 （35～64岁）	中年期的衰老过程，营养疾病，维生素缺乏症，肥胖，糖尿病，甲状腺及甲状旁腺疾病，肾上腺疾病，其他内分泌病，电解质紊乱，各种消化系统疾病，呼吸系统疾病，心肌缺血/心肌梗死，监护，高血压，心力衰竭，心律失常，心肌病，静脉疾患，血液系统病，泌尿生殖系统疾病，更年期综合征，男性不育，女性不育，乳腺疾病，各系统肿瘤，慢性皮肤病，视力下降，视网膜脱落，其他眼疾病，听力下降，耳聋，迷路及第8对脑神经疾病，脑血管意外，精神病，性问题，颅内占位病变，癫痫，偏头痛，周围神经病，重症肌无力，肌营养不良，运动神经元病，骨关节病，颈椎病，椎间盘病变，慢性腰痛，坐骨神经痛，痛风，腱鞘炎及囊肿，滑膜炎，运动损伤，扭伤，骨折，畸形	健康教育和促进，预防保健，定期健康检查，营养，旅行建议和免疫，焦虑，抑郁，自杀情感，其他精神病，疑病症，药物依赖酗酒，无力应付的家庭、个人危机及危机的干预，战争家庭，家庭关系问题，"空巢"综合征，绝经期对家庭的影响，退休的准备，丧偶，社区内医源性疾病问题，对治疗不合作的问题

续表 5-5

生命周期	生理问题	心理、社会问题
老年期 （>65岁）	内分泌疾病,老年人手术,低体温,临终和死亡,营养问题,急慢性顽固性疼痛,脑病综合征,精神紊乱,胃癌,萎缩性胃炎,溃疡,吸收不良,胰腺癌,肠梗阻,慢性便秘,脱肛,肠癌,腹膜恶液质,慢性呼吸功能不全,支气管扩张,肺栓塞,肺结核,麻醉和术后问题,动脉硬化症,高血压,肾衰,慢性心功能不全,肺心病,心律失常,心瓣膜病,体位性低血压,周围血管病,冻疮,贫血,前列腺增生,尿潴留,尿失禁,睾丸阴茎癌,乳腺癌,皮肤病,皮肤癌,睑内外翻,青光眼,白内障,泪管堵塞,目盲,耳聋,梅尼埃病,颅内占位病变,脑血管病,一过性脑缺血,记忆力减退,帕金森病,三叉神经痛,面瘫,带状疱疹,骨关节病,骨质疏松,运动疾病,骨折	衰老过程,老年化,营养学咨询,健康教育和促进,预防保健,定期健康检查,终末期照顾,老年性痴呆,慢性脑综合征,老年性精神病,老年性情感障碍,睡眠障碍,老年人谨慎用药的问题。与照顾子女的关系问题,老年人的护理,帮助家庭及养老院护理的问题,老年人的社区服务

四、以家庭为单位健康照顾的基本原则与方法

"以家庭为单位的健康照顾"是全科医学独特之处,也是学科基础。全面照顾个人及其家庭是全科医学的专业特性。随着家庭结构的改变,家庭人口越来越少,个体与家庭之间的关系从形式来看越来越松散,个体对家庭的情感需求越来越高,家庭对个体的健康的影响越来越明显,健康的个人应该生活的健康的家庭之中。以家庭为单位的健康照顾的基本原则有:

(一)把家庭看作一个整体的原则

家庭是一个完整的系统,家庭内的所有成员之间相互影响;个人与家庭之间存在相互作用;家庭是解决个人健康问题的重要场所和有效资源。

1. 理清家庭关系,找出真正的患者 家庭成员之间都会相互影响。联合家庭由于人口众多,现在在城市地区已经比较少见。而主干家庭和核心家庭仍然比较常见。主干家庭由于与老人生活在一起,有两个权力中心,老年人与年轻人之间思想观念、生活习惯都有很大差别,为了避免矛盾,造成不和谐,大家都要相互谦让,克制自己。夫妻之间也是如此,两人结合之初要相互理解对方的生活性,欣赏对方的优点,容忍对方的缺点。但有时是内心深处难以启齿的私密,压抑下来,长期得不到解决容易出现心身疾病。

☞ **案例 5-2**

患者王某,男性,73岁,因为"老伴离家信佛而情绪低落,烦躁6个月"来就诊。患者述自己的老伴今年2月份从美国回来后就不回家,信佛搬到寺庙里居住,理由是认为他在她出国期间与卖淫女接触,嫌弃我脏;而且认为我给她饭里下毒,所以不回家。我真的很冤枉,反复解释、述说无效;我觉得她脑子有毛病,带她到脑科医院看,她不去;告诉儿女,他们也不支持我,反而劝我不要管老太,自己过好自己的日子。所以,感

到孤立无助,心里很烦躁,不想吃饭,不想看电视,不想与人交流,睡觉不好,整夜不能入眠。

　　精神检查显示,患者思维清晰,情绪焦虑,易激动,言语啰嗦,情感反应强烈,但协调,行为未见异常。自知力存在。躯体疾病既往有高血压病史,目前服药,血压控制良好。诊断:抑郁状态。给予"盐酸帕罗西丁(赛乐特)10 mg,每日 1 次,口服"。同时告知患者带老伴来诊。2 周后,患者来诊,述说因为担心药物副作用而没有服用。而且老伴不承认有病所以不来。患者明显比上次来诊焦虑,情绪激动。反复说自己不知道该怎么办。

　　此时医生没有过多的医嘱,只是告知患者需要服药治疗。只有自己精神状态有所好转,才能关注、关心自己的妻子。而其他全科医生指出:患者老伴曾经来就诊过,从外表、言谈举止看,患者老伴精神状态良好,行为得体,不像有精神异常表现,而王某本人接人待物则很计较,情绪容易激动,直观的感觉是王某更像是精神异常的患者。此后患者听从医生的建议,开始服用抗抑郁药物。约 2 个月后患者精神症状明显改善,情绪稳定,同时劝说老伴来诊。

　　老伴崔某,女,68 岁,被丈夫带来就诊。自认为有"抑郁、焦虑、恐惧"等问题。患者述 2000 年起因怀疑对方有外遇而出现情绪低落,不想与人交流,有时独自哭泣。到脑科医院诊断为"抑郁症",经过服药好转。2006 年没有原因的突然出现呕吐、腹泻,之后间断发生,没有查出病因;一直持续的 2010 年严重到进食即出现腹泻,体重下降6 千克,面色发黄,行走无力,想到会不会对方给自己下毒(有时装饭时他弄白色的东西,像是洗衣粉之类),就离家到寺院信佛,不想回家。"有一次女婿让我把炊具放到一边,肯定是有原因的,是老头要害我,在饭里放了东西,女婿不好说"。在外面时也担心有人排挤自己。但是自己没有查到真实的证据。

　　精神检查显示:患者神志清晰,体貌相当,衣着得体,语言表达清晰,说话时表情有些诡秘,压低声音不愿让其丈夫听到。思维连贯,有轻度被害妄想,未引出幻觉,自知力不全。

　　从问诊结果看,崔某存在一定的精神障碍,但社区全科医生不具备诊断精神疾病的资质,所以建议崔某到专科医院进行诊断。患者夫妇到专科医院的就诊的结果反馈是,崔某具有一定的精神病性症状,给予第二代抗精神病药物(富吗酸喹硫平)治疗。但患者看了药物说明书后认为副作用太多,就没有服用。此后,崔某未再来就诊,王某仍定期来社区全科门诊复诊。

　　从这个家庭来看,全科医生了解的情况是夫妻两人都是由外地来的,丈夫退休前是工程师,妻子是小学老师;子女三人,大女儿夫妇在美国,二女儿夫妇在深圳,小儿子在本地,工作繁忙,而且婚姻不合,无暇顾及老两口。目前家庭处于空巢阶段,家庭成员一方出现问题势必影响另一方。从夫妻二人情况看,妻子在多年前即有"怀疑"思维,并引发"情绪问题",明确诊断"抑郁症",目前"怀疑",逐渐演变为"被害妄想",并采取"不回家"行动,从而引发丈夫的情绪反应。所以,这个家庭真正的病人是妻子,但是由于精神症状有时非常隐秘,即使专业人员也需要一定时间的观察,多次晤谈才能明确诊断,加之患者本人不会承认自己患有精神疾病,所以轻度精神疾病患者长期得不到确诊和治疗,散落在社区人群中,但是由于有一些病态成分,所以造成家庭中其他人员难以理解患者行为,而且容易导致家庭关系紧张。

☞ **案例 5-3**

　　一位 78 岁的老年女性来门诊咨询,说自己的丈夫身患多种疾病,有"高血压病、糖尿病、脑梗死、痛风、前列腺增生症"等,每看一次医生就开具很多药物,而且每一位专科医生都是主任级专家,都说自己开的药物具有治疗作用,一定要服。所以每天服药一大把,老伴不愿意服药。能否找个医生帮助建议一下,看到底应该服用哪些药物。门诊服务台将患者介绍到全科医学科主任处。医生听了老年女性的述说,建议她和自己的丈夫一起来诊。第二天,夫妻两人共同来门诊。一进门妻子就不停地絮叨自己费了很大的工夫才把丈夫劝来就诊,其实是为了他好,但是他就是听不进去,而且反复述说自己为了找到合适的医生几经周折,从昨天接触后就知道医生如何耐心,正是符合自己心意的。而丈夫则显得神情平和,不急不躁。与医生讲述了自己既往病史,以及目前服用药物,对于医生给开的药物,大部分遵照执行,只是觉得有些药物有重复,有些药物看过说明书认为是带有保健性质,所以,就不愿意服用,今天听了全科医生的分析后非常认同,明确表示知道了,以后自己会遵照医嘱自己调理。在丈夫与医生交流过程中,妻子几次打断谈话,向医生数落丈夫不听话,不遵从医嘱,不能规律生活,说自己替丈夫担心,要求医生对丈夫严厉指正,同时对丈夫几次阻止不要打扰医生时间的规劝不予理会。

　　第三天,妻子又带自己女儿来看病,也是为 35 岁的女儿代述病史,女儿对母亲的话不敢违背,几次欲言又止,显得拘谨、顺从。

　　从案例 5-3 可以看出,妻子有明显的焦虑情绪,表现为对全科医生的奉承、对丈夫不满、对子女的控制。在以后的接触中了解到丈夫是大学老师,妻子是普通职员,目前均已退休,丈夫在自己的专业领域有一定名气,但是近年来已经不愿意再做,退掉很多项目;妻子则不舍得丰厚的经济回报,但是又不好意思说,家务活从以前都由妻子做逐渐变成由丈夫做,妻子逐渐出现睡眠不好,表现为入睡困难,心慌、心悸,噩梦较多,日间则烦躁,容易发火。

　　全科医生从与患者及其家庭成员的多方面接触,从整体观念出发,明确家庭成员及其相互关系,从中找出真正患病人员,给予相应的帮助。

　　2. 从家庭日常生活中寻找疾病病因　　临床上很多病人常常询问医生的"我怎么得的病?"这是就疾病病因进行探寻。医生有时很难回答这样的问题,从医学来说,中医认为引起疾病病因多从"外感六淫,即风、寒、暑、湿、燥、火"和"内伤七情,即喜、怒、忧、思、悲、恐、惊"这两大类角度考虑。而西医病因考虑多是从先天遗传因素、后天环境(物理、化学、微生物影响),以及不良生活方式造成的疾病。目前随着医疗水平的提高,因为物理、化学、微生物造成的疾病原因比较容易明确,而且可以采取一定的防护措施,预防疾病的发生。但是生活方式性疾病,也是属于社会心理因素导致性疾病,则很难用明确的某一种病因解释。因为疾病发生是多种因素决定的,疾病发展又是一个慢性过程,一名不吸烟的女性患有肺癌,可能与其遗传因素有关,与其长期厨房作业、呼吸油烟有关,也可能与丈夫吸烟,妻子被动吸烟有关。

☞ **案例 5-4**

王女士，35 岁，企业职工。因为"逐渐加重的发作性喘息 5 年余，加重 2 周"入院。患者 5 年前没有明确原因的出现喘息、气动，被诊断为"哮喘"，初期口服"氨茶碱"就有效。逐渐加重伴有呼吸困难，必须静脉输液"氨茶碱、地塞米松"才能缓解，此次发作严重以至于需要住院治疗。既往也没有用药过敏病史，因为医生说"哮喘"有的是有过敏原因的。所以仔细查找并经过验证发现是婆婆家的地毯导致过敏发作。

3. 关注重点，惠及他人　家庭是一个整体，成员之间对健康的态度不同，对疾病的感受性也不同，所以，来寻求医疗帮助的人有时可能并不是真正患病的人。或者，家庭之中多个成员均有不同程度的健康问题。此时全科医生就要理清家庭关系，关注重点人物的健康状态，关注重点疾病，关注主动求助者。对于其他成员，有时只能给予健康教育、预防指导。对于因为心理因素引起的不同家庭成员的心身疾病，有时只能启发和引导，点到为止，不能追求全效，不能损害其他人的心身健康。例如案例一中的妻子是真正的病人，而且是具有精神病症状的抑郁症。但是她自我没有感觉痛苦，目前也没有严重到需要强制治疗的程度，所以目前治疗的重点是丈夫王某，使其情绪稳定，才有可能帮助妻子缓解症状，或者劝说妻子服药。如果全科医生认为妻子是真正的病人，当着夫妻的面告诉患者，并试图强力说服妻子去专科医院治疗，势必引起妻子反感，导致妻子拒绝与医生合作，不配合就诊或听从医生劝道，甚至会迁怒于其丈夫，造成夫妻双方关系更加恶化。比较理想的方法是，全科医生表现出对妻子的理解、同情，或借助治疗躯体疾病而与之建立信任关系，逐渐引导患者服用精神专科医院开出的"富吗酸喹硫平"，等患者症状好转后再与之交流，引导患者认识自己的问题。案例 5-3 中的妻子，表现出焦虑情绪，但是她本人并不愿意认可，其丈夫和子女表现出体贴和包容，此时不宜点破妻子心理的焦虑，切不可操之过急地指出妻子的焦虑心情才是真正的疾病所在，而是称赞妻子对家人的关心和操劳，安慰妻子丈夫和子女都是成年人，自己应该把注意力放在自己身上。妻子得到医生的理解和同情，受到鼓舞，述说了自己的苦闷和担心后，会转而听从医生的劝阻，放松心情。如果医生更有智慧，可以劝其服用少量的抗焦虑药物，改善妻子的焦虑情绪，从而改善家庭的气氛。

4. 寻找广泛的支持资源　全科医生进行家庭治疗时，虽然是专业人员，但是面对家庭中多个成员时，也显示出一己之力的弱小，尤其是面对不合作病人时，一定要在家庭中适时寻找合作者，比如患者的配偶、子女、父母、亲戚、朋友，甚至同事等来帮助自己共同说服患者，帮助患者。如劝诫患者戒烟效果不好时，可以同时说服家里的亲人共同帮助患者戒烟。对于一些心理问题的患者更加需要开发患者周围环境之中的有利资源，配合医生，帮助患者。

☞ **案例 5-5**

患者女性，70 岁，因为"心慌、胸闷、心悸一个月"以"冠心病"入院。先入住心内科，并行"冠状动脉造影术"，结果显示"左前降支狭窄 40%，其他各动脉未见异常"，则于药物治疗。但患者症状不见好转，反复发生心慌、胸闷感觉，检查呼吸、心率、血压均正常。专科医生介绍患者服用中药调理，家人通过熟人介绍来来诊。

体格检查患者未见异常。精神检查患者思维清晰,语言流畅,表达清楚切题,但是主动语言很少,非常平静,好像对自己的疾病漠不关心,每次来诊时都是丈夫代为叙述。有一次全科医生故意将其丈夫支走,单独询问患者有什么心事吗? 患者沉默半天才述说。原来患者认为其丈夫年轻时与一女人相好,自己察觉后非常生气,但是看在孩子还小的分上,没有与他离婚。没有想到他与女人一直有来往,比如自己最近新买的衣服没有穿几次就没有了,一双新鞋也不见了,而他却有一条新裤子,这些事都表明他背着我仍与那女人来往,问他又不承认。现在已经老了,这种事又不好跟别人说,可是心里有非常难受。所以经常心里堵得慌,胸闷。

患者已经步入老年,有明确的高血压病,冠心病史,但是患者不舒服的临床症状却不完全是躯体疾病引起,而是心理因素躯体反应。而这类患者达不到精神障碍的临床诊断,不适合用“抗抑郁、抗焦虑”的药物治疗,也没有哪一种药物可以改变患者的思维方式。从专业的心理咨询、心理治疗角度来说,患者已经对这件事情的认知非常清晰,明白道理,情感反应属于可以理解的范畴,无行为异常,只是完全依靠自己的力量修复内心的伤痛显得困难,力不从心,所以感觉很累、很痛苦,从而以心脏功能减退的症状形式表现出来。全科医生首先要表现出全身心的支持患者,理解她的痛苦,给予恰当的劝慰;根据患者热心公益事情,又是社区居委会退休干部的特点,建议患者积极去参与社区的多项活动,每次患者来诊都要与她谈谈社区活动情况,并积极称赞;同时适时在患者子女陪同时告诉子女患者内心想法,并教会子女对患者安慰和支持的方法,由他们对患者给予支持。全科医生需要学会调动各方面的力量与自己合力帮助患者。

（二）以完整背景处理的原则

人是社会的人,家庭是社会的最小单位。所以对家庭成员还是整个家庭的健康照顾和疾病治疗,都需要结合他的背景。一个人完整的背景包括社会背景、社区背景、家庭背景、个人成长经历和疾患历史。

☞ **案例 5-6**

患者女性,53 岁,因“头昏 3 天”来社区门诊。患者既往体健,三天前因为儿子结婚的事与子女有些不高兴。第二天自感有些头昏,但精神、饮食、睡眠、大小便均正常,自认为是没有休息好,仍继续正常上班。第三天仍有头昏的感觉,想到自己比较胖,担心有“糖尿病”,就来社区门诊要求查血糖。

全科医生查体:患者只身前来,步入诊室,体态偏胖,表情自然,自述病史。给予查血压显示 230/120 mmHg,心率 78 次/分,律齐。肺部听诊没有异常。请检验科人员给其现场行随机血糖监测为:6.1 mmol/L,休息半小时后复测血压为:210/115 mmHg。因为患者血压非常高,而除了不严重的头昏外没有异常。担心患者会出现血管并发症,同时建议患者就地休息,通知家属后立即转到上级医院就诊。但患者认为自己没有那么严重,要求开口服降压药后就自行离开。下午患者在儿子的陪同下去三级医院就诊。门诊医生测血压为 200/115 mmHg,要求患者即刻住院,被患者拒绝,则要求患者到急诊科进行静脉输液治疗,并打电话通知护理人员推平车来把病人送到急诊室。经行相应的检查及治疗患者血压有所下降在

180～150/100～70 mmHg,但是患者感觉更加不舒服,头重脚轻,不想吃饭,走路轻飘飘的,睡眠也不好。患者再次来找社区医生,认为综合医院看病花费太大,医生大惊小怪,并拿出不同医生所开的 5 种降压药物,问是否都服用,怎么服,能否换些便宜的药物。

有高血压病家族史,父母分别在六七十岁均发现高血压病,目前均健在。自己生活上喜欢吃荤,口味重,且喜欢喝酒,几乎每晚餐均喝酒 100～150 g 白酒。身高 162 cm,体重80 kg,体重指数 30.48,除了日常工作、家务外,没有规律运动。服用口服"避孕药"15 年,近期才停药,自认为"高血压与停药有关"。

该患者是一名原发性高血压病患者。有高血压病的危险因素:家族史,肥胖,口味重,饮酒,少运动,口服"避孕药"。患者文化程度不高,对自己身体状况没有认真关注,血压增高可能已经有一段时间了,但是没有自觉症状,则不自知,此次诱发因素是"生气"。

在综合医院专科医生关注患者目前血压,和近期可能并发症以及高血压的诊断,进行了继发性高血压病的排查,做了肾上腺 CT、肾动脉血管彩超、心电图检查,抽血检测了肝肾功能、血常规、尿常规、同型半胱氨酸、醛固酮、促肾上腺皮质激素等。治疗重点在于快速将血压控制在正常范围,以防止并发症发生。所以在静脉使用扩血管药物同时,联合四种降压药,患者血压快速的下降反而造成不舒服,出现脑供血不足症状。全科医生具有与专科医生不同的思维方式,不是孤立地看待患者血压增高,以及高血压的并发症,而是以整体的、全面的、联系性的思维方式考虑患者血压增高的因素。在综合上述因素,以患者完整背景,完整的人的思维判断认为患者虽然血压很高,已经达到高血压 3 级,未来发生并发症的危险性也属于极高危,但是一般情况良好,目前尚处于高血压病早—中期。患者血压逐渐增高有一定时间了,已经耐受血压在较高位置,快速降压会造成患者脑部供血不足,应该缓慢降压。将患者现有的降压药进行梳理,属于钙通道阻滞剂的有尼卡地平,硝苯地平控释片(拜新同);属于血管紧张素转化酶抑制剂的有雷米普利,卡托普利,厄贝沙坦;属于 β-受体阻滞剂的有琥珀酸美托洛尔缓释片(47.5 mg×7),卡维地洛片;属于利尿剂的有氢氯噻嗪;还有复方降压片。全科医生根据患者 24 小时动态血压监测结果,给患者解释和指导部分用药,要求现将专科医院医生所开药物服用,要求患者定期到社区门诊复测血压,在口服降压药物的同时,要进行非药物治疗,强调控制饮食,戒酒,控制体重,增加运动的重要性。

患者听从全科医生的劝说,积极进行非药物治疗。同时在全科医生的指导下,逐渐将降压药物调整为钙通道阻滞剂和血管紧张素转化酶抑制剂联合应用,间断加用利尿剂,经过半年多时间,患者血压基本平稳,平均费用也由 28.5 元/日,降到 6～8 元/日,患者目前无自觉症状,血压平稳,定期 1 个月来全科医生处拿药。

五、家庭健康照顾

以家庭为单位的健康照顾是全科医学的基本原则之一,也是全科医疗服务的专业特征。因此,全科医学又称为家庭医学,它吸收了社会学关于家庭的理论和方法,发展了一整套家庭医疗的知识和技能。近年来,由于疾病和健康与个人特征、生活关系、生活环境、人际关系等家庭环境密切相关;家庭成员关系及家庭本身对患者的治疗及康复具有重要影响;疾病谱改变、社会老龄化,使得家庭在健康照顾的作用越来越显示出价值。因此,家庭与个人健康的相互影响已逐渐引起社会的极大关注,家庭逐渐成为全科医生在社区诊疗工作的重要场所。全科医生是以关怀家庭及个人为目标的医务工作者。在为家庭若干成员长期服务中形成的对家庭背景的全面了解,从而在为患者服务时能够充分全面地考虑家庭的影响,制定患者预防和管理方案时充分利用家庭的资源。全科医生在家庭服务中给予家庭成员一起全面的关怀;提供有关医疗信息和咨询;提供同情与支持;帮助处理"家庭危机";对家庭功能进行系统评价和实施必要的干预措施。这是全科医生同其他专科医生相区别的关键特征。

（一）家庭健康教育

家庭健康教育是以家庭为单位进行的有关保健知识、预防疾病的教育。教育内容一般从保持家庭良好环境卫生习惯、合理饮食营养、适度体育锻炼等方面。

家庭环境保持整洁、安静、舒适,有利于保护和增进家庭成员的健康。在家庭环境中家庭住宅的内外环境卫生、生活饮用水质量等对人的健康影响最大,全科医生应能针对家庭环境卫生提供必要的指导。比如家庭环境保持清洁卫生,定期开窗、保持新鲜空气流通,有时进行必要的消毒、杀菌措施等。全科医生在家庭保健活动中要重视家庭每个成员的心理健康和心理卫生,使家庭成员间能够相互尊重、相互关心,创造温暖、和谐、愉快的家庭氛围,帮助家庭科学解决每个家庭成员在生活、事业等方面所遇到的问题,坚持预防为主,努力做好心理调适与控制,提高心理健康水平,积极应对不良生活事件。帮助家庭成员养成良好的健康生活习惯,做到合理饮食、适度体育锻炼、心情愉悦、戒烟限酒,不滥用药物、保持足够睡眠。

（二）家庭咨询

家庭咨询的内容往往是家庭问题,并且是所有家庭成员的共同问题。引起家庭问题的原因是多种多样的,有些是家庭成员的躯体健康问题,有些是心理健康问题,还有青少年成长过程中所遇到的问题,以及家庭功能出现异常状态时需要解决的问题。当然,全科医生只是掌握专业知识的医疗工作者对咨询家庭提出建议、意见、专业帮助和干预,而不是以权威、决定者、解决者的身份去代替家庭成员去解决问题。全科医生以自己的人格魅力和专业知识,咨询技巧,采取同情、支持、关心、激励等方法,激发家庭各个成员以及整个家庭的能力,充分发挥家庭成员的主观能动性,来改变行为,解决家庭问题。家庭咨询的内容主要有:

（1）家庭遗传学咨询:包括遗传病在家庭中发病的规律、是否可以结婚、生育,预防家庭成员患病可能性等。

（2）婚姻咨询:夫妻之间的相互适应问题、感情发展问题、性生活问题、生育问题等。

（3）其他家庭关系问题:如婆媳关系,父子关系,母女关系,兄弟姐妹关系,继父、继母子女的关系等。

（4）家庭生活问题的应对:孩子出生、孩子离家、夫妻退休、丧偶、独居等。

（5）子女教育和亲子关系处理问题:儿童、青少年成长问题,青春期的发育问题;亲子关系问题,孩子成长过程中角色适应与交往方式问题,人生发展与父母期望问题等。

（6）患病成员的家庭照顾问题:家庭成员患病的过程和预后,家庭其他成员能够做到帮助、支持,家庭照顾的作用、方法等。

（7）家庭功能障碍的处理:家庭遭遇重大的生活事件是家庭成员应激处理方法等。

所以,社区全科医生对家庭成员提供服务,就是预防疾病、促进健康的基础。家庭参与是疾病预防的重要资源。在家庭中做到疾病三级预防的主要内容有:

一级预防:①预防生活方式相关性疾病,做到饮食合理,适当运动,戒烟限酒,家庭成员和睦相处,劳逸结合。②健康维护,按时进行免疫接种,定期健康体检。③家庭生活指导教育,包括夫妻婚姻指导,性生活教育,产前保健,老年人健康保健,疾病早期发现等。

二级预防:①早期发现疾病,共同监测;②鼓励、督促病人及时就医,遵照医嘱进行治疗和康复;③预防疾病复发。

三级预防:①对患有慢性病的家庭成员,督促其遵从医嘱进行治疗、康复;②对于长期照顾慢性病患者的家庭健康成员,给予鼓励支持和心理安慰;③对患有重病或垂危病人的家庭做好支持,预防因丧亲所带来的家庭危机。

(三) 家庭治疗、护理、康复

1. **家庭治疗**　家庭治疗分为广义的家庭治疗和狭义的治疗。狭义治疗常指目前普遍存在的治疗方法在家庭之中的运用,包括药物治疗、物理治疗、康复治疗、针灸等中医治疗。

广义的家庭治疗,从本质上看,是一种综合性的广泛的家庭关系治疗,治疗者通过采取有效的干预措施,影响家庭动力学的各个方面,从而使家庭建立新型的相互作用方式。改善家庭关系,最终维护家庭的整体功能。家庭治疗包含家庭咨询的所有内容,但比家庭咨询更广泛、更全面,涉及教育、预防、支持和激励。而且家庭治疗涉及医学、心理学、行为科学、社会学内容,全科医生由于知识结构问题要提供家庭治疗服务,必须接受专门的训练。而且全科医生必须具有足够的专业知识、技能,态度和品质,赢得家庭成员的信任,取得家庭成员的合作。其效果也取决于家庭成员对全科医生信任程度、合作态度。

家庭治疗的过程可归纳为5个基本方面:会谈、观察、家庭评估、干预和效果评价。即全科医生通过与家庭面对面交往的过程建立信任的合作治疗关系,了解家庭结构,家庭功能,以及家庭动力学过程,评价家庭的功能状况,确定家庭问题的性质和原因,帮助家庭制订干预计划,并与家庭合作,督促家庭实施干预计划,最后评价干预的效果,及时调整干预计划和措施。通过以上过程交替进行,逐渐达到改善家庭功能的目的。

由于家庭治疗的内容涉及家庭成员内部许多私密事件,家庭治疗过程中,全科医生应该遵循尊重家庭的原则,尊重各家庭成员的风俗习惯、宗教信仰、价值取向。以家庭及家庭成员为服务对象,充分调动家庭的潜能,以家庭成员自我认识、改变、调整为目标,始终保持价值中立的态度,清醒的牢记自己是作为治疗人员介入的"第三者",不妄加评判家庭内部事务的对错,道德好坏,不偏心和(或)疏离某个家庭成员。在具有治疗技巧上要注意整体观念,结合中国文化特点,关注矛盾和焦点,将道理和情感相结合进行系统治疗的原则。

2. **家庭护理**　随着医学模式由生物医学模式向生物-心理-社会医学模式转变,医学发展正在从强调"治愈"向强调"关怀照顾"转化。因此,国际医学和护理界提出了"以家庭为中心的护理"(family centered care, FCC)的概念,家庭护理是以建立患者、家庭和照顾者之间良好关系为基础,传递健康信念,尊重患者和家庭的选择权,强调三者之间的协作。以家庭为中心的护理强调家庭成员是维护患者健康的重要参与者,并且要重视家庭的和谐与健康。家庭护理以家庭为系统,以个人为目标,工作场所不仅仅局限于家庭,还可以在门诊、病房以及社区。家庭护理服务的原则包括:促进家庭与医护人员在健康维护方面全方位的合作;而且贯穿患者始终;尊重不同家庭的种族、文化、经济及社会背景;认识到家庭力量及其差异性,尊重不同家庭各自的应对方式;医护人员能始终公平地与家庭分享所有的信息;促进家庭与家庭之间的支持系统以及网络化建设;将满足患者与家庭的发展需要作为健康维护的一部分;通过政策和实际行动为家庭提供心理、感情与财力方面的支持;整个健康维护的计划应是灵活、可行、综合性的,能满足家庭的需求。目的是能提供持续性的医疗护理,使病人在出院后仍能获得完整的护理,鼓励学习自我照顾,专业人员通过为每个家庭成员创造机会,使其展示现有能力,并为适应患者与家庭的需要学会新技能,提高家庭的能力,增进家属照顾病人的知识与技能,增强病人及家属的安全感;降低出院病人再住院率,减少家庭的经济负担,提高病人的生活质量和维护其尊严,并维持家庭的完整性。并在专业人员指导和直接参与下,专业人员与家庭间的互动,家庭通过这种互动保持或获得对其生活的控制感,做出有利于健康的积极改变,促进家庭自身力量、能力和行动的发展。

3. 家庭康复　康复医学的具体对象是临床医学各学科中患病后遗留暂时性和永久性残疾的所有患者。康复医学是以功能障碍的恢复为主导。功能障碍分为:器官水平的功能障碍(残损)、个体水平的功能障碍(残疾)、社会水平的功能障碍(残障)三个层次。对于不同的病伤残者的功能障碍,在伤病的不同时期均可发生。为避免发生或减轻功能障碍,康复手段介入的时间越早越好,不仅在功能障碍出现以后,而且应该在功能障碍出现之前,预防残疾的发生(康复预防)。康复医学以功能训练为方式、以全面康复为方针、以改善生活质量为目标、以回归社会为结局。能否实现上述康复目标,与患者个体因素和环境因素有很大关系。

疾病康复过程是一个相对漫长的时间,完全由医院、康复治疗师作业是不现实的。康复过程应该充分发挥社区、家庭和个体的作用。以家庭为基地的功能训练,是医院康复后的延续,是社区康复的主要内容。由康复医师进行功能评估,填写康复训练档案并制定康复方案。帮助或协助残疾人家庭制作简易、实用的训练器具,使残疾人能顺利地实施康复训练计划;家庭其他成员或护理人员在康复医生和(或)康复治疗师的指导下,负责观察、帮助残疾人在家庭进行必要的功能训练。

作为患者应该清楚地意识到,患病后的恢复需要一段时间,被动的康复可能改变一时的肌力、肌张力,主动的康复才能使功能得到恢复。这些功能活动包括运动功能、感知功能、心理、语言交流、日常生活能力、职业活动和社会生活等各方面的能力。作为患者家属,一方面要细心照料患者,另一方面又不能包办代替,尽量鼓励、支持、帮助患者能够自己处理日常生活中力所能及的事情。

具体做法:①根据患者所患疾病,重新布局患者房间生活设施。除了要宽敞明亮、通风良好、温湿度适宜的居住环境外,还需要根据病人具体残疾、残障的情况改造环境,患者所需要使用的床、餐具、卫生间的辅助装置等,都需要进行个性化的改造。②做好病人的饮食调理,加强营养。遵循少而精、少食多餐的原则,保持病人能够有足够优质蛋白质、充足的维生素和无机盐的摄入,保持大小便通畅。③做好患者的心理康复。患病的打击、病痛的折磨,容易使患者丧失信心。尤其中壮年患者,突然失去健康的身体,容易产生悲观情绪,此时家人应给予充分理解、同情、关心,抽时间多陪伴病人,减轻患者心理压力,以增强战胜疾病的信心。④生活自理能力训练。生活自理能力是使病、伤、残者自立的基本能力。包括:a. 基本生活活动,如饮食、更衣、排泄、梳洗、自助具的使用等。b. 转移动作训练,如从床转移至轮椅、轮椅转移至床、轮椅转移至厕所、轮椅转移至浴室等。c. 高层次生活活动,如做家务、房屋整理、育婴、购物等。d. 职业康复,是回归社会的最高境界。对于高龄,或者重症残疾来说,生活自理是基本目标,但是对于年轻患者或相对轻症的患者,其康复的最终目标是能够从事自己力所能及的事,以体现自身价值。可以根据残疾人的性别、年龄、兴趣、职业基础等因素,选择适当的工种,如腿残疾的可以使用以手为主的工作,手残疾的可以训练脚来代替;截瘫患者可以以半卧位或助具帮助坐位工作等。

(陈文姬　黄　骄)

第六章
以社区为范围的健康照顾

　　以社区为范围的健康照顾是多学科交叉、融合的产物，是基层医疗实践与流行病学、卫生统计学、社区医学的有机融合，它扩大了基层医疗的范围，超越了基层医疗仅仅为病人提供诊疗服务的传统模式，以积极的健康观为指导，通过预防、医疗、保健、康复一体化的过程，成为一种立足于社区的、以预防为导向的新型基层医疗模式。经过全科医生的实践提供以社区为范围的健康照顾，全面了解社区居民健康问题的本质，从而合理利用有限的卫生资源，有效地控制各种疾病在社区中的发生和流行，维护和提高社区全体居民的健康。由于基层医疗在整个医疗保健体系中占据重要的作用。因此，为健全医疗保健体系，提高公众健康水平，降低病人医疗费用，必须加强基层医疗保健体系的建设与发展，全科医生必须将传统的医生对病人的一对一模式扩展到以社区为范围的健康照顾。

一、社区及社区健康照顾

（一）社区的概念

　　"社区"（community）一词的界定在社会学上是很不统一的。一方面社会学中认为它是最根本及最有深远意义的基本概念，但另一方面社会学家对社区的"边界"却有极大的争议，同时由于社会环境的不断变化，令社区范围的界定亦日渐变得模糊。一般学者都同意"社区"有地域上的界限，但社区地域的大小则难有一定的标准，而在不同社会文化情况下亦有不同的界定。不过，对于大多数人们来说，还是对较小的团体有强烈的归属感。显然，家庭是最具影响力的。这一点即使在家庭被地理上分开时仍是如此。一般的观念认为社区内社区成员间的交往，无论在密度和深度上，都往往较他们与社区以外人士的交往来得高。社区成员通常都会对所居住的社区有一份归属感，而且在某一区域居住的愈久则其归属感愈强。地域社区通常亦与政府行政区的划分重叠，因为地域社区形成了一种极方便的行政分区划分界线，易于行政管理。

　　随着社会的演变，部分社会学家认为地域性的传统社区在都市化及工业化的力量之下逐渐瓦解，而"功能性社区"（functional community）如行业职工、学生、主妇等，较诸"地域性社区"（geographical community）更能代表现代人的主要身份和认同群体。此外，许多学者认为在城市内存在着不少人际关系的网络（personal networks），而这些个人网络形成了极强的社区支持，是另一种以网络为主的社区概念。因此，单以地域或行政区来界定的社区未必能够代表真正的社区，社区的概念应逐渐扩大，还应该包括功能性及网络性的社区。

从社区卫生服务的角度看,世界卫生组织于 1974 年集合社区卫生专家,共同界定适用于社区卫生作用的社区定义:社区是指一固定的地理区域范围内的社会团体,其成员有着共同的兴趣,彼此认识且互相来往,行使社会功能,创造社会规范,形成特有的价值体系和社会福利事业。每个成员均经由家庭、近邻、社区而融入更大的社区。1978 年在 Alma-Ata 召开的初级卫生保健国际会议上,将社区定义为"以某种形式的社会组织或团体结合在一起的一群人"。在我国城市社区一般指街道居委会,农村社区一般指乡、镇、村。最近有学者将社区又分为生活社区和功能社区。任何社区一般都包括以下几个要素:人群;地域;特有的文化背景、生活方式和认同意识;一定的生活制度、生活服务和管理结构。

(二)健康照顾

健康照顾起源于照顾概念的延伸和具体化,同照顾概念的演变紧密相关。"照顾"(care)基本上可以从四个不同层面来进行界定:①行动照顾:如起居饮食的照顾、打扫居所、代为购物等;②物质支援:如提供衣物家具和现金、提供食物等;③心理支持:如问候、安慰、辅导等;④整体关怀:如留意生活环境、发动周围资源以支援等。

照顾通常是指行动照顾和物质支援,有时也包括了心理上的支持。然而在涉及社会服务或社会福利政策、模式过程中时,应该要包括上述四个层面,因为受助人所需要的照顾,其实往往涉及具体行动、物质、心理和环境等各个层面的关怀和服务,遗漏了任何一个层面的照顾都是不全面的照顾。而健康照顾也必然涉及上述的层面,但应该有所侧重。

提供照顾的动力,除了纯粹的"利他主义"或人伦关系外,还可能包括了传统文化观念(如"老吾老以及人之老")、互惠互利的考虑和法律上的责任等。不同的社会提供照顾的动力也往往因所处不同的文化或社会背景而有所差异。随着时代的不断变迁,人们对照顾他人及被照顾的期望亦有所改变。

在照顾的提供上,西方国家往往使用二分法:即"正规照顾"(formal care)和"非正规照顾"(informal care)。正规照顾通常指由政府承担及提供的照顾性服务,而这些正规服务则多由政府人员及专门工作人员负责执行照顾。但是,随着民间组织和志愿团体的发展,正规照顾这个概念往往也包括了由这些正规的非政府组织和团体所提供的照顾。而非正规照顾则是指由家人、亲友或邻舍,通常基于感情和人伦上的因素及动力而提供的无偿照顾。

这个二分法无疑带来分析上的方便,但是在现实生活之中,正规照顾也包括了由正规社会服务团体去发动受助人的亲戚朋友,或组织社区邻舍网络,以作为提供照顾的资源。另一方面,非正规照顾亦往往涉及运用这些"正规"的服务去补充。换句话说,正规照顾和非正规照顾的界分,虽然可带来分析上的清晰,并帮助我们了解社会上存在的不同资源,但这并不表示在现实生活中,正规照顾和非正规照顾是两个毫不相关或互不干涉的范畴,二者往往有许多重叠的地方,而且是相辅相成、互相补充的。

此外,随着社会的不断商品化及物质化,某些照顾行为在市场经济发展过程中,由于有利可图,亦可能成为服务性的"商品",如幼儿照顾、个人卫生及护理等,因此在谈及社区照顾时,我们要涵盖在社区内由政府、社团、市场和亲友邻舍网络所提供的照顾,并着眼于它们彼此配合的关系。这也是健康照顾要以社区为范围的必然性,实施健康照顾,就应该涉及社区群体的积极参与,合理利用有限的卫生资源,有效地控制各种疾病在社区中的发生和流行,从而维护和提高社区全体居民的健康。

（三）社区健康照顾

社区健康照顾的概念最早在西方被称为社会服务。社会服务作为实践起源于 19 世纪。在 1951 年,英国伦敦政治经济学院社会管理系的教授理查德·蒂特姆斯第一次提出社会服务的概念。他以 1911 年的国民健康保险为例,提出国民健康保险以现金支付的形式提供给患病期间的病人,这不是社会服务;而 1913 年在英国出现的作为普遍实践的医疗护理照顾的例子,是最早的社会服务。蒂特姆斯指出,服务和以现金支付的保险是截然不同的。1945 年以后,社会服务在西方世界已经变成社会政策的一个组成部分。在 20 世纪 50 年代以后的社会福利研究中,社会福利概念已经固定为四个部分:教育、住房、收入保障和国民健康服务。但是,实际上,除了四种福利,还有一种服务独立地存在,这就是社会服务。社会照顾服务作为为个人提供的社会服务,已经成为社会结构的新现象。社会服务在金融投入、组织管理、生产程序和控制过程的增长程度上都已经使其变成了公共事业中一个独立负责的部分。

西方学术界认为,给社会服务一个更加区别于其他福利项目的限定,就是在英国被称为人身社会服务(personal social service)或者在北欧叫做社会关照服务(social care service)。不过,这不仅限于提供给个人服务,还包括根据人类的不同的需求提供的服务。Sainsbury 给社会服务的定性是:"人身社会服务是关心有需求和困难的人,因为困难阻止了他作为个体在社会上应能够发挥的最大的社会能量,阻止了他自由地发展他的个性和通过和外界的接触实现自己的渴望。这种需要在传统上被个人和家庭的功能来解决的;而目前改为社会服务来满足需求,并且社会提供了高水平的帮助过程,并不是提供单一化的帮助;服务资源适应个人和群体的不同需求并不是人与人之间都一样"。社会照顾服务强调了行为,重点在关心照顾。它对全部的社会群体根据总的标准区别服务,例如,根据年龄和居住地点、特殊的问题和特定的人群提供服务。而在社区中,为弱势群体提供的服务,是社会服务的重要组成部分。以社区为范围的健康照顾,是从医院照顾回归到社区照顾,是从个体回归到群体的健康照顾,具有更直接的现实意义,是现代老龄化社会和我国"421"家庭模式所带来社会问题的最佳解决方式之一。

二、社区卫生调查

开展以社区为范围的健康照顾,要做到有的放矢,首要的工作是要了解该社区居民的健康现状,确定社区优先解决的问题,以及可以干预的策略和措施。社区卫生调查就是根据一定调查的目的,选择合适调查方法,收集有关社区人群健康状况的资料,进行统计分析,进而了解和评价该社区人群的健康状况,找出优先解决的健康问题。实施社区卫生调查的具体步骤和内容如下:

（一）调查目的和对象

社区卫生调查的目的包括:发现社区主要卫生问题,确定社区的卫生需求及优先顺序;确定影响社区健康问题的主要原因;了解社区现有的可利用的资源;提供制定社区卫生保健计划的相关资料。因此,基于不同的调查目的,调查对象会有所区别。如了解特定社区人群的健康状况及其影响因素,则该特定社区的全体居民为调查对象;如了解特定疾病病人的现状及可干预的措施,则以患该病的病人作为研究对象。同时,即使是同一调查目的,但是在调查的不同阶段,调查对象也会有所区别。如在考虑实施以社区为范围的健康照顾时,不仅要考虑患病病人的自身情况,同时也要调查病人家属的情况。实际上,在社区卫生调查时,为了达到某一目的,往往选择多种研究对象,而选择同种研究对象,往往可以实现多个研究目的。

（二）调查内容

根据调查目的,可针对性地开展相关内容调查。调查内容包括社区健康状况和社区环境状况。社区健康状况如人群发病率、死亡率、伤残率等资料,而社区环境状况包括社区自然环境和社会环境,如社区的气候条件、安全饮用水情况、家庭结构和功能、社区资源情况、卫生服务利用情况、卫生服务供给情况等。这些情况的调查,均围绕着社区调查目的,且为社区诊断和社区干预提供基础性资料,尽管是最基础的工作,但也是开展社区健康照顾的前提基础和基石。

（三）调查设计

良好的调查设计,可以保证调查研究以较少的人力、物力取得较大的效果。因此,社区卫生调查在确定调查目的、调查对象后,必须对调查方法和实施调查步骤进行方案设计。

1. 确定调查方法　调查方法的选择取决于研究目的,基于社区开展的调查主要是利用观察性研究方法。而观察性研究一般分为两类:①描述性研究,目的在于估计人群中某病发生的频率和时间趋势,以形成该病的病因假设。对该病的发生、自然史及其决定因素了解甚少时,通常先开展描述性研究。②分析性研究,目的在于检验病因假设,估计各种危险因素对疾病作用的大小,并提出可能的干预策略。观察性研究的设计可以分为基本设计、杂交设计和不完全设计等三类,这里主要介绍观察性研究的基本设计:横断面研究、病例对照研究和队列研究。

（1）横断面研究:是指较短时间内,通过普查或抽样调查方法,了解该社区特定人群有关因素与疾病和健康状况的关系及其健康特征。它只能获得患病而不能获得发病资料,亦称患病率调查。通常在动态人群中做随机抽样确定对象后,检查或询问他们的疾病状态、目前及以往研究因素的水平和其他有关变量。

常用的方法有普查和抽样调查。普查是调查全部观察单位,如全国的人口普查、地方病或慢性病普查等。普查涉及面广,投入大,花费时间长,需要统一普查的时间及完成期限,并统一标准。对应的是抽样调查方法,即从全部观察单位中,随机化抽取一部分有代表性样本进行调查,并利用样本特征推断总体特征的方法。抽样调查可快速了解总体的大致特征,而不需要投入过大,因此成为观察性研究中最常使用的一种方法。此外,案例调查也是调查部分研究对象的方法,有目的地选定典型人群进行调查,有助于深入了解同类事物的特征。但是,这样描述人群疾病的频率或其他特征就受到了限制,往往不能有效外推。

（2）病例对照研究:比较一组病例与一组对照既往暴露于研究因素的水平,用于探索疾病发生的潜在影响因素。该方法常用于病因学的初步验证,可探索影响社区居民健康的行为因素、饮食因素等方面。病例对照研究中常用配对方法,即病例组与对照组在性别、年龄等人口学特征上均衡可比,便于更好地研究可能的危险因素。病例对照研究常用于研究罕见病,可节省研究时间,花费也较少。

但是,由于病例对照研究中有关研究因素的资料是疾病发生以后收集的,病例与对照有时来自不同人群,因而难以确保研究对象中病例与对照的其他危险因素和其他可能使结果歪曲的因素具有可比性。此外,它的资料都是回忆或从记录中收集的,可能有误差。当患者感到该因素可能与疾病有联系时,亦可能出现回忆偏倚。

(3) 队列研究:亦称前瞻性研究或定群研究。研究开始时确定两个人群暴露组和非暴露组,然后随访一定时期以便观察两组间发病率或死亡率的差异性。队列研究可以是完全前瞻性、回顾性或双瞻性的。前瞻性队列是观察性研究中最类似实验性研究的,一般用以推断病因。回顾性队列对研究罕见病或长潜伏期的病较为方便。回顾性队列主要依赖于有无可利用的关于已经在进行随访检测新病例或残疾的某人群以往的资料。

队列研究,尤其有长期随访及新病例的队列,一个潜在问题是由于迁移、不参加及死亡等而丢失对象。它可能使结果受歪曲,且不易在分析中纠正。队列研究对象可以是固定人群,亦可以是动态人群。用以作比较的暴露组与非暴露组可以选自不同人群。队列研究的主要优点是研究对象的研究因素是在开始随访时就明确的,这种情况存在于疾病发生之前。其主要缺点是不适用于研究罕见病和潜伏期长的疾病,因为必须要收集大量对象的资料。

在社区卫生调查中围绕调查目的可选取不同的调查设计,在初期调查中,最常使用的横断面研究,如欲短时间内了解社区健康现状,可使用抽样调查的方法;在二次调查中,可能要深入探索影响社区居民的主要健康问题时,可利用病例对照研究方法初步验证潜在的影响因素。

2. 设计调查表　调查项目主要是围绕调查内容而展开,而通过设计调查表可以有针对性地收集社区卫生调查资料,达到调查目的。调查表设计的目的与原则是保证所获得的信息的准确性与可靠性。准确性是指用调查表从研究对象所获取的信息资料的真实程度,可靠性是指在相同条件下,同一调查表重复用于同一研究对象,获取相同结果的程度。不同的调查方式需要不同设计方式的调查表。常见的调查手段有信访调查、面访调查和电话访问调查。目前,面访调查使用得最多,随着我国的社会进步和经济发展,通过电话访问进行调查会逐渐受到重视。

①信访调查表是通过邮局邮寄或直接送达研究对象,由研究对象自行填写的一种问卷,因此,信访调查表内容应简单明了,便于调查对象理解和应答。信访调查的优点是简便易行,节约经费和时间。缺点是易存在被误解或被忽略不答的问题。采用信访调查,许多人往往不返回调查表,应答率很低,易导致偏倚。②面访是社区卫生调查研究获得信息的常用形式,可获得较高的应答率,但较信访与电话访问费时、费力。对一些涉及个人隐私的敏感问题如有关个人吸毒或性行为的问题,面对面的访问难以获得真实的答案。③电话访问是采用电话询问调查表内容获得研究所需信息的一种方法。当调查员与调查对象间存在着交通上和预约时间上的不便时,采用电话访问较为理想。电话访问的一个特点是可减少调查者与调查对象面面相对,这一点在城市调查尤为重要,因为通常只有当被调查者相信调查者后,他才有可能对这个陌生人敞开家门。与面访相比,电话访问可很快地得到较短的答案。但是,当研究对象在电话中听到一系列的备选答案时,往往倾向于选择第一个答案。此外,往往很难在电话中得到对一些敏感问题的真实回答。电话访问一般适用于调查目的单一,

问题简单,短时间内即可完成的调查。

(1)确定调查项目:调查表中的项目要精选,需要的项目一个也不可少,不需要的项目不应出现。项目的定义要明确,使人不易误解,尽量做到不用说明或少加说明也能标准统一。如疾病的诊断,化验指标的正常与异常等的界限都应该明确规定,不可模棱两可。如何从前面项目引到后面问题,问题的类型通常有两种设计:一种是封闭式,即针对某一问题同时列出两个或多个固定的答案供调查时选择填写。优点是简单明了,记录整理方便。缺点是有时所提供的固定答案不能概括所有实际答案,而如果提供的固定答案太多,又会增加调查时确切判定的困难。另一种是开放式,适用于较复杂的情况。它不限制答案的范围,让调查对象尽情应答。优点是可以补充固定选择答案的不足,有时可发现一些超出预料的有启发性的问题。缺点是花费较多的时间和精力,容易离题,标准化程度低,整理分析困难。

(2)调查表结构:调查表的基本结构包括调查表的名称、编号、调查的背景和填写说明,一般项目如姓名、性别、出生日期、出生地、民族等,调查研究项目如疾病史、职业暴露史、家族遗传史等,结束部分如调查员签字、调查日期等。调查表的填写应力求简单清楚,多用选择、填空以及简单的符号或数字,少用文字回答。

(3)调查表设计中应注意的问题:应根据具体的研究目的,设置适当的问题数量。敏感的问题一般放在相关的但不太敏感的问题之后。调查用语要通俗易懂,符合当地语言表达习惯。调查问题尽量明确且简洁明了。如果一个问题过于复杂,将很难得到满意的应答,应注意调查问题的互斥性和穷尽性。如:"请您告诉我,您吸烟的经历。"如询问调查对象吸烟的剂量,答案有:从不,每天5支及以下,每天5~25支,每天25支及以上。假如一个人每天吸5支,则会导致分类困难。调查时间不宜过长。一般情况下,面访时间控制在20~30分钟;电话访问10分钟;信访10分钟是在实践中是可以被调查员和研究对象接受的。调查内容不应该过于繁复,不应大而全。调查表在使用前,最好先做小范围的预试验,了解该表的实用性和适宜性。

3. 调查实施计划　为保证调查工作的顺利进行,保证调查资料的准确,应该详细制定调查的实施计划。实施计划包括调查的组织安排、时间进度、调查员培训、分工与联系、经费使用等,同时要统一认识、统一调查方法、统一调查标准,以便规范化实施方案。

4. 调查资料的整理和分析计划　调查收集的资料必须经过整理和分析,去粗取精、去伪存真才能显示事物的本质和规律。调查表要经过仔细地逻辑核对、漏项填补等方式进行整理,然后利用统计软件构建数据库并进行统计分析。

统计分析最好预先制定本次调查的统计计划书,结合调查目的和调查内容,设定描述性统计分析方法,如调查对象的定性描述性别、疾病患病率等情况,和定量描述如年龄分布、收入水平、体检的血生化指标等状况,然后考虑深入地分析进行统计推断,如通过不同疾病的患病率差异性、考虑社区优先解决的健康问题;再如考虑社区居民健康状况的潜在影响因素,可使用多因素统计分析方法进行分析,如使用非条件 logistic 回归分析社区居民糖尿病高发的影响因素。

(四)调查实施

实施阶段要按照调查设计的要求进行现场工作人员的组织、调查员培训、资料收集和调查质量控制等。其中调查的质量控制尤为重要,这涉及调查结果的可信性。常用的质量控制方法有调查员的培训、调查后对部分调查对象的抽检、问卷的逻辑核查等。

（五）调查报告

主要是对收集到的资料进行整理分析，结合专业知识进行统计推断，揭示社区人群健康状况的规律，从而撰写总结报告，总结本次调查所解决的问题、未能解决的问题，以及调查中有待改进的地方，进而为社区诊断提供基础性资料，以便为更好地实施社区健康照顾提供基础。

三、社区诊断

社区卫生调查是过程，而社区诊断是目的。通过开展社区卫生调查，了解社区人群健康状况的规律以及潜在的影响因素，但是如何开展以社区为范围的健康照顾，还要结合实际情况，辨明社区的需要，了解社区资源及解决卫生问题的实际能力，从而提供符合社区需要的卫生计划。

（一）社区诊断的概念

每个社区拥有自身的特征和健康问题，正如提供完整的个人医疗保健一样，社区为基础的医疗保健应把社区视为一个被照顾者，评价社区的特征及健康需要，即进行社区诊断。社区诊断的定义：采用社会学、人类学测量评估学、营养学、临床医学、流行病学、卫生统计学、卫生服务管理、卫生经济学等手段针对社区进行的基本现况以及存在的公共卫生问题进行综合性的调查和评估的过程。社区诊断包括基线评估、过程评估、终期评估。社区卫生工作项目启动时的调查评估，即基线评估，是社区卫生现况的基线调查，包括环境、行为、卫生需要、需求、能力（供给和适宜技术）等内容。社区卫生工作项目执行期间的过程调查评估，即过程评估。主要评估执行计划的情况。社区卫生工作项目结束时的效果、效益和效用调查评估，即终期评估。

（二）社区诊断的目的

社区诊断的目的是发现社区卫生问题及其原因，辨明社区的需要，并了解社区资源及解决卫生问题的能力，从而提供符合社区需要的卫生计划。社区诊断可了解社区公共卫生主要解决的问题：社区居民卫生服务的环境、行为危险因素、居民诉求、卫生需要、卫生需求、卫生服务能力、卫生经济等问题，还可以了解社区卫生服务基本状况。

社区诊断的意义在于可以为制订社区卫生干预规划提供方向和依据，以及为社区卫生干预之后的过程评估和终期评估提供基线依据。

（三）社区诊断的内容

根据不同的目的确定社区诊断的内容，一般社区诊断的内容包括：

1. 社区健康状况　也称为流行病学诊断，客观地确定目标人群的主要健康问题以及引起健康问题的行为因素和环境因素。主要描述社区人群的躯体健康问题、心理健康问题、社会健康问题以及相应的各种危险因素的发生率、分布、频率和强度等。具体内容包括社区居民的死亡率(包括粗死亡率及标化死亡率、婴儿死亡率、新生儿死亡率、孕产妇死亡率、年龄别死亡率等)及死因构成;发病率;患病率及疾病构成;病死率;残疾发生率;社区高危人群及其危险因素(如吸烟、酗酒、吸毒、不良饮食习惯、久坐、肥胖、高血压、高血脂、无免疫接种或无定期健康检查等);社区居民的健康信念、求医行为等。流行病学诊断用于确定健康问题的相对重要性,描述健康问题在人口学特征、时间变化中的流行规律,用于揭示与健康问题相关的行为危险因素发生、分布、强度、频率等相关信息,进而为以社区为范围的健康照顾提供基线资料和可干预的方式。

2. 社区环境状况　也称为社会环境诊断,主要是社区人群的人口学特征、人群的生产、生活环境及其生活质量。

社区环境包括社会政策环境、经济环境、文化环境、卫生服务环境和可利用资源等。了解社区现有的政策环境,如是否制定一定的健康管理政策、法律和制度,是否建立社区健康照顾的组织和管理网络等。社会经济环境,包括人口增长率、国民生产总值、人均年收入、就业率、住房情况、家庭结构和功能、人口稳定度等。社区文化环境包括居民的一般文化程度、文化信仰、宗教背景、与健康行为有关的特殊风俗习惯等。社区卫生服务环境包括卫生服务系统的专业机构数量和特征、卫生服务的覆盖面、人群利用卫生服务的情况等。

此外,也要了解可利用资源情况,包括社会的卫生资源和非卫生资源,如能参与社区健康照顾工作人员的数量以及年龄、性别、职称和学历构成等。经济资源指社区整体的经济状况、产业性质、公共设施、交通状况等。这些资源的丰富程度及分布状况直接影响卫生保健服务的提供和利用。机构性资源包括:医疗卫生保健机构如公私立诊所、卫生院、医院、红十字站、疗养院等;社会福利机构如基金会;社会慈善机构;文化教育机构;社区团体如协会、工会、宗教团体等。对这些机构的功能及其对居民的可用性和可近性的掌握有助于全科医生提供连续性、协调性的保健。人力资源包括各类医务人员,卫生相关人员如行政人员、教师、宗教团体成员、居民委员会成员等。这些人力是社区医疗保健团体的有效资源。社区动员潜力,包括居民的社会意识、社区权力结构及运用、社区组织的活动、社区民众对卫生事业的关心程度及社区人口素质与经济能力等。也有学者认为社区动员潜力指社区内可动员来为医疗卫生保健服务的人力、物力、财力、技术等。

除了上述社区环境的诊断外,必须重视社区人群的需求与欲望以及他们的生活质量。健康能影响生活质量及社会的良好状态,同时生活质量和社会问题又对健康产生影响。如社会环境中的失业率、犯罪、交通等方面会影响到居民的健康状态,而居民的健康状态又会影响到社会的良好发展。居民生活质量的测量可通过客观指标和主观指标来反映,客观指标如居住环境的空气质量、经济水平等,主观指标如居民对生活满意度、卫生服务的满意度等。

总之,社区诊断可采用多种方式来开展,如利用卫生部门提供的各种资料直接获得社区居民的健康状况;也可利用专项调查来获得有针对性的诊断,如召开座谈会、个人访谈、集体访谈、问卷调查等了解社区目前的主要健康问题以及潜在的影响因素;此外,也可以利用以往文献资料获取有价值的信息。

（四）社区诊断的步骤

1. 确定社区诊断的目标　目标可以是诊断社区的卫生需要或需求，也可以是较特异的目标如促进新生儿的健康质量或预防治疗高血压。目标的确定有助于选定社区诊断的方法。

2. 界定目标人群　确定目标社区的界限是社区诊断的基本步骤之一。目标社区可由地理区域或特异人群来界定。在城市社区，尽管由于人口的变动和变异较大，增加了界定社区的困难，但确定目标社区的界限对资料的收集和分析及制订社区卫生计划是很必要的。而界定目标社区后，就可以界定基于该社区的目标人群。

3. 收集目标社区的资料　根据社区诊断的目标及所界定的目标社区和（或）目标人群，收集所需要的资料。资料来源有：①既有的与医疗卫生保健相关的统计资料，获得社区人口的数量、死亡率、出生率、患病率、疾病谱、死因谱等资料；从社区各类行政管理部门获得社区经济、资源、社区环境等资料。这类资料较易得到，在开展社区卫生工作的初期，仅凭这些资料可快速掌握社区的基本情况，但由于此类资料多流于概况且有的统计报表资料不尽准确，故其应用受到一定的限制。②社区调查，根据社区诊断的目的、内容进行社区调查，可以是普查、筛检等。如社区人口普查、社区糖尿病患病调查、社区 15 岁以上人口对艾滋病有关知识的知晓情况、社区青少年吸烟情况调查。社区调查所获资料针对性强、准确性好，但要求有流行病学知识和现场调查技术，所需人力物力较多。

4. 确定所要解决的社区卫生问题的优先顺序　需要确定优先干预的健康问题和行为问题，它应真实地反映社区居民最迫切的需要，以及反映各种特殊人群存在的特殊需要，把有限的资源应用于群众最关切、干预最有效的项目上。

确定优先干预的健康问题，应根据：①该问题对人群健康威胁的严重性：该疾病的发病率高，受累人群比例大；该疾病致残、致死率高；与该疾病相关的危险因素分布广；该疾病的危险因素与疾病的结局关系密切。②健康相关危险因素的可干预性：该因素明确与优先健康问题相关；该因素有明确客观指标，可定量评价和便于长期随访观察；该因素是预防措施之一，具有明确健康效益；该因素的干预措施简单易行，易为干预人群所接受。③该因素干预的成本效益评估：可以利用最低成本达到最大的效果和最高社会效益。

5. 考虑干预的可行性　一旦确定了社区问题的优先顺序，既要制订解决该问题的计划，此时应考虑以下问题：①社区初级保健系统能否干预该问题？成功的可能性如何？②干预的花费怎样？③该问题能否被预防？④社区能提供多少支持。

四、社区干预

（一）社区干预的概念

社区干预是针对社区内共同危险因素和不同目标人群，所采取的一系列有计划、有组织的健康促进活动，能够创造有利于健康的环境，改变人们的不良行为和生活方式，控制危险因素、预防疾病和促进健康，进而提高社区居民的生活质量。

（二）社区干预的意义

实质上,社区干预是有针对性地开展以社区为范围的健康照顾,已经成为防治慢性病的重要手段,无论是慢性非传染性疾病还是传染性慢性病。社区干预的意义在于:最大限度地争取社区内外领导和组织的支持,动员全社区居民的参与,形成有利于健康的社区环境,从多方位、多层面来开展健康照顾活动,从而最大限度地促进社区居民健康。

（三）社区干预的目标

社区干预必须有明确的目标和目标人群,不仅要有主要目标,还应有系列的次要目标,不仅要有短期的干预目标,也要有长期的、可持续的干预目标。

人群疾病谱的变化是个漫长的过程,疾病的防控如发病率、伤残率和死亡率的下降是个缓慢过程。而社区干预往往时间较短,其干预效果的出现是延迟的。因此,社区干预的目标可分为近期目标和中远期目标。近期目标是指短期的可以观察到的客观指标的变化,如社区支持政策的变化,社区居民知识和信念的变化,都可以作为社区干预的近期目标。中远期目标是指较长期的变化,如社区居民糖尿病并发症的下降、高血压发病率的下降等。

此外,针对目标人群的危险因素制定社区干预时,可制定特定的目标。如针对吸烟,制定干预目标:制定控烟的政策;建立和扩大无烟区;建立无烟单位和无烟家庭;禁止80%的青少年吸烟;预防70%的妇女吸烟;降低吸烟率。其目标人群包括青少年、妇女、医生、老师、公务员、吸烟者和不吸烟者。

（四）社区干预策略和干预活动

1. 社区干预策略　　干预策略的制定是在社区需求评估,确定优先项目以及制定目标基础上的关键环节。社区干预策略包括健康教育策略、政策策略、环境策略和资源策略等。

健康教育策略往往是多样性的,这取决于目标人群的社会特征、心理特点、健康状况以及行为所处的不同阶段。常用的策略有:信息交流,如电视广播、讲座、小组讨论和个别咨询等;技能培训类,如技能培训性讲座、组织观摩学习、技能示范等;组织方法类,如糖尿病学校、癌症患者组织等。

政策策略包括政策、法规,政府、学校、商业机构制定的正式和非正式规定。政策可分为正向政策和负向政策。正向政策,如在社区建立体育锻炼场所,有助于社区居民经常锻炼身体;而负向政策,如公共场所严禁吸烟,可以限制社区居民接触不利健康的行为。

环境策略是指通过改变社会环境和物质环境,进而改善社区环境。如在期望目标人群采用安全套的场所,设置自动售套机等。

资源策略是利用和动员社区中各种有形和无形的资源、途径和方法。

2. 社区干预活动　　社区干预活动要结合制定的干预策略,确定具体的干预场所,以便开展相关活动。活动的设计应对活动目标、目标人群、时间、地点、主要方法、主要评价指标、负责单位和预算等有明确说明。

（五）社区干预的步骤

1. 制定干预计划　　包括确定干预目的以及实现目标的策略和方法。社区干预计划的制定是基于社区卫生调查和社区诊断的基础上,而制定的干预方案。要明确优先的社区健康问题,明确做什么和如何做的问题。计划的形式可以不同,但要尽可能详尽。社区干预计划内容一般包括研究背景和意义、研究目标、目标人群、干预策略和干预活动、干预评价、负责单位和协作单位、预算等方面。

2. 干预实施　主要包括确定干预活动日程、组织网络与执行人员等。

确定干预活动日程,包括:准备阶段,即相关人员培训、物质资源准备、干预场所的确定、预试验等;实施阶段,即争取社区内外的领导支持、动员社区居民的参与、实施干预策略、监测与过程评价的执行等;总结阶段,即整理、分析所收集的材料和数据,撰写项目总结评价报告,规划今后工作等。

确定组织网络和执行人员是执行计划的根本保证。执行人员,可以专业人员为主体,吸收政府各部门、各级医药卫生部门、医学院校和退休人员的参与。组织具有多层次、多部门、多渠道特点的网络,确保干预目标的实现。对于执行人员要根据工作性质给予培训,提高执行干预计划的能力。

社区干预实施过程要重点加强监控,做好记录和统计,从而提高干预的质量。

3. 干预评价　社区干预评价是对整个干预计划的效果进行评估,提出改进意见或为下一步计划提供参考。评价社区干预进度和成效是整个干预计划的一个重要组成部分,包括过程评价和效果评价。过程评价贯穿于干预的每一个阶段,通过监测和评价各阶段活动的进展情况、干预活动的效果,进行信息反馈,这对及时了解项目实施进展、调整不符合实际的计划、保证综合防治的成功是非常重要的。

效果评价包括近期影响评价和远期效果评价。近期影响评价的目的是确定项目实施后对中期目标如行为或政策改变的作用,即项目实施后的直接效果;远期效果评价的目的是评价项目实施后对最终目的或结果的作用,即长期效果,如患病率或伤残率的改变等。

五、以社区为导向的基层医疗照顾

以社区为范围的健康照顾,是个体预防保健应用在基层医疗机构与社区医学相结合的临床医学实践,包括个人和家庭的保健,也包括社会提供的特殊保健。在以社区为范围的健康照顾的具体实践中,逐渐形成了模式化的健康照顾模式,这就是以社区为导向的基层医疗照顾(community oriented primary care, COPC)模式。它不仅成为基层医疗开展社区卫生服务的基本模式,也成为全科医生提供社区照顾的一种重要工作方式。

从概念上讲,COPC 起源于传统的公共卫生方法同初级卫生保健的医疗实践相结合。Will Pickles 在 20 世纪二三十年代使用流行病学方法来改进初级卫生保健实践。他是英国7 个村庄唯一的临床医生,熟悉每个村民以及村民间的关系。尽管当时传染病的知识还很少,但是他详细地记录村民的出生日期、发病日期和发病地点,并追踪 7 个村庄中传染病的传播;他还检查教区记录群体死亡的文件,以及记录学校学生缺席同村民发病的关系。据此,他发现了水痘同带状疱疹的关联性。Pickles 在《Epidemiology in a Country Practice》书中描述了现代 COPC 的基本要素。20 年后,南非政府为解决国家卫生需求而发展了 COPC的概念和应用范围,在 1942 年建立全面的卫生服务网络,1945 年为在社区卫生实践中开展研究而成立家庭和社区卫生研究院。自 20 世纪 70 年代初起,Sidney Kark 总结了他在南非和以色列的开业经验,提出 COPC 的概念,并将之应用于实践。他最初的描述包括下列基本要素:使用流行病学和临床医学技术,确定的社区人群,确定的社区健康问题,社区参与和干预措施的可获得性。他强调:个体和群体的健康问题与社区的生物性、文化性、社会性特征密切相关,健康服务不应局限在病人和疾病上,而应注意与社区环境和行为的关系。到 80 年代,COPC 的概念也开始在北美的一些国家流行,并逐渐发展为一种比较理想的基层医疗模式。

(一) COPC 的概念

COPC 是一种把个人为单位的、治疗为目的的基层医疗与以社区为单位、重视预防保健的社区医疗相结合的基层照顾工作。它搜集社区的健康信息,通过社区诊断发现社区的主要健康问题,分析社区内相关的各种影响因素,设计可行的解决方案,动员基层医疗单位和社区的力量实施或评价。

以社区为导向的意义在于:①通过以社区为范围的服务,了解人群健康问题的来龙去脉。仅从医院、诊所的疾病去研究健康,无法获得全部的因素。②以社区背景观察健康问题,揭示涉及健康问题的全部因素。如果忽视社区背景因素,对疾病就不能科学的诊治和提供预防照顾。③以社区为范围,医生关心健康人群、求助者和病人,这样方能维护居民的健康,将预防、疾患、传播方式包含其中,社区预防较个体诊治对人群更具意义。④以社区为范围的服务,能合理利用卫生资源,动员群防群治,最大限度满足居民的健康需求。维护群体健康是社区及社会的责任,社区积极参与可弥补卫生资源的不足,使维护健康的活动在制度、行政干预下,成为群众参与的行为,摆脱纯粹医疗无法取得的效果。⑤以社区为范围的服务,能控制疾病在社区的流行。⑥社区基层医疗,是"人人享有卫生保健"的途径。

(二) COPC 实施的三要素

COPC 实施的三要素包括一个基层医疗单位、一个特定人群(社区)以及一个确定并解决该人群在社区健康问题的过程。COPC 是一种基层医疗保健服务,其重心是社区保健。全科医疗将家庭与传统的基层医疗相结合,将个人疾病的诊疗服务扩大到以社区为范围、以家庭为单位的服务。全科医疗的实施使 COPC 的原则更容易贯彻到基层医疗服务中去,而 COPC 则为开展以社区为范围的健康照顾提供新的服务模式。

COPC 强调将社区和个人的卫生保健相结合,借助基层医疗单位,系统地针对社区主要健康问题开展健康照顾,从而有效地改善社区居民的健康状况。COPC 的内容涉及个人及其整个社的生物、心理、社会等方面以及预防、治疗、保健和康复一体化的过程,从而成为一种立足于社区的、以预防为导向的、为社区全体居民提供连续性、综合性、协调性服务的新型基层医疗模式。COPC 的方法除了采用流行病学、社区医学和临床医学外,还采用卫生统计学、社会医学、卫生经济学和社会科学等领域的方法和技术。

(三) COPC 的实施步骤

COPC 是基层医疗实践,其实施必须有社区的对象,以基层医疗单位为基础。它包括了解社区人群的主要卫生问题,实施健康保健计划和评价的过程。COPC 实施的基本过程如下：

1. 确定主要负责的基层医疗单位和社区人群的范围 实施 COPC 时，首先要确定主要负责的社区医疗保健单位以及社区的范围，如特定的街道、居委会、乡镇。特定社区范围，即特定人群的确定，应该包括该人群的社会人口学特征、文化水平、健康相关行为等。

2. 用流行病学的方法评价社区或人群的健康状况，找出主要的健康问题 通过社区诊断，基层医疗单位和全科医生以及流行病学专家、社会医学专家和社区行政机构共同来确定该社区人群的主要健康问题、主要危险因素、卫生服务状况和可以利用的社区卫生资源。

3. 确定优先解决的问题并制定社区干预计划 确定优先解决的问题应遵循以下原则：①普遍性：即该卫生问题在社区中普遍有，通常以某种问题发生频率来表示；②严重性：即该卫生问题对社区居民健康状况影响很大，后果较为严重；③紧迫性：即该问题必须在近期内解决；④干预性：即该问题能够通过某些特定的措施或活动加以解决或改善；⑤效益性：即在相对固定的资源条件下，解决该卫生问题所取得的社会效益与经济效益（有较高的成本效益）。优先问题的解决往往需要反复讨论，结合社区诊断的实际情况来确定，可通过小组投票的方法来确定。

社区干预计划包括目的和目标以及实现目标的策略和方法。有效的社区健康计划应明确需要做什么、如何做以及如何进行监督管理。计划的形式可以不同，但是要尽可能详细。一般将要做的工作分为四步，即工作准备、布置任务、实施计划和进行评价。

4. 计划实施 COPC 方案实施的过程要重点加强监控，保证干预质量。必须在制定社区干预计划时就考虑监控的技术和评价方法。COPC 干预计划实施后要及时追踪计划实施情况和实施效果。COPC 实施以基层医疗单位为主，动员社区各种资源，如医疗机构、学校机构、退休人员等。政府、其他社会团体的参与尤为重要，因为 COPC 的实施有时需要借助行政力量。

5. 计划评价 COPC 的最后一步是评价，根据预先确定的目标，对整个项目的各项活动的发展和实施、适合程度、效率、效果、效用等进行分析比较，判断项目中设定的目标是否达到以及达到的程度，为决策者和参与者提供有价值的反馈信息，以改进和调整项目的实施。COPC 项目评价是整个计划的一个重要组成部分，包括过程评价和效果评价。过程评价贯穿于项目的每一个阶段中，目的是通过监测和评价各阶段活动的进展情况、干预活动的效果，进行信息反馈。这对及时了解项目实施的进展，调整不符合实际的计划，以保证综合防治的成功是非常重要的。效果评价主要用于评价计划是否达到目的，包括近期影响评价和远期效果评价。近期影响评价的目的是确定项目实施后对中期目标，如行为或政策改变的作用，即项目执行后的直接效果。远期效果评价的目的是评价项目实施后对最终目的的作用，如患病率或伤残率的改变。对社区健康项目来说，主要强调过程评价和近期影响评价。

根据 COPC 推行的情况，一般把 COPC 分为 5 个发展阶段或等级，具体如下：

0 级：以传统的医疗模式，只对就诊者提供非连续性的医疗，没有社区的概念，不关注社区的健康问题。

1 级：对所在社区的健康资料有所了解，缺乏第一手资料，以医生的主观印象推断解决健康问题的方案。

2 级：对所在社区的健康问题有一定了解，有间接的二手资料，有计划和评价的能力。

3级：通过社区调查或社区健康档案资料掌握90％以上居民的健康状况，针对健康问题采取解决方案，但缺乏有效的预防措施。

4级：建立了社区居民的健康档案，掌握所有健康问题，具有有效预防和治疗的措施，建立了社区健康问题资料收集和评价系统，具有解决问题和管理社区资源的能力。

六、实例分析与评价

李惠娟等采用COPC模式，对社区高血压病、糖尿病患者进行系统的疾病管理，并评价其效果。主要的社区人群是2000年4月至2001年3月上钢街道居委会中享受医疗保险的全部人群1 159人。主要的健康问题是高血压病和糖尿病的疾病管理。基层医疗单位是上海市上钢社区卫生服务中心。为便于评价COPC模式干预效果，李惠娟等把研究对象分成管理组和对照组。两组间年龄、性别、患病情况（主要是高血压病、糖尿病）比较接近的，征得合作意向后，经初步筛取，确定管理组为672人，高血压病为343人，糖尿病人39人。对照组487人，高血压病人219人，糖尿病16人。

然后，制定按COPC模式规范慢性病的管理步骤：①掌握社区卫生资源；②建立社区档案；③建立家庭档案；④进行社区诊断；⑤慢性病报告；⑥建立高血压病、糖尿病专病管理档案；⑦对管理组开展健康教育，增强患者自我保健意识，制定"低成本、广覆盖"的药物管理、行为管理、心身管理预案。研究内容主要关注近期效果，包括健康教育效果、直接医疗费用支出、疾病管理率和疾病有效控制率。

从近期效果观察，管理组高血压病、糖尿病人自我管理能力增强，健康知识平均分值比教育前分别提高20％和49％，对照组分别提高34％和25％；有效管理率分别为90.0％和89.7％，明显高于对照组的45.0％和43.6％；高血压有效控制率由管理前的47.6％提高到管理后的85.4％。直接投入的医疗经费高血压病下降272.10元/月，糖尿病下降249.97元/月。他们认为COPC模式对提高社区慢性病防治工作内在质量是一个值得借鉴的模式。

尽管该文按COPC模式进行慢性病规范管理，但是限于篇幅，文中缺乏对COPC模式元素的清晰阐述；同时，也缺乏慢性病规范管理的长期效果观察。

从国外文献来看，Gavagan曾在2008年对COPC模式的相关文献进行系统综述，发现大部分COPC文章是描述该方法的一般理论或教育用途。许多发表文章没有使用最初的完整模型。项目很少描述COPC的所有元素或记录社区参与者。无论是支持还是反对COPC模式效果的证据都是有限的，因此需要进一步评价COPC的结果和社区参与程度。

（金　辉）

第七章
社区卫生服务中的人际交流与沟通

☞ 案例 7-1

　　36岁教小学英语的王老师某日上午带着父亲来社区卫生服务中心打"干扰素"。父亲患有"胃癌",一月前已进行"胃大部切除术",现在术后化疗第二疗程。按大医院的医生嘱咐,每半月打一针"干扰素",提高免疫力。因为每次去大医院打针不方便,今天就来家门口的社区卫生服务中心。王老师先挂号,在全科医生处开注射单,在药房拿注射用水,在收费处缴纳注射费用,最后到注射室由全科护士打针。此时王老师看到社区服务大厅里的医护人员介绍一栏里,恰好有一位三级甲等综合医院的副主任医师在社区固定门诊时间,这位专家还具有精神心理学背景知识,是一位心理咨询师。所以,她安排好父亲,自己挂号去看了心理咨询医生,与医生交流了自己最近情绪焦虑,担心自己也会生病,总觉得自己上腹部隐痛、饱胀感,曾经做胃镜及全身检查,说是"慢性浅表性胃炎",吃药也不管用,而且心里很烦,容易发火,上课时心神不定,自己也知道不会得癌症,但是控制不住的担心、害怕。消化科医生建议看心理医生,但自己觉得没有那么严重,就找来许多心理学书籍看,认为自己得了焦虑症,可是又不想服用药物,希望和心理咨询师谈谈如何改变自己的情况。

一、人际关系概述

　　该患者来社区卫生服务中心与挂号人员、全科医生、收费人员、药师、全科护士,以及综合医院来社区支援的医生发生的接触,形成医患关系、服务与被服务者之间的关系。这是在医疗环境中最常见的人际关系。

　　(一) 人际关系的基本概念

　　人际关系的着眼点是"人际",而强调的重点是"关系"。在"人际关系"一词中的"际"字在《现代汉语词典》中有两层:一是靠近或分界的地方,二是彼此之间,因此"人际"是人与人之间的意思。人际关系就是人与人之间产生的互动关系,这个关系是人们为了满足个体的物质需求和精神需要,与他人相互交往过程中发生、发展和建立起来。人际关系是与人类起源同步发生的一种社会现象,是人类社会中最普遍、最常见的一种关系。

　　1. 人际关系的特点　人际关系在形成和发展过程中逐步形成自己独有的特点。

首先,人际关系具有社会性。人是社会的人,任何人都不能独立于他人而单独存在。人是在与他人的互助交往中发生关系而生存和发展的。人的社会性是人际关系的本质属性。人际关系的社会性具体表现在人们在日常生活、工作中是相互依存、相互影响、相互制约的关系,任何人都不能独立于他人而存在。人类在进化中产生了语言,而人际交往又促进了语言的发展。从自给自足的农耕文明发展到现代化生产的工业文明,使人们的相互依存关系更加紧密。任何人都需要他人的帮助才能在社会生存。

其次,人际关系具有历史性。表现在社会的历史阶段不同,人际关系表现形式、原则要求、性质也不相同。原始社会的平等相处关系、到奴隶社会和封建社会的等级关系、再到目前提倡的民主、平等的关系都是与不同社会制度和发展阶段相关联的。所以,看待一种人际关系需要看它所处的历史背景和社会环境。即使受教育程度相同,不同时期、不同社会阶层的人,其行为方式、与人相处的风格是不同的。

第三,人际关系还具有客观性和复杂性。客观性表现在人际关系的确立需要有人、人际需要、人际接触或互动等客观条件。缺乏任一要素都不能构成人际关系。其复杂性表现为人际角色的复杂性。人际角色,是指在每个人的个性、心理特征,以及由此而产生的行为模式。个体在不同的人际关系中具有不同的人际角色。而不同的人际角色的交往又具有不同的人际关系。即使是同一人际角色,在不同环境中也表现不同,比如作为父亲角色,可能在家中表现的是照顾者;而同子女旅游时,又多了一层同伴角色;如果是到学校与老师会面,又是家长、教育者的角色。角色不同,表现形式不同从而形成更为复杂的人际关系。

2. 人际关系的类型　人际关系因为划分的方式不同而分很多类型。如按内容划分,有经济关系、政治关系、道德关系、法律关系、宗教关系等。如果按维持人际交往的纽带来划分,可以将人际关系划分为:血缘关系、地缘关系、物缘关系、情缘关系、业缘关系等。

(1)血缘关系:是因人口再生产和婚姻联系而形成的人际关系称之为血缘关系,夫妻、父子、祖孙、叔侄、姑嫂等。是社会生活之中一种基本的人际关系,因为关系的联系面和联系点的固定和利害相关而成为人际关系中最为牢固的关系。

(2)地缘关系:由于个体的出生地或居住地等地理因素的接近所产生的人际关系则被称为地缘关系,是联系广泛、朴实、同时也是相对浅显的一种人际关系。现代社会,由于交通工具的发达,使得距离缩短,人们的流动性明显增加,地缘关系已经不如以往那么重要了。俗话说的"老乡见老乡,两眼泪汪汪"现象已经不多见了。

(3)物缘关系:由于人们生产生活中所需的产品交换和分配所形成的人际交往关系称之为物缘关系,是人际关系之中最常见的一种联系形式,每天的生活之中都可能会碰到,属于人际关系之中比较边缘的、最不稳定的关系部分。

(4)情缘关系:在物质生产和人口生产过程中所形成的情感性人际关系称之为情缘关系,如父子、夫妻、朋友关系等。这是人类所有的社会关系中最为丰富和动人的关系,不同的情感交流表现出不同的人际交往。当然,人类情感的易变特性同样使得这种人际关系具有易变性和多样性。

(5)机缘关系:人们因某种机遇而短暂沟通产生的随机性人际关系,称为机缘关系,如在交通工具或社交集会场合之中所产生和遇到的各种人际关系,这种关系短暂,相处双方没有附加压力。所以,会出现初次见面,谈论了很多信息,有些还是比较私密的心理秘密。也是相对不稳定的一种人际关系。

（6）业缘关系：业缘关系是以人们的职业生活为纽带而结成的关系。业缘关系涉及在职业活动中人与人之间结成的经济关系、政治关系、思想文化关系等。

业缘关系是以人们的职业活动为纽带而结成的人与人之间关系，所以业缘人际关系具有其自身特点。首先，业缘人际关系不是先天具有的、不是与生俱来的，而是后天获取的。人们获取了某种职业，并进行相应的职业行为，与其交往的人或称也缘关系。其次，交往双方人与人联系是直接的角色联系，而不是间接或抽象的联系。而且交往过程中的角色必须按照职业要求、行业的规章制度行事，行为要符合职业角色规范，服从组织和社会利益，其人际关系非私人性，在交往中排斥私情。所以，当双方发生矛盾时往往用行政管理制度惩处，用纪律约束，用社会规范、角色规范进行强制性调节。但是交往双方的情感关系依然存在，且深刻影响业缘人际关系的好坏。在协调矛盾关系时，也常常用晓之以理、动之以情的方式对双方进行非强制性调节，融洽双方感情。第三，业缘关系中人们的社会角色是相对稳定的，规定着人们的基本行为规范和行为模式。但在具体的、直接的业缘关系交往中，角色行为具有差异性，同一种社会角色会具有不同的角色行为，导致角色扮演效果、业缘关系状态具有很大差异。有的角色行为处理较好，业缘关系融洽、和睦；有的角色行为差，则其业缘关系紧张、对立，易出现矛盾冲突。

医患关系就属于特殊职业和其服务人群的一种业缘关系。

3. 影响人际关系的因素　很多因素影响人际关系的好坏。在众多影响因素中，归根结底地分为内在因素和外在因素两类。内在因素包括人际交往双方的生理因素、心理因素、作为交往主体自身的社会因素等。而外在因素则包括交往双方所处的自然环境因素、空间距离因素、习俗礼仪因素、道德规范因素、价值观念因素、法律法规因素、社会群体因素等。

内在因素最根本的是人类的需求。人的社会性需求是人际关系形成的动力。人的群体性决定人与人之间必然有交往活动，而人与人之间通过交往形成人际关系。人们为什么要进行交往呢？这是以人的需求为基础的。需求是人类的共同本性，是人对某种目标的渴求和欲望，是推动人们进行各种活动的基本动力，是个性积极性的源泉。人类有各种各样的需求，是出于人类的本性，是人类所共有的。美国社会心理学家马斯洛（Maslow）提出的人类需求可以分为以下五种：生理需求包括对食物、空气、水、住房、性、温暖等；安全需求包括保护、规则、法律、结构等；感情需求包括隐私、舒适、亲密、家庭、自我认同等；自尊需求包括承认、成就、尊重、自我价值等；自我实现需求包括成功、理解、平静。人类在满足低一层次的需求后就将产生对高一层次的需求，最后达到自我价值实现的需求。人类是社会生物，因此有许多共同的需求，这些需求在不断地激发人类的行为，参与社会活动，从而达到目的和满足需求，对维护人类的健康及健康繁衍是非常重要的。

（二）协调人际关系原则

开放的现代社会，人际关系打破了自然的联结，呈现出多元交叉的人际交往目的与方式，不同的人出于不同的需要进行不同的交往，不同的人以不同的方式去建立彼此的关系。然而，人际交往本质上是一种社会交往，因此，它需要按照一定的规则及掌握一定的方法去进行。吸收我国传统道德中人我关系及交往的合理思想，结合现代社会发展新的历史起点，建立健康积极的人际关系是应该在道德上遵循平等、诚信、礼貌、互利、人道、适度、相容、积极、理解和自律等原则。其中重要的有下列原则：

1. 择善原则 所谓择善原则,就是在人际交往中不能盲从行事,而要有选择地进行。不仅要"择其善者而从之,择其不善者而弃之",而且要"两害相权取其轻,两利相权取其重"。择善原则首先要考虑自己与交往对象相互的需要和行为是否有利于自己、有利于他人、有利于社会。有益则积极处之,有害则坚决放弃。其次,坚持择善原则,不仅要在善与恶、真与假、美与丑、是与非之间进行"质"的选择,而且要在善、真、美、是的内部进行"量"的选择。选择即是舍弃。现代社会里,人际关系的复杂性和开放性使学会恰当的选择显得越来越重要。

2. 尊重原则 尊重包括互相联系的两个方面:自尊和尊重他人。自尊就是自重自爱,维护自己的人格;尊重他人就是重视他人的人格、习惯与价值,承认人际交往中双方的平等地位。尊重他人的自尊心和感情,不干涉他人的私生活,不践踏他人的人生权利。只有尊重他人才能得到他人的尊重。正所谓"不敬他人,是自不敬也"。

3. 宽容原则 即在处理人际关系时宽容厚道,对他人予以充分理解、体谅,不求全责备,要多看他人的善和功,多想他人的恩与德,做到宽以待人。在人际交往中由于经历、文化、修养等差异的存在,因误会、不理解而产生矛盾是不可避免的。这就要求交往双方遵循宽容的原则,宽以待人,求同存异。宽容不是懦弱,宽容是指具有宽阔的胸怀、对人豁达。心理学的研究证明,自信心越高的人,宽容度就越强。宽容是建立在理解和尊重基础上的,不仅能够容人所长,善于欣赏别人;也要容人所短,善于体谅别人。

4. 互助原则 首先是因为社会分工的多样性和多种所有制形式的存在造成了不同个人利益存在的现实性,在人际交往中不能不考虑彼此的利益;其次,从心理的角度来看,每个人都有获得他人关心的需要,希望得到别人的关心就必须考虑他人也有这种需要。互助表现在交往的双方相互关心、相互帮助、相互支持。所以互助既满足了双方各自的需要,又促进相互间的联系,深化了感情。

5. 适度原则 所谓适度原则,主要指人际交往中要注意行为得体、合乎分寸、恰到好处。行为不偏不倚。适度原则常见的有:自尊适度、表现适度、忍让适度、热情适度、信任适度、谨慎适度、谦虚适度、幽默适度、豪爽适度、期望适度、言谈适度等。如保证自尊适度,要不卑不亢,避免缺乏自尊心,表现自卑、自暴、自弃;又要防止自尊过强,虚荣心滋长,出现自傲或自负。同样,热情也是有分寸的,热情过分,甚至触及了他人的隐私,则令人生厌;热情不足,过于冷漠,会令人敬而远之。

(三)医疗人际关系

医疗人际关系是指人们在医疗活动过程中所结成的社会关系。主要包括两类关系,医医关系和医患关系。医医关系是指医疗系统内部个人之间、个人与群体、群体与群体之间的关系,如医生与护士、医生与医生、护士与护士、医护与后勤保障人员、与管理人员等之间关系等。医患关系是医疗系统中的医务人员与前来医院就诊的社会其他成员之间的关系,如医生、护士、医疗技术人员、医疗行政人员与患者、患者家属、护理人员、来院陪同人员等都属于医疗人际关系范畴。

1. 医患关系 医患关系是医疗服务行业中人际关系的核心。特指医务人员与患者之间的关系,是指在医疗过程中医务人员与病人(患者)相互关系间特定的医疗关系。医患关系是医疗人际关系中的关键问题。它不仅是医学社会学研究的一个重要课题,也是医学心理学和医德中的核心问题。医患关系中的"医"是指医疗组织及其内部成员,包括医生、护士、医技科室人员、行政管理人员、后勤人员;"患"包括病人及其家属或监护人、照顾人等。医患关系就是指医务人员和医疗组织与患者及有关人群在医疗活动中结成的一定关系。如病人一进入医院,就要接触诸如负责咨询、预检、挂号、诊治、检验、药剂收费、放射、护理、功能检查等各种专业人员,在接触中就形成了一定的关系。医患关系不仅与医患之间的政治生活、经济生活和医疗活动有关,而且还受到社会政治、经济、文化(法律、知识、信仰、道德、风俗)、社会风气、民风、院风等多种因素的影响。

所以,著名医史学家西格里斯特(H. Sigeristl, 892—1957)认为:"医学的目的是社会的,它的目的不仅是治疗疾病、使某个机体康复;而是使人调整以适应他的环境,作为一个有用的社会成员。每一个医学行动始终涉及两类当事人;医生和病人,或者更广泛地说,医学团体和社会,医学无非是这两群人之间多方面的关系。"在这里,西格里斯特强调医患关系的重要性,他把医患关系看成医学最本质的东西。

因此,王老师来社区卫生服务中心看病,不仅与社区卫生服务中心的挂号人员、全科医生、收费人员、药师、全科护士,以及综合医院来社区支援的医生之间形成医疗人际关系,而且与社区卫生服务中心、当地的卫生行政主管部门等部门形成关系。

在社区卫生服务的日常工作中,最主要、最常见的人际关系就是医患关系。其目的在于医务人员对人们进行预防、保健服务和对病人进行诊断、治疗,使病人恢复健康。这种交往一般都是在门诊或病房进行的,交往的内容与医疗实践活动有关。而医患交往中往往是医务人员占主导地位。

2. 医患关系的发展和演变过程 几千年来,医患关系一直作为一种特殊的人际关系存在着。由于社会发展阶段和医学发展水平的不同,不同时代、不同社会背景的医患关系具有不同的特征。中世纪以前,医学处于经验阶段。由于医院没有形成,医学分科不细,医疗器械简陋,行医过程都是以单个医生的执业方式进行。医生从了解病人病情、体检、诊断到治疗,都是自己直接进行的,没有他人介入,病人把自己的生命和健康完全托付给医生,医生也主动接近、关心病人,这样,就建立了密切的、主动的医患关系。医患关系具有直接、单纯、主动等特点。随着实验医学的诞生,特别是近代以来,医学得到了迅速的发展,尤其今天,随着电子技术、纤维化学、超声、激光、核物理、电子计算机技术在医学界的广泛应用,使人们对人体和疾病的认识,已经从整体、细胞水平深入到分子和量子水平。不但做到定性、定量,还能定位。这就使医务人员对疾病的诊断治疗日益依赖于这些检查仪器的测定数据,使医务人员与病人直接接触的机会少了,医患关系在感情联系上变得越来越淡薄了,医患关系具有物化的特征。另外,医学分科越来越细,医务人员分工也越来越专业化,一个医生只对某一种疾病或诊疗过程中的某一个环节负责。病人生病到医院后,在整个诊疗过程中,不再是某一个医生,而是依赖众多医务工作人员协同工作,共同完成。而一个医生也会同时与多个病人发生关系,医患之间呈现出多线性、网络化的特征。同时,医患双方接触的时间有限,使医务人员或医学科研工作者,容易忽略系统地、全面地诊治病人,出现病人与疾病脱节的情况。再者,现阶段医学教育以及医学实践中仍然注重从生物学的观点去诊治病人,忽略了影响健康和疾病的心理、社会因素,这也是医患双方感情联系减少的因素之一。随着现代医学突飞猛进地向前发展,生物-心理-社会医学模式要求医务人员不仅要使用药品和仪器诊治病人,还要求全面、系统地从心理因素和社会因素等各方面综合分析、治疗病人,以达到促进病人身心健康的目的。

3. 医患关系的维度　在人际交往中,有两个最基本维度影响着人际交往的好坏。这两个维度就是交往双方情感上的"亲疏"与地位上的"尊卑"。双方情感亲近,感情融洽,两者关系就相对较好,反之关系就差。同样的,交往双方地位相当,没有差异,交往就顺畅,没有隔阂;反之,双方无论社会地位、经济地位、文化差异越大,交往时就有一定的障碍,需要克服这些差异和障碍。

根据人际交往的维度,我们将医患关系分为技术层面和非技术层面两个方面。

(1) 医患关系的技术层面的交往:就医患关系的技术层面来讲,医务人员是掌握医疗专业技术的人员,在实际的医疗措施的决定和执行中,医务人员是处于优势地位,处于"尊"位;而患者或其家属基本没有或掌握很少的医疗知识,处于劣势地位,即处于"卑"位。

纯粹的技术思想指导下的医患模式也是最常见的、最简单的主动—被动型医患模式。

主动-被动型医患模式,是指在医疗过程中,医生处于完全主动的地位,病人处于完全被动的地位。医生的权威性不会受到病人的怀疑,病人不会或者不能够提出异议。医生是作出诊断、制订治疗方案的主导者,而病人则处于接受诊断和治疗的被动的从属地位。这种关系在生活中的原型犹如父母与婴儿,婴儿没有表达独立意志的可能性,完全听命于父母。对于抢救危急重症的病人,如昏迷、休克、严重创伤以及全麻的病人,还有婴儿及某些难以表述主观意识的患者,这种医患模式最常见,而且也是最适合的。在精神分析治疗、催眠治疗中,也是这种医患关系。这种医患模式的要点和特征是"为病人做什么"。比如王老师的父亲在行"胃癌"手术过程中,从选择什么方式麻醉、怎样切开皮肤、选择止血、剥离组织、切除肿块、做病理组织的选择、缝合组织等具体操作都是医生占据主动地位,患者处于完全服从的地位。这种主动—被动型模式,充分发挥的医务人员的主观作用,调动了医生积极性。对抢救危、急、重症患者或某些特殊病例的患者是非常积极、有效的;这时医生的"尊"位得到最佳体现。但是这种模式又存在许多缺陷,而且有很大的局限性,它过分放大了医务人员的作用,它忽视了作为医疗主体的另一方患者的主观能动性,没有能够争取患者在诊治中的主动配合和参与,使得在对付"疾病"这一医患双方共同的敌人过程中,成为医方单军奋战,这不仅影响对疾病的治疗效果,也容易使医患双方成为矛盾的对立面,更重要的是,单纯的技术思想指导下的医疗方式对很多慢性疾病根本不起作用。

所以在有些疾病的治疗过程,医疗技术绝对性作用下降,医生的"尊"位在下降。医患关系也出现了现阶段最常见、最实用、几乎涵盖所有疾病诊治过程的医患模式——指导—合作型模式。指导—合作型模式中,医务人员的作用仍然是主动的,他根据专业知识对患者进行身体状态的判断、疾病的诊断与治疗、康复的指导;而患者的作用也是主动性,主动是以配合医生的建议改变自己的行为方式,预防疾病发生、进展,主动接受医生的治疗建议,并在治疗后积极主动地配合康复指导,参加训练恢复身体功能。这种关系犹如父母与少年子女,少年子女有一定的理解能力和主动性,但他们在各方面远不如其父母那样成熟,那样有能力应付日常生活中发生的事情,因此,父母充当引导者,少年接受父母的引导。这种医患关系多适合于绝大部分急性病人、亚急性病人或慢性病患者,即使针对急危重症患者,也需要与患者家属或监护人沟通,建立指导—合作型模式。比如案例7-1中王老师的父亲患有胃癌,他不是一下子得"癌症"的。癌症的发生、发展到显现出来有一个很漫长的过程。在早期,可能有胃痛、胃胀、胃部不适等反应。有这些症状应该及时就医,可能医生会建议要注意胃的保健,如进食不宜过快、过饱,要细嚼慢咽,胃部不要受凉,不要吃刺激性食物,要定期复查胃镜等。

如果王老先生能够按照医生的吩咐主动配合做到上述保健可以延缓疾病发生时间,也可以早期发现肿瘤。在发现肿瘤后医生也会根据王老先生的具体情况与王老先生以及其家人商议治疗方案,如手术方式、化疗的时间选择、方案、化疗后的副反应的处理,以及家人如何配合增加患者营养,共同应对王老先生在生病过程中出现的心理反应等等。在这一过程中尽管病人处于生病状态,对疾病了解甚少,但患者能够清醒地知道正在发生的事情,而且患者积极主动地理解医生的意见并能够很好地配合,这是治疗疾病的关键。再如现阶段影响我国中老年人群的最常见的慢性疾病高血压病,其导致的心、脑、肾等脏器并发症具有很高的致死率、致残率。而高血压病的防治需要患者积极配合改变行为方式,做到合理饮食、戒烟限酒、限制食盐、控制体重、加强运动、按时服药。这种医患关系的要点和特征是"告诉病人做什么"。在这种医患关系的诊疗过程中,要依靠医生的诊断和治疗、康复指导,患者需要积极、主动、忠实地接受医生的劝告,共同治愈疾病。

还有些患者和王老师一样,因为父亲患有"癌症",家庭正常生活规律打破,自己承担更多的精神压力;加之对疾病一知半解和恐惧,联想到自己,而出现担心、害怕、焦虑不安的情绪。这不是传统意义上的疾病,也没有达到精神疾病类型的"焦虑症"范畴,而只是表现情绪问题,而这种情绪问题已经影响的生活质量,影响的工作质量,自己不能自主解决,需要医疗帮助,王老师与综合医院的支援专家进行有关心理情绪问题的咨询模式就是第三种医患模式:共同参与型模式。共同参与型模式,是指在医疗过程中,医生和病人都具有大体同等的主动性和权力,相互依存,共同参与医疗的决定和实施,犹如成年人之间的相互关系,都有主动性。而且对诊断和治疗都有所了解,甚至"久病成医",患者本人比医生更了解自己的问题出在哪里,需要什么帮助,适合怎样的治疗或康复手法。这种医患关系,适用于行为问题、情绪问题,心理问题,也适合于慢性病人以及慢性病患者的康复阶段。病人和医生一起商讨制定治疗措施,由病人自己改变自己,执行治疗。由于慢性疾病的防治需要进行生活习惯、行为方式、人际关系的改变和调整,患者在医生的帮助或指导下更加清楚地认识自己的问题所在,如何防治,怎样防治,以及怎样坚持能够彻底根治。这种医患关系的要点和特征是"帮助病人怎么做"。这种模式没有"尊卑"之分,患者主动地改变才是治疗效果的最主要因素。

对于医务人员来说,采取怎样的医疗模式,需要根据患者的具体情况,以上三种医患关系,只有在他们特定的范围内灵活使用才是正确的、有效的。当面对的是一个因颅内出血而出现意识障碍的病人,只能采取主动—被动型的医患模式,由医务人员判断患者出血原因,给予紧急的止血、脱水,甚至开颅血肿清除等措施,抢救生命;而等到患者生命已经得到挽救,病情已经平稳,需要恢复损伤的患病肢体时,则需要采取指导—合作型或者共同参与型模式,由医生指导患者如何坚持治疗、积极康复,恢复肢体功能;同时预防病情再次复发。

另外,医务人员采取什么类型的医患模式,更重要的是取决于医务人员的医疗观,也即医务人员的道德素养和人文情怀所决定的。这属于医患关系的非技术层面的交往。

(2)医患关系的非技术方面:这不是关于治疗实施本身的医务人员与病人之间的相互关系。而是指关于求医过程中,医务人员与病人之间的社会心理等方面的关系。也就是通常所说的医德、服务态度、医疗作风等。这就是医患关系中最基本的、最重要的方面。医务人员所做的好与坏,得体与否能够直接体现在与患者的"亲疏"关系。

患者无论任何原因,踏入医院的大门,从问询、挂号、缴费、就诊、检查、取药、治疗或者住院,都会接触到很多人。而其中最主要的,或者对患者影响最深刻、最敏感的是医护人员,尤其是医生的服务态度和医疗作风。如果接诊病人的医生,在整个诊治过程中能够专心倾听病人的自述,耐心解答病人的提问,细心地检查,言语中表现出理解和同情患者的病痛,给病人以信心、希望和鼓励,使患者心理上得到安慰。即使患者躯体病情恶化,疾病没有治愈,生命没有得到挽救,病人或家属也能理解疾病的发展规律,感谢治疗过程中医务人员所做到的热情接待和诚心治疗。此时,体现了医患之间心理上"亲近"感,两者相处比较融洽,关系向积极方向发展;相反,如果患者体会的医生对自己的态度敷衍、冷淡、语言生硬,一副公事公办,漠不关心的样子,患者就感到与医务人员心理上的"疏远"感。此时,身体的病痛加上心理的被疏远感,就会对医务人员产生不满情绪,一旦这种不满情绪聚集到一定程度,就容易诱发医患矛盾,引发纠纷。另外,随着患者文化程度的增高,医疗知识的获取非常容易,患者对自己主治医生的信任程度,也直接反映了患者对医务人员的"亲疏"性。

在医患关系中医务人员始终占据主动地位。从古代中国的传统医学认为"医乃仁术",作为医务人员必须具备"仁者之心"。现代医学,都特别强调医务人员的道德水平和人文素养的培养。对医患双方非技术层面的交往提到很高的位置。良好的医疗作风和热情的服务态度,不论是从心理学的态度还是从伦理学的角度,对患者治疗和康复都是至关重要的。所以一般来说要求医务人员的不仅具有系统的医学理论知识和丰富的临床经验,同时还要具备丰富的社会阅历和心理学知识,为病人解释和消除疑虑,改变病人对疾病的消极心理,帮助病人解除痛苦。更重要的是要求医务人员要发扬救死扶伤,实行革命的人道主义精神,以高度的同情心,亲切而热情地对待病人,耐心而细心地为病人检查,为病人保守秘密,切实把病人的利益放在第一位。

搞好医患关系的关键是医生。因为病人是为解除病痛而来就诊,一般来说是对医生是尊重的、信任的,病人从主观上来说是愿意搞好医患关系的。只是在当今商品经济的大潮影响之下,人们不自觉地以经济价值来衡量医学,对医学的复杂性了解不够,对医学的局限性认识不充分,把对疾病治愈的希望全部寄托在医疗水平和医务人员身上,放弃自己对自己身体把握的主观能动性。所以,医生要理解患者专业知识不足所造成的认识偏差,或不合理的期望值,主动给予健康教育,用浅显易懂的通俗语言将深奥的医学知识讲述给患者,使他能够理解你所做的是科学的、是从患者角度出发最优化的。医务人员需要不断加强自己的道德修养,和人文素质,增加为患者服务的意识,把对患者的关爱上升到职业的大爱之中,对个别患者一时冲动的过激语言要有耐心,理解对方,只有这样才能搞好医患关系。

当然,每一个与医院的医务人员打交道的人,也应该根据社会的整体大环境来认识和理解医疗机构和医务人员。医务人员也是当今社会的一员,受到社会政治制度、经济制度和道德价值观的影响和约束。不能够以高标准的道德水准要求对方,而以利己主义的道德水平要求自己;患者及患者家属应该充分尊重医务人员的劳动,积极配合治疗。同时应该了解目前医学的局限性,了解所有治疗手段都具有双向性,在治愈疾病的同时,对身体也具有一定的损伤,不能以完美主义的心态追求医疗效果。

4. 医患关系的发展阶段　一般来说,良好的人际关系的建立与发展要经过人际定向阶段、情感探索阶段、情感交流和稳定交往阶段。

医患之间交往,目标明确,关系简单。患者从来到医院或社区卫生服务中心,与医务人员接触,形成服务与被服务的关系。属于职业交往,通常两者之间没有参与个人私情。

根据医患双方交往的频率和情感投入的深度不同,医患之间的关系的建立与发展大体可分为三个阶段。

（1）表面接触阶段：患者就医是医患关系的开始。此时,患者可能接触到医院的不同工作人员,从问询、挂号、就诊、取药、划价、收费、检查、治疗等多名医务人员,而且大部分都是一次性接触。此时病人大多是怀有尊敬、谦逊的心情,希望也得到对方尊敬、照顾和关爱。而医务人员大多是属于礼节性的情感表达,行为举止具有程序化的特点,就其人际关系来说属于限制性。

（2）一般情感交往阶段：如果医患双方交往都与疾病的诊断、治疗有关,病人很少谈及内心深处的想法及心理活动,医生则查病房,了解病情变化,做体检,观察治疗效果,并做病程记录。患者的情感表现在对自己身体状态的担忧,对疾病的不确定性的恐惧,和希望得到关心和照顾的期盼,患者情感反应强烈。医方由于多次检查患者,对患者的疾病特点有全面了解,同时对患者是怎样的人也有了认识。但总体来讲医方的情感表达则显平静,对患者的同情、理解、认同帮助增多,从对方考虑增多。但是大多没有超出职业范围。

（3）深入情感交往阶段：医患双方交往较密切,内容不仅限于疾病本身,还涉及社会生活、心理活动等。患者很信任医务人员,希望常与医务人员接触、谈心、交朋友,能积极配合医生诊断、治疗疾病。医务人员主动关心、同情、并积极地治疗病人疾病,帮助病人减轻心理精神负担。这种深入情感交往阶段,多见于医务人员与住院时间长或反复住院的慢性病人的交往 。

全科医疗在为居民服务过程中具有主动性,因此全科医生对服务对象的情感投入更加积极,与居民或患者深入情感交往的机会比较多。

医患关系是医疗服务行业内最常见的人际关系。医生与病人亦师亦友,医生既是病人的老师,也是病人的学生,既是病人的亲人,又是病人的知音。医务人员运用所学过的专业知识和临床经验指导病人同疾病作斗争。教给病人防病、治病、护理、保健等知识,并进行心理治疗和康复。同时通过了解病人以及病人所患疾病的发生、发展、恢复过程,学习到更多的感性知识。医务人员在医疗活动中,要不断向病人学习,把理论知识与患者的实际情况紧密结合。才能不断积累丰富的临床经验,在这种"理论—实践—再理论—再实践"的过程中,病人起了重要作用。通过医务人员无微不至地关心、体贴病人,把病人当亲人和朋友,使患者感受的医生的支持,鼓舞了病人战胜疾病的勇气,医生和病人如同一战壕里的战友,在对抗同一共同的敌人——疾病时,并肩作战,共同努力,战胜病魔,使患者康复。

医务人员在临床诊治过程中,与病人建立一种相互平等、相互合作、共同参与的新型医患关系,是实现这种转变的必由之路。影响医患关系好坏的因素很多,有医务人员方面的因素,有患者方面的因素;也有医院管理、文化差异或社会规章制度等方面的因素。作为医务人员需要综合多方面的因素,为维持良好的医患关系发挥作用。

二、人际交流的内涵

《孙子兵法》说"天时不如地利,地利不如人和"。所谓"人和",就是说良好的人际关系能助人事业成功。良好的人际关系依靠什么？靠交流！

我们每天与不同的人接触和交往,在马路上可能是问路,与办公室的同事交流工作计划、业绩,与朋友交流的是对单位领导的看法或不满,对配偶说的是自己的内心感情。所以根据人际交流对象的不同,我们交流的内容也是包罗万象的。概括起来正如前苏联著名社会心理学家安德烈耶娃所指出的,人际交流的内容分为:人际沟通,人际知觉,人际相互作用。

（一）人际沟通的含义及特点

人际沟通,即人与人之间的信息交流。"沟通",从字面上理解原始含义就指开沟以使两水相通。现在"沟通"一词的意思已经泛指彼此的相通,而现代的人际沟通是指为了特定的目的,将信息及含义,经由各种渠道或媒体,在个人或群体间传递,并达成共同协议的过程。所以,沟通是信息和观点的传递、交流和分享的过程。沟通的内容是信息和观点,它们不是某一个实物,而是关于某一事物、某一过程的描述和结论,因而它们是抽象的。沟通的信息包括消息、事实、思想、意思、观念、态度等。而传播的媒介则包括语言、文字、图形、符号、动作、表情等。

作为高等生物的人类来说,沟通是其显示其高等性的重要因素之一。人际沟通在日常生活起着重要的作用。人与人之间通过沟通来消除人际交流中的障碍,协调人际交流中的各种关系,从而实现组织或个人目标。

1. 沟通的特点　沟通有其自身特点。

（1）随时性:在我们的日常生活、工作中,沟通时时刻刻在发生。几乎每件事都与沟通有关。如电话、短信、开会、演讲、拜访、买菜,以及吃饭、睡觉、休息、娱乐活动等等,甚至一个点头、微笑的表情都传达着不同的信息。因此沟通随时随刻发生,人类生活离不开沟通。

（2）双向性:沟通是信息的流动,是沟通双方共同的交流。信号发送者通过语言和非语言方式发出信息,信号接受者也通过语言和非语言方式接受信息,在信息的传递过程中,双方都经过了表达、接受、分析、理解、反应的过程。只不过这个过程是大脑内部的运作,有时会通过语言或非语言方式表现出来。所以沟通是双向的,既有信息发出者对信息接受者的要求、指令,也有信息接受者收到信息后经过加工,在语言和非语言动作上所表现出的反应。

（3）情绪性:信息在收集和交换过程中会受到传递信息的方式影响。也即沟通过程中双方的情绪表现能够影响沟通的效果,情绪表现本身就是非语言沟通的方式之一。沟通时要注意双方在交往中的情绪控制,过度激烈的情绪反应会影响信息的传递与接受。所以,尽可能在平静的情绪状态下与对方沟通,才能保证良好的沟通效果,达到沟通的目的。

（4）相互依赖性:沟通的结果是由双方决定的。沟通双方彼此需要对方配合,他们拥有相互补充的信息,离开了其中的一方,另一方不能达到沟通的效果。沟通越深入,两者之间的依赖性就会越强。

2. 沟通的目的　鉴于沟通上述特点,我们需要利用沟通达到以下四个目的。

（1）说明事物:向对方陈述事情,以引起对方思考,甚至改变对方的见解,以达到我们所希望的目的。

（2）表达情感:通过沟通,向对方表露自己的感受、态度、看法、观点以及成见,使自己的情感能渗入对方的心,使对方产生共鸣。

（3）建立关系:在前面通过工作铺垫,利用躯体语言和言语暗示交换双方彼此的交情、友谊,从而建立自己所希望的关系。

（4）实现目标:最后达到自己希望实现的目标。

医患之间的人际交流,大多数停留在人际沟通层面。

3. 医患沟通的内容　医患之间的关系是业缘关系,是由于患者出现了有关健康问题而向医务人员询问。所以医患之间的沟通,首先是要询问出患者来医院的目的。即患者来到医院寻找医务人员,希望得到哪些方面帮助? 这些需要帮助的主要问题对病人来说是什么感受? 这些感受对病人及其家庭等带来哪些生理的、心理的和社会影响? 这一过程患者是信息的主要传播者,而医务人员是信息的接受者。由于我国的医学教育体系受前苏联的教育模式以及生物医学模式的影响,对医学生医学知识的培养多于人文素质的培养。病人来到医院,医务人员对其疾病的关注程度大于对其患病后感受的关注。所以,患者就医时,医生过多的问话,或者医生沟通的目的是了解患者身体上有什么躯体不适,从而达到疾病诊断的目的,而对患者患病后的感受或(和)这些感受带来的生理、心理和社会影响则等信息关注较少,或者视而不见。所以,医院里医生和患者之间最多的方式是:

医生:哪里不舒服了?

病人:我头疼。

医生:多长时间了?

病人:两个多月了。

医生:哪个部位疼痛?

病人:好像没有固定部位,好像以前额为主,好像以头胀为主,有时说不清。

医生:以前碰过吗? 有没有外伤?

病人:没有。

医生:疼得厉害吗? 以前看过没有? 做过哪些检查?

病人:疼的不是很厉害,也看过,没有做过特殊检查。但是时不时头疼,心里难受,所以——

医生:我看目前可能没有什么大毛病,不放心的话,做个头颅 CT,看看颅内有没有肿瘤。

医生从医生职业角度出发,当患者进门时就开始望诊。患者自行来诊,步态、姿势正常,四肢动作协调,无官端正,表情自然,目光配合、平和,言语没有障碍,发音很好,对答正确,思维情绪协调,说明患者大脑的神经支配系统是正常的。在询问第一句得知是头疼,那么医生的初步判断是,患者没有严重的问题。在第二、三句的询问之后,得到的信息是"病史两月",医生的思维是:基本可以排除有头痛表现的急性脑血管病、颅内感染、外伤等可能会导致患者生命危险的重大疾病。再到第四句当患者说不清是头疼还是头胀,也说不清部位时,医生的判断是患者颅内没有疾病,但是为了不要把话说死,就急切地打断病人的诉说,告诉对方结论,并给病人开出检查单。从上述沟通过程看,医生已经达到了沟通的目的,他已经得到了希望得到的基本信息,了解了患者来医院的目的,并根据自己掌握的信息给以初步专业判断。在这次沟通中医生没有关注"头疼"对病人来说是什么内心感受,也没有与病人探讨头痛的病因,以及对病人及其家庭等带来哪些生理的、心理的和社会影响。所以对病人来说,自己来就诊的目的好像还没有完全达到,还有意犹未尽之感,但是,客观上病人也说不出医生有哪些方面不好。上述沟通过程沟通双方在沟通的信息传递和情绪交流方面都没有做到步调一致,所以这样的沟通对患者一方来讲是不满意的。

其次,医患沟通要告知患者病情。根据病人的具体病情,和实际情况,医务人员需要有分寸告诉病人希望知道的信息,核实其是否理解;病人的反应和关注的主要问题,明确病人想要多大程度参与决策。一般情况下,对于具有民事责任能力的人或者具有自知力的人,是直接告诉病人自己所患有的疾病,用患者能够理解的通俗语言告诉。但是遇到难以治愈性疾病,比如恶性肿瘤,或者世俗中估计患者本人不能承受的疾病时,以中国的文化传统,往往是不直接了当地告诉病人。多数情况下是根据病人的文化程度,心理承受能力,对生命以及疾病的理解程度婉转地告诉,有时需要先告诉家属,由家属来转告患者。

一位 80 岁女性患者,最近发现上腹部疼痛,不思饮食,体重减轻。因为既往有"慢性胃炎"病史,所以没有在意。2 个月后在医院检查确诊为"胰腺癌",而且已经出现肝转移,失去手术及放、化疗机会。患者在诊断治疗的过程中曾一再明确表示如果是"癌症"则拒绝治疗。所以子女都隐瞒病情,告诉说是"慢性萎缩性胃炎"。并叮嘱医务人员统一口径,不要告诉患者真实病情,子女认为患者性格刚烈,曾表示不愿忍受"病痛折磨",而且患者预期寿命不是很长,所以不希望患者有绝望的心情,要求医务人员不告诉患者真相。

虽然从医学伦理学角度来说,患者有权知道自己的病情。但从尊重家属意见的角度,此时医生与患者的沟通,就要既不能使患者绝望,也不能直接告知病情,更不能毫无原则地对病人许诺。

病人:医生,我怎么现在越来越疼,服的药物一点也不起作用? 我的病诊断得对不对? 有没有搞错了?

医生:你知道自己得了什么病?

病人:外科医生告诉我是"慢性胃炎"。我也看了"胃镜报告单"。上腹部 CT 报告单我也看了,除了写的有些"肝肿胀"外,好像没有什么其他问题,但为什么这么痛? 而且没有一点好转的迹象,而且越来越不想吃东西。是不是有其他疾病没有查出来? 还有什么没有检查的,要不再检查一下?

医生:你也看了胃镜报告,不仅是"慢性胃炎",而且是"慢性萎缩性胃炎"。并且影响了肝脏的代谢功能,造成"肝肿胀",所以疼痛而且不想吃饭。慢性萎缩性胃炎是难以治愈的一种疾病,你要有思想准备。不过,疼痛的问题你不需要担心,我给你调整一下药物,让你疼痛最大限度地缓解。

医生在这里偷换概念,把肿瘤的疼痛,以"肝肿胀"来取代,以"慢性萎缩性胃炎是难以治愈的疾病"来暗示患者的疾病严重性,避重就轻,同时安慰患者解决现实的疼痛问题,起到缓解患者焦虑、疑惑的情绪。

而对于一个常年有慢性胃痛、早已确诊为"慢性胃炎"的患者,非常担心自己的"胃炎"转变成"胃癌"。对这类患者告知病情时则即不能描述得太重,增加患者对"胃癌"的预期恐惧,也不能过分轻描淡写,使患者满不在乎,告诉患者防止"癌变",必须检查良好的日常生活中饮食习惯。

第三是与患者讨论治疗方案。现阶段绝大多数治疗方案都需要和患者本人或家属进行沟通,这一方面体现了患者对自己身体健康的知情权,更重要的是医患关系的共同协作模式。告知患者治疗方案,以供病人选择,尽可能让病人遵循已认同的治疗决策和改变生活方式的建议,并积极配合治疗,对疾病向愈合的方向发展非常有意义。

上诉头痛的就医患者,做完头颅 CT 后,没有什么严重问题。医患之间的谈话:

医生:头颅 CT 片显示没有问题,你可以放心了。

病人:可是我为什么头疼? 有时疼得厉害,还影响睡眠。

医生:可能是太劳累了,休息一下,我给你开些帮助睡眠的药物。

病人:有这个可能。半年前我赶做一个项目,每天熬夜到凌晨,睡不到两三个小时又要起来画图。结果还失败了,受到领导责备。唉,你说窝心不?

医生:我能理解你的心情。那么现在这件事过去了?

病人:项目已经结束了。可是我给人留下无能的印象,而且我现在老头疼,所以担心。

医生:你已经知道自己脑内没有问题,可以安心了。同时要规律生活,适当参加锻炼,放松心情,跟同事和朋友多交流。

病人:药物是安眠药吗? 我就不用了。查过没有问题我就放心了。而且听您这么说,我心情也好一些了。我回去好好锻炼,做到起居生活规律定时。

通过与医生的沟通,患者自己认识到自己疾病的来源,诉说内心苦闷之后得到医生的理解和鼓励。对病人的头疼症状有很大改善。在这段话中,医生传递的信息是头痛是由不规律的生活和工作压力造成的,没有器质性疾病,改变生活方式就能好转,而且医生表达了对患者境遇的理解,使患者感到温暖。病人传递的信息是我也认为我脑子里没有问题,只不过不放心,需要医生的帮助确定;其次,医生感知到了我工作辛苦,理解了我的委屈,所以我心里舒适多了,而且跟医生述说了心中不快,原本郁闷的心情得到了释放。

所以,医患沟通中医务人员是掌握主动权的一方。医生要做到一听,二看,三说。①仔细倾听患者叙述病史,要有耐心,要完整地听完患者的叙述,同时听出话外之音。②告知患者病情时要看对方是怎样的人,能否理解你的专业术语,对疾病的态度,心理承受能力如何,家庭经济情况怎样等。③说时要用通俗易懂的语言告知患者病情,容许患者有各种担心、焦虑、不解,让其充分表达。对于患者的各种疑虑,自己能够解释的,则给予解释,不能解释的也不要胡乱解释自圆其说,因为很多疾病的病因用现有的方法不能解释和解决。相信患者自己会去寻找其他方法和途径去解决自己的疑惑,如果患者最终没有找到自己希望的答案,或者从其他途径得到与医生给出的答案相一致,他自然对医生给予他的科学解释最信服,同时对这名医生也最信任。

（二）人际知觉

人际交往的更进一步是人际知觉,即对交往对方的人的社会特点和品质的认识。就是经过人与人之间的交往,了解与之交往的人是怎样一个人,具有怎样的性格特点和价值观。

人们将通过感觉器官得到的外部世界的信息经过大脑的综合分析与解释,产生了反映事物整体的心理现象,就是知觉。换言之,知觉是客观事物直接作用于人体感觉器官,而在头脑中产生的对事物整体的反映。例如,看到一个圆形器物,有两组人在场地内相互争抢,并试图踢进对方大门,就判断出圆形器物是足球,这个场景是一场足球比赛。这种将眼睛看到的、耳朵听到的、身体触到的现象经过大脑的分析和解释过程都是知觉现象。

知觉与感觉一样,是事物直接作用于感觉器官所产生的心理现象,均居于对现实的感性反映形式。知觉依赖于直接作用感官刺激物的特性,也依赖于感知的主体。也就是说,如果一个病人在医生面前,对其有何种判断,一方面取决于病人本身所表现的特征,更取决于医生本人这样感知主体,是医生具体的、完整的人,而不是孤立的医生的眼睛、耳朵和鼻子等感觉器官。作为知觉主体的医务人员对事物、事件,以及对病人的整体认识判断,与医务人员本人的智力、智商、态度、爱好、需求、看法等有关,也与医生的性格特点、既往知识、经验的储备,以及对事物或人的预先准备状态和期待等有关。例如,同一个患者被不同的医生检查脉搏可能会有各种不同的结果,对一名西医背景知识的医生,会感知到"脉搏 78 次/分,脉律齐,搏动有力",继而得出"心脏跳动正常,目前没有发现心脏方面的疾病"的判断;而对一名具有中医学背景知识的医生,他可能感知到的是"脉弦滑而细",会得出"肝气郁结"等不同的结果。

所以,人际知觉就是通过观察人的外表、语言、行为、情绪等来分析、判断、识别、确认人的社会特点和内在品质过程。而对于医务人员来说,判断病人的社会特点和内在品质的目的是判断其患病的基础,以及病人对自己健康状况的关注程度,病人的健康信念是怎样的,并且根据这些判断,确定病人能否与医疗人员合作,能否听从医务人员的建议改进自己的健康状况。同时,根据这些信息来随时调整医务人员与病人交往、沟通的策略。

病人:给我开些降血压的药物。

医生:好,我先给你量一量血压。血压 160/100 mmHg,你的血压控制不好,你应该调整一下药物?

病人:不用,你以为你能给我调整好啊? 我找很多专家都看了,药物给我调了好几次了都不行,别说在你这里了。

从病人的言行、态度中明显地看出患者对医生的不信任,而且患者对高血压病的认识不到位,把降压的重点放在药物治疗上,没有注意的非药物治疗对血压控制的重要性。医生要有聪慧的眼睛、敏锐的知觉,在第一次接触中判断患者是怎样的一个病人。所以,人际交往中第一次交往非常重要。

在人际交往中,对交流对象的第一印象就是通过人的感知形成的,即感性认识阶段。对人的第一印象看法是很重要的,也称首因效应,它对进一步的交往关系有实质性的影响。因此,为了准确判断病人,对其第一次接触时尽量完整和准确的"望诊",慎重地观察和感知患者的外貌、风度、表情、语气、姿势、手势等感情和性格的外部特征。与此同时,更应注意自己的情绪、语气、风度、面部表情、姿势与手势等,以便给患者留下良好的第一印象,使患者信任自己。医生在看病时,对病人疾病判断的准确度,或对病人帮助的大小,取决于医生的医疗技术水平,更取决于医生对病人心理状态的感知和理解程度。

随着医学模式由生物医学模式向生物-社会-心理医学模式的转化,现阶段专科化的医疗服务形式已经远远不能满足广大群众日益增长的健康保健需求。全科医学则应运而产生。全科医学(general practice)是整合临床医学、预防医学、康复医学以及人文社会学科相关内容于一体,以人为中心,以维护和促进健康为目标,向个人、家庭与社区提供连续、综合、便捷的基本卫生服务的新型医学学科。是一门范围宽广、内容丰富的综合性学科。对病人实施人格化的、综合性、连续性、协调性、可及性服务。全科医疗是将全科医学理论应用于病人、家庭、和社区照顾的一种基层医疗专业服务,除利用医学专业的知识外,还强调运用家庭动力学、人际关系、咨询以及心理治疗等方面的知识提供服务。应着眼于社区全体人群的预防、治疗、保健、康复、健康教育、计划生育等全方位的健康服务。所以全科医生是对个人、家庭和社区提供优质、方便、经济有效的、一体化的基层医疗保健服务,进行生命、健康与疾病的全过程、全方位负责式管理的医生,是执行全科医疗的卫生服务提供者,又称家庭医生。在全科医生的服务过程中,希波克拉底的名言"了解你的病人是什么样的人,比了解他们患了什么病要重要得多"具有更现实的意义。所以,全科医生需要掌握的基本技能:掌握医理、认识病人。

在日常诊疗活动中,怎样判断病人是怎样的"人"? 一般从病人的生理、心理以及在社会生活中所处的位置来判断,也即患者的自我意识来判断。

生理特征:指患者固有的生理基础。包括身体、性别、年龄、容貌、体型、皮肤、身高、体重、健康状况等。全科医生首先需要学习基础医学,掌握人体正常结构、功能,病理发生、发展、演变过程;掌握临床医学,学习内、外、妇、儿等多学科知识;以及预防医学、流行病学等医学相关知识。才能根据病人的不同年龄、不同性别,以及身体的特征,如高、矮、胖、瘦的特点做出初步的生理特征判断。

心理特征:不同年龄和性别的人具有不同的心理特性,包括性格、气质、智商、情商、能力、兴趣、爱好、需要、动机、情绪,以及压力应对方式等。所以全科医生必须掌握医学心理学、行为科学、社会科学、医学伦理学、医学哲学等社会学理论知识和研究方法。

社会位置:根据病人所处的环境包括自然环境、社会环境,具备的文化程度、家庭经济状况、宗教信仰、职业特点,以及对自己和他人关系的意识等来判断。

比如上述那位不信任社区医生的病人,医生看到的是位中年男性,体型属于腹型肥胖式、面色红润,脖子短粗,而且声音洪亮;看其衣着时尚,面料考究,腋下夹的皮包也是质地高档,则对其有个初步判断:该患者从生理特征属于中年男性,属于高血压病发病的年龄;患者体型腹型肥胖,说明患者饮食不节制,运动少,服用降压药物的同时,应该增加运动,减轻体重;从其衣着服饰及皮包可以看出病人经济能力较好,可能属于生意人士,也可能应酬比较多,饮酒机会比较多的人。从其心理特征判断,该患者对自己各个方面很满意,自认为属于成功人士,对很多事情处理得心应手,属于自信人士。就经济来说在社会上属于中等偏上者。他首次来社区医院,可能是突然身边没有降压药物,属于应急、就近、图便利,他没有将社区卫生服务中心作为自己的医疗地点,也没有想过以后再来的。对于这类患者医生与其交流时已经把握了对方很多内容。

病人:给我开些降血压的药物。

医生:好,我先给你量一量血压。血压 160/100 mmHg,有些高,有不舒服的感觉吗?

病人:没有。只是我的降压药没有了,昨天没有吃,今天也没有吃,刚才路过这里就想来开药。

医生:你以前的血压怎么样?

病人:也高,不过是忽高忽低,高的时间多,正常的时间少。不过今天血压高的有些多了。

医生:平时有多少?

病人:经常是 150/90～95 mmHg 的多,也有 130/80 mmHg 的。你看都在病历上写着。

医生:是某某主任看的。他是这方面的专家。他的号很难挂的。

病人:不仅是他,全市很多知名专家我都看了,调了不少次药物了,就是不稳定。很少能稳定在正常以下,要是能稳定在 130/80 mmHg 就好了。你说,还有什么好办法?

医生初步判断患者是怎样的人,强调给患者看高血压病的专家号难挂,暗示了患者社会能力强,使患者得到鼓励,激发了患者叙述自己的愿望。同时,简短提问点到要害,"患者血压控制不稳定",显示了医生的基本功,暗示"我很关心你,你的问题根源我知道"。此时,患者对社区医生有了初步的认同,愿意听听社区医生的对自己血压的建议。而这个认同仍不牢固,而且不是信任。社区医生并不要急于给出建议,而是进一步了解患者情况,验证自己对患者的判断。

医生:我看你很健壮,你体重有多少?

病人:你是说我太胖了。我也知道需要控制体重,但是我做不到,没有办法,我工作忙,应酬多——

这时,病人可能就会打开话匣子,述说自己的很多生活、工作事件,医生应该适时了解患者高血压病的发现过程,治疗情况,目前问题。病人述说的越多,对医生的信任程度越高,听从医生嘱咐的可能性就越大。

(三)人际相互作用

人际交流的第三层面是通过交往,达到人际相互作用,即人与人之间行为的相互影响。人与人之间的相互影响,是人际互动的过程,这种互动可能是信息、情感等心理因素的交流,也可能是行为动作的交流。医生对病人的作用,就是能够使病人改变自己对疾病的认知,听从医生的指导。

人际互动是一个过程,在互动过程中实现交往的目的。

1. 形象目的　人们通过控制自己的交流行为,将自己的自我形象按照既定的目标展示给他人。人际交流是自我表现的一种策略,我们根据自己所具有的角色特点,做出的与角色身份相对应的行为,是想让别人按照我们内心所希望的那样看待自己。一个女性可能对丈夫展示的是贤内助形象,在子女面前是抚养、教育者形象,在工作场地又是职业女性的素质。一般来说,人们总想表现得有能力,想使自己看起来聪明、能干、专业知识扎实、对周围的人有影响力等。医生通过整洁的衣着,得体的肢体语言,温和的态度,恰当的专业知识运用,给病人以稳重、可信赖、有能力的形象。从而提高患者对医生的信任度,提高对医生建议的依从性。患者在生病之后,容易表现出心理、行为的弱势形象。体现在思维的迟缓、举棋不定、犹豫,情绪焦虑不安,行为无力、退缩等,从而符合病人角色,以博得医务人更多地同情、关注和照顾。医务人员要充分理解患者在生病之后所表现的形象特点。要有足够的耐心和包容的态度对待病人,不要以一个健康人的思维方式要求病人。

2. 关系目的　良好的人际关系能给人们带来许多愉快和利益。关系是人际交流的产物,人们通过不断交流,确定人际关系。而人际交流反过来又依赖于人际关系的特性和品质。人际交流即反映又影响人际关系的特点和性质。关系的变化有三种方式:增进关系、保持关系、疏远关系。增进关系包括相互之间更多的了解,更加亲近和相互依赖。保持关系把注意力放在开展活动和用来维持各种人际关系的交流行为上。疏远关系是处理如何与朋友分手以及与以前的朋友、亲近的人如何减少甚至完全停止交流。医务人员对患者的关系是由于职业特性决定了以诊断疾病、治疗疾病、帮助康复为最终目的的。与病人的交流过程中的情感投入是医务人员的职业道德要求,不能夹杂过多的私人情感,以期建立过多的职业外关系,从而影响医务人员的职业判断。而患者则多数希望与医生建立更多的亲密关系,以期得到更多的指导或帮助,即使没有疾病来医院有个熟人自己也觉得放心。

人际交流对人际关系起到非常重要作用,有时一个眼神可能建立的某种关系,有时一句话就断绝了关系。语言尤其在交流中起更重要的作用。常说"良言一句三冬暖,恶语伤人六月寒"就是这个道理。下面的语言交流行为对促进人际相互关系起明显的作用。

关系目的的举例(表7-1):

表7-1　语言交流行为对促进人际相互关系

目的	交流行为
建立关系	"请问有哪里不舒服?""怎么不好?""你需要什么帮助?"
增进关系	"不要着急,先吃些药物,下次再复诊。""有什么不好,再来找我。"
疏远关系	"你这个人就爱自作主张,不遵从医嘱,让我没有方法给你治疗。"
断绝关系	"看来你对我不是很信任,建议你到某某医院,找别的医生再看看。"

3. 工具目的　人际通过交往达到获得帮助、支持或得到某种有用的资源的目的。每个人都可能成为别人获得帮助的工具。有人悲观地认为"人与人之间的关系就是相互利用"。这个"利用"就是人际交往的工具目的,简单的一句话如"麻烦你把钢笔递过来",复杂情况有"利用人际关系找到好工作"等都是人际关系工具目的的表现。人与人之间的互为工具作用形成人际互动。人际互动的形式可以是合作的,也可以是竞争的。当人与人之间交往的目的一致,相互信任时可能以合作模式存在;反之,人与人之间的目标不一致,信念、理想不一致,相互不信任和猜忌时,则以竞争的方式存在。有时,竞争和合作关系难以截然区分开来,不同的人,不同的时间和场合,面对不同的交往对象,可能会有不同的互动模式。在利用人际关系工具目的互动时,大多数情况下应该做到交往双方双赢或者多方多赢的目的。多做利人利己的事情,至少做到利己不损害他人的事情,尽可能不做损人利己的事情,绝不做损人也损己的事情。

作为患者是利用的医务人员的专业知识,对自己的健康问题把关,促进健康,驱除疾病;作为医务人员,只有通过在患者身上的实践工作,才能检验自己所学的知识,验证自己的临床技能,体现自己的才能,实现自己救死扶伤的人生价值。

人际交流从人际沟通到人际知觉，再到人际相互作用，从交往的深度来说是逐渐递进的过程。但是三者之间相互渗透，没有严格的界限。人际交流的任何过程出现偏差都会产生交流障碍，对交流对方的感知错误、沟通信息不通畅、对方相互影响得过强或过弱都会表现出人际交流的障碍。医务人员在日常工作中应该注重人际沟通，尽可能多地获取患者及其家属的有关疾病的信息；感知患者是怎样的人，对自己的健康状况的认识程度，以及对疾病的态度；并在沟通和感知过程中不断调整自己对患者的交流、交往策略，达到完成自己对患者诊断疾病，治疗疾病，促进患者疾病痊愈，促进健康发展的医患交往目的。

三、人际交流的基本技巧

世界著名的成功学大师戴尔·卡耐基说："一个人事业的成功只有15％取决于他的专业技能，另外的85％要依赖人际关系和处事技巧。"人际交流是建立人际关系的社会活动，它渗透到社会的各行各业和各种人际关系之中。

人们经过交流信息与感情，共同感受外周环境，相互产生影响，形成信念、观点、才智，以满足自己生理、精神、社会方面的需求，同时也促进社会的发展。人际交往的成败受多因素的影响，如交往双方所处的环境，对交往目的需求的差异，参与交往的个体的思想、感情、动机、目的及其心理特点的差异，认知水平、表达能力、对交往目的的期望不同等等。对医务人员来说，与患者建立良好的关系，首先要树立服务于患者的思想意识。在努力提高自己的医学专业知识外，要不断提高自己的人文修养，同时也要了解并熟练应用人际交流过程中的技巧。

人际交流技巧名目繁多，在人与人面对面的交流时，一般包括语言的和非语言的交流技巧、倾听技巧、提问技巧、面谈技巧等，但是掌握上述技巧的前提则是透过现象去分析人的心理状态，运用思维推理的方法去识别、理解交流对象的信念、价值观、感受，同时能用语言的和非语言的表达技巧概括、反映交流对象的感受，以达到相互尊重，相互信任。这也是人际交流成功的基础。

要实现有效的人际交流，需要不断而持续的努力，运用正确的技巧和方法。成功的交往是指在不伤害他人的情况下，能够顺利达到自己所预想的目的。医务人员面对的服务对象是具有身体和（或）心理疾病的群体，属于非健康群体，他们在日常生活中的心理状态已经发生变化，所以尊重对方，理解对方，认识对方的价值观、信念、观点，设身处地准确感知对方的感受，并不持偏见地与患者交谈，应用恰当的语言引导、发现真正的问题所在，并将有针对性的正确信息传递给他们，使他们接受知识、转变态度和行为是非常重要的。因此，准确把握信息，从服务对象的声音、面部表情和身体姿势等身体语言洞察他们的内心世界和感情，从而与患者建立良好的信任关系，使患者及家属认同医生的医疗技能、服务态度，是医务人员的基本功。同时，医务人员也需要应用自己的声音、表情和行为来强化语言交流的作用，促使患者向自己希望的方向转变。

（一）非语言交流技巧

在人际交流中，真正做到心灵沟通，除了要掌握语言交流技巧外，还要用眼睛和脑去感受和理解对方的身体语言,同时还能得体地控制自己的行为。研究表明,大约 65％ 的沟通是通过非语言的信号进行的,还有的研究甚至认为这一比例能够达到 93％,在特殊的场合下,有声语言甚至是多余的。即使是在面对面的沟通过程中,来自语言文字的社交意义也只有 35％,换而言之,有 65％ 是以非语言信息传达的。一般情况下,非语言行为多数与语言一起出现,通过交流双方的面部表情、语音语调、目光手势等身体语言和副语言信息,从而使语言意义更丰富、更加强,并赋之以某种情绪色彩,表明这是否是一个严肃的或有趣的,还是其他类的话题。非言语信息内涵很多,主要包括点头、姿势转换、面部表情、手势以及拍打、拥抱等身体接触方式以及目光接触,此外还包括静止的体态、人际空间距离的静态姿势沟通。密切注视对方的非语言提示,从而全面理解对方的思想、情感。医务人员应该从以下几个方面提升自己:

1. **仪容整洁得体**　孔子说:人“不可以不饰,不饰无貌,无貌不敬,不敬无礼,无礼不立”。个体应该根据自己的性格特点,职业要求,以及所要参与的场所的特点,修饰自己,即要显示自己的独特性,又要与环境相匹配。医务人员在医院里接待患者时,应当穿着整洁的工作服,发型简单而整齐,淡妆,不要佩戴过多的饰品,要显得庄重而亲切,向病人展示自己是一个很具有知识、技能和良好职业道德的人,获得患者第一印象的认同,增加信任感。

2. **表情丰富恰当**　人的面部表情是非常丰富的。著名社会心理学家伯德惠斯戴尔(1970)说,“光人的脸就能做出大约 250 000 种不同的表情”。人类是通过眼睛和面部肌肉的不同组合,表达不同情感和内心世界的。如眼睛表达忧伤,口部表达快乐与厌恶;前额能提供惊奇的信号,眼睛、嘴和前额共同表达愤怒等等。医务人员由于特殊的职业需要,面对的都是病痛或死亡等不良事件,所以控制自己的内心世界保持平和,不急不躁,不过喜过怒。使自己的表情与当时的境遇相当。比如各个服务行业都提倡微笑服务,而医疗行业则不能以此为目标,患者正在遭遇痛苦,可能会出现言行、表情怪异,要求快速解决,此时合适的表情应该表现出“感同身受”的理解表情,可以是同情、惋惜、关心、甚至爱怜等表情。而不应该有微笑或其他诸如漠视、冷淡、嘲笑、得意等表情。所以医疗行业的微笑服务应该“当笑则笑”,不能乱笑,不该笑时千万不能笑,以免造成患者误解,引发医患纠纷。

3. **姿态手势合理**　古人提倡君子行为要“站如钟、坐如松、行如风”。现代要求姿态包括坐姿、站姿、行走的姿态都要合乎自己的身份。医生检查患者要态度认真,身体微微前倾,行为端庄稳重大方,保持合适距离,注意患者隐私保护,男医生与女患者之间接触时,行为、举止不能使人产生歧义。对患者疑惑问题解答时要面带笑容,与对方目光接触,领悟对方交谈时的感受和情绪,给人以和蔼可亲,平易近人,可以信任、托付生命能够放心的感觉。性格活泼、爱开玩笑、说话比较随意的医务人员一定要注意场合。在危、急、重症患者抢救或家属情绪不稳定时,要注意说话的对象,把握好分寸。

(二)积极反应的技巧

1. **积极主动的倾听**　许多人都抱怨说自己没有口才,认为自己搞不好人际关系是因为不会说话。殊不知有时听比说更重要。听“话”是一种非常高深的艺术。倾听者只有具有交流愿望,采取主动的态度,全神贯注、及时反馈倾听才能使谈话继续下去。积极的倾听是把自己的全部精力,包括具体的知觉、态度、信仰、感情以及直觉,都或多或少地投入到倾听中去。积极的倾听表现在把注意力放在对方身上,对对方说的话表现出感兴趣,适时重复对方的语言进行反馈,比如请求补充说明、提问、变化语气、明确回答提问、给予肯定回答、避免沉默不语、阐述自己的理解等等。而消极的倾听,则仅仅把自己当做一个接收声音的机器,面无表情、声无反馈,即不施加任何个人的感觉或印象。现阶段医患纠纷频发,真正因为医疗技术问题而引发的医疗事故只占医疗诉讼很少,很多患者抱怨说"医生都没有抬头看我一眼,我话还没有说完,他就把化验单开出来,让我去检查"。这样的医生其技术水平再高,也难以赢得患者的信任。所以,英国剧作家索美·毛姆早在 19 世纪就在自传《总结》中写道"很多人都想跟别人谈论自己,可就是没什么人愿意倾听。缄默是在遭到无数次冷落之后的虚假性格。医生应该慎言,应该倾听,医生的耳朵要不厌其烦"。医生对患者的叙述应该采用主动的倾听,营造一种气氛,使病人感到自在和安全,享有充分的发言权,不断肯定病人患病后的各种感受的真实性,不可妄加否定。

2. 正确反应 体察对方的感受,并能设身处地理解对方的感受。在倾听别人说话时,用心理解话语背后的深层含义,即"弦外之音"。要观察对方的面部表情和身体姿态,找出正确的感受。并积极主动、及时的反馈,包括目光交流、面对谈话者、姿势前倾、不时地点头、微笑、恰当提问等。要做出正确的反应,在对方的感受有识别、理解、概括后,注意随时调整自己感受的正确性,不要急于下结论,做无关或无意义的应答或评论。医生应该足够机敏地总结病人的意思,把病人说的话用不同的措辞和句子加以复述,但不改变病人说话的意图和目的。甚至把病人不好意思说出来,至少不便明说的有些想法和感受用对方可以接受的语言说出来。

病人:医生,我最近咳嗽得很厉害!
医生:是不是感冒了?
病人:我也不知道,以前也咳嗽,但没有痰,现在有脓痰,有时还带血丝。
医生:有慢性支气管炎吗?
病人:可能,最近 3 个月咳嗽得越来越厉害了,而且人瘦了 20 斤。
医生:不是得了肺癌吧? 昨天有个病人情况和你一样,检查出来是肺癌。

这位医生对病人的症状描述反应非常迅速,但是没有认真的倾听,恰当的提问,了解更多的病史资料,过早地下结论,最后还与其他病人情况比较,增加患者心理负担。

采集更多的信息,有助于做出反应。所以,积极的倾听是前提,要站在对方的角度解释语言信息,然后再从自己已有的医学知识、社会学知识、心理学知识等角度进行综合分析、判断做出"自以为是"的反应。在做出反应之前,要学会沉默,积极地倾听从而抓住对方观点;给予恰当的提问,以补充说明病史资料;在理解别人的观点前避免争论、避免曲解、避免轻率地下结论。

(三)语言交流技巧

人际交流离不开语言,人际关系的和谐与适调,要以语言为媒介。说话的技巧,表达的艺术,情感的反应,对于人际交流的成功有着直接的作用。古人云:"一人之辩,重于九鼎之宝;三寸之舌,强于百万之师。"这充分说明语言在人际交流中所起的重大作用。但是从表达形式看是语言运用技巧,而从语言内容分析,则是思维能力在人际交流中的反应。所以在交流中除恰当地运用语言交流技巧外,观察对方的行为,判断其心理状态,并进一步适应对方的心理需求,是非常重要的。

1. 平等交流 人际交流的过程无论是信息的沟通,还是人际感知,了解对方的思想、情感,还是通过人际相互作用而改变对方,达到自己的目的,都应该在双方平等基础上进行。交流不是下命令,发指示。要用礼貌性语言。在与病人接触中,要用尊重病人人格的礼貌性语言,切忌因为患者不懂医疗专业知识,而用冷淡的、严厉的、刺激的、激怒性、嘲笑的语言对待病人。

2. 正确的提问 要想知道更多的信息,必须让对方畅所欲言。要想需要对自己有用的信息,必须学会正确的提问方式。根据不同情况使用不同的提问方式。

使用开放式的提问方法,引导病人自由讲述:

"请问,哪里不舒服?""在什么情况下发现的?""还有什么不清楚的?"

使用封闭式的提问,要求病人回答是与否,

"你糖尿病病史已经 10 年了?""疼不疼?""你认为药一吃病就好了?"

使用追问性问题,了解病人的想法:

"你说吸烟诱发了哮喘发作,为什么不能戒烟呢?"

使用启发性问题,使患者思考,自己承担有关自身健康的责任:

"脂肪肝与肥胖有关,吃药减肥,药物也可能损害肝功能,你认为该怎么做?"

3. 表扬和鼓励 在人际交流中,表扬是对交流对象的语言、行为、态度等表示赞同。鼓励是给予对方勇气和信心。进行人际交流时应该注意运用正面鼓励和表扬的方法和技巧,以增强交流对象的自信心,使谈话可以心平气和地进行下去。尤其是当交谈对象说错了话,做错了事,谈出了错误的观点和想法时,如何能在这种情况下找到对方的优点或正确之处给予肯定和鼓励,则需要不断地学习、练习、实践,使之成为一种自觉的人际交流技巧。表扬和鼓励是人际相互作用的良好的催化剂。患者没有医学知识,在没有生病之前可能都不是很关注自己的身体状况,一旦生病就急于从不舒服的状态中摆脱出来,恢复正常,对身体和疾病的自然病程的认识也有很多偏差。所以难免提出许多幼稚、奇怪、偏于常规的问题或要求。此时,医务人员能够设身处地地为患者着想,把着眼点放在患者身上,而不是放在自己身上,"换个角度思考",理解他们的痛苦和处境,以及患病后脆弱的心理状态。鼓励其树立战胜疾病的信心,对其表现出的能够忍受痛苦的毅力、忍耐心及时给予肯定和鼓励,对能够配合医务人员进行治疗给予表扬,对家属能够遵守医院规章制度及环境要求给予表扬。表扬和鼓励比批评和责难更能有效地帮助服务对象认识和解决他们的困难及问题,从而改变对方的观念,达到医疗目的。

需要注意的是,表扬不是恩赐,表扬也不是阿谀奉承。表扬时的措辞和语调要符合当时的境遇,也要与患者的教育程度和理解能力相关。

4. 通俗易懂、深入浅出 医务人员所面对的是没有医学知识,而文化水平、风俗习惯差异很大的群众或者患者。而中国是个多民族的国家,每个民族都有自己的语言、习惯和信仰,每个省、地区有自己的方言,所以在进行交流时,只有了解服务对象,才能做到有的放矢。同时,要注意语言通俗易懂,道理要深入浅出。在临床上有时采用"吲哚美辛(消炎痛)栓塞肛门"给高热患者降温。就是发热时把药物放在肛门里;但对于农村来的没有上过学的农民来说只能告诉他"发烧严重时,把它塞在孩子的屁股眼里"。

5. 语调作用　说话时语调能很清楚地反映人的情绪和情感。同样一句话,不用看说话者的面部表情,仅从语调里就能体会出说话者是高兴、忧伤、厌恶、不耐烦、不赞成、灰心、羡慕等情感色彩。因此,在讨论语言交流技巧时,不仅要注意如何寻找共同点,而且要重视谈话者的语调在交流中所起的作用。

在人际交流中,总是有特定的语境。一般认为语境包括人际交往的时间、场合及交流双方的有关因素,如谈话的主题、双方的身份与社会地位、职业、经历、性格、心情等,还包括谈话当时周围环境和气氛。谈话的内容确定后,语境不同,语调也应该不同,这样才能使交流达到预期的目的。谈话时一定要注意语境,并运用恰当的语调,使得语言的内容表达更有助于有利于实现预期的目的。恰当的语气、语调有时比内容更能传递交流双方的感情,往往达不到预想的交流目的,会对人的情绪状态产生很大影响。

6. 灵活性语言　交流时使用语言要具有灵活性。在医患交往中,医务人员应该是心理学家,时时刻刻能观察到病人的心理状态,从而用灵活、谨慎、积极的语言使病人振作精神,充满信心,消除顾虑与疾病作斗争。对于患者病情经常需要解释。但是,对于不同的人,解释的深度或内容需要灵活把握。对于病人本人,可以多说疾病发生病因,预防注意事项,治疗方法;对患者家属(根据亲属关系)可能更多地谈及治疗方案、预后、需要的护理以及费用等问题。对于有些关系患者的朋友,以及单位领导、同事等则要既解释病情,又要使用保护性语言,保护患者隐私,不能过多地泄露患者躯体或心理不宜公开的内容。

(四)医患沟通的技巧

目前,医患纠纷逐年增加,给医院、医务人员,以及就诊患者带来不同程度的伤害。医患纠纷的成因很多,有社会因素,有医疗体制因素,有医务人员以及患者方面的因素。解决的方法有很多,但作为医务人员要尽量避免医患纠纷的发生。这就要求我们除了努力提高自己专业技术水平外,还要不断提高自己的人文素养,学习社会学、心理学知识,提高自己的情商,控制自己的情绪。

在与患者及其家属交往过程中,及时准确认识对方是怎样的人,判断其认知程度、情绪状态、教育程度、和对疾病的感受性如何等。非语言性沟通在医患交往更常见,更普遍,也更重要。对于医生来说,诊断疾病的基本功就是望诊。无论西医要求的"望、触、叩、听",还是中医所说的"望、闻、问、切",望诊都是第一要素。很多情况下是通过声调、面部表情、躯体动作和姿势、目光等非语词性交往来传递某种信息的。如急腹症的病人常常是时有呻吟,手捂着腹部,弯着腰,表情痛苦,焦虑惊恐不安。有经验的医生从病人的非语词性表达中就可发现与疾病有关的各种信息,从而能及时地做出正确的诊断及治疗。所以,医生的第一眼望去看到病人的性别、体型、大致年龄;根据穿着、装扮,判断其生活水平、职业特点;听其口音,判断是哪里人,可能的生活饮食习惯;根据其谈吐语气、语态,所用语汇,了解其文化程度,受教育情况;观其面部表情、神态、语调,判断患者来诊时的情绪怎样、心理状态如何;根据病人的动作、语音、语速,判断其病情轻重;根据其表达方式,了解其性格特点;望面色,大致了解病位在哪一个脏腑;根据陪同人员,看其家庭是否幸福,家庭成员关系是否和谐等。

而医生的体态、声调、表情等也会给病人传递去各种信息。病人在生病后都很敏感,他们会从医生态度、表情,检查病人的部位、动作,谈话的语调、内容,开的各种检查申请单,治疗的方式等过程猜测自己的疾病及严重程度。有些敏感的患者还从医务人员的言谈举止中联想或揣度医务人员的思想。所以,医务人员应该注重自己的职业形象,尽量不在病患面前谈论与患者疾病无关的内容。

医患之间最多的是语言性沟通。主要是围绕着疾病的发生、发展以及疾病的症状展开的。医生需要将病人或家属述说的有关主诉、现病史、既往病史以及家族病史的非医学术语加以分析、整理,将其改为医学术语,并进行医学文件的书写。同时又需要用通俗易懂的语言向病人及家属进行解释、启发、劝慰、鼓励。医务人员应该学会根据不同的病人,不同的病情,不同的场所说话,而且要学会说"好话",要把消极的话说成积极的,把不好听的话说成好听的,把不容易被人接受的话说成容易被人接受的。尽可能不用专业术语、高科技名词,并根据患者的接受能力给予预先沟通。沟通的具体内容:包括疾病的诊断,治疗手段,重要检查的目的、结果及意义,准备采取的治疗措施,治疗的预期结果和可能的并发症等,手术方式,并发症及处理措施等。

一位 46 岁女性患者,因为"胆囊炎、胆囊结石"而住院治疗,在其行"腹腔镜下胆囊摘除术"时,由于麻醉程度不深,患者处于浅睡状态时,听到手术室内的工作人员在谈论近期上演的某国枪战电影,同时又隐约听到手术刀、手术剪等金属器之间的碰撞声。半年后,患者在看电视过程中某激烈而血腥的枪战场面突然引发患者的恐惧、担心和焦虑,好像子弹、枪炮的爆炸声音就在耳边轰轰作响,脑海中出现带血的手术剪、手术刀,担心自己会突然死去,想到这些就感到心慌、胸闷、气急,全身出汗,不敢一人在家里。

该患者后被精神专科医院诊断为"焦虑性神经症"。其病因有一定的性格基础,其发病则与胆囊手术有关。普通人对手术治疗有本能的担心,而在手术过程中,患者听到了不恰当的声音,诱发了患者不正确的思维联想。所以,医务工作者在任何工作状态下都应该谨言慎行,不要因为自己的不当言行给患者造成误解和伤害。

总之,医患沟通一个总体要求是医务人员具有:诚信、尊重、同情、耐心。具有积极倾听,主动介绍两个技巧。掌握三个病人的疾病情况:病情,费用和社会心理因素。留意对方的受教育程度及对沟通的感受;留意对方对疾病的认知程度和对交流的期望值;留意自己的情绪反应,学会自我控制;留意对方的情绪状态。避免强求对方即时接受事实;避免使用易刺激对方情绪的语气和语言;避免过多使用对方不易听懂的专业词汇;避免刻意改变对方的观点;避免压抑对方的情绪。做到预防为主的针对性沟通,对沟通对象:对病人、家属(父母、子女等)进行集体沟通,以确定对方家庭内部的情况;医方要协调统一沟通,口头沟通和书面沟通相结合。

(陈文姬)

第八章
社区卫生服务信息管理

随着医疗卫生事业改革和发展,社区卫生服务正处于快速发展过程中,社区卫生服务信息管理存在巨大的发展空间,信息管理工作在构建社区卫生服务中心、满足社区居民卫生服务需求、加强管理与监督中将发挥越来越重要的作用。

一、社区卫生服务信息管理概述

(一)社区卫生服务信息的概念和特征

信息是指在日常生活中具有新知识、新内容的消息。现代科学所研究的信息与消息有联系,但不完全等同。它泛指各种消息、情报、知识、指令、数据、代码等。信息与人类任何有目的活动息息相关,是人们发现、分析和最终解决问题所必不可少的。人们在获得这种信息之后,就能消除某种认识上的不确定性,改变原有的知识状态。

社区卫生服务信息是蕴含于各种数据、符号、信号、实物等中的有助于消除社区卫生服务内外环境把握方面的不确定性的一种存在,它是卫生工作者发现、分析和解决社区卫生服务与管理中需要解决的问题时所必不可少的。

信息有两个重要特征,一是可传递性。语言、文字、电波是基本的信息载体。二是可测量性。利用数学方法研究信息的计量、传递交换和存贮的科学,就叫信息论。信息论的基本思想,是把系统的一个运动过程看做是信息传递和转换的过程,通过对信息流程的分析和处理,达到对这一复杂系统运动过程的规律性的认识。

(二)社区卫生服务信息的作用

1. 信息是决策和计划的基础　制定决策与计划是管理中最重要的职能和任务。但科学的决策与计划,必须以全面反映客观实际的信息为依据。从一定意义上说,决策的水平和质量取决于信息工作的水平和质量。如要制订社区卫生服务工作年度计划,就必须以近几年社区卫生服务工作开展情况为依据,结合来年可能发生的主客观因素的影响加以分析,然后才能作出计划。

2. 信息是控制和监督各项工作的依据　任何一项工作的完成,都或多或少会遇到一些意想不到的外部因素的干扰,使工作不可能完全按照预先的决策和计划实施,需要实施协调和控制,这就必须了解偏差和消除这种偏差,为此必须依靠信息的传递来实现。

"检查"是一种管理职能,它是实施控制的一个方法。检查工作的目的,是衡量目前的工作成绩,找出影响工作效能的因素,以期达到预定的目标,实际上这是一种信息及反馈调节,检查就是要取得工作实际情况的信息,再加以衡量,从而促进工作。

控制的基础是信息,一切信息传递都是为了控制,而任何控制又都需要通过信息反馈来实现,没有反馈,就无法实现控制。

3. 信息是评价系统实现目标的手段 决策与规划(计划)的制定需要以可靠、有效的信息为依据,为了实现规划(计划)的预期目标,必须对规划的执行过程进行科学管理,即实行监督和评价,这也必须有信息的支持。社区卫生服务评价是总结计划实施后的社区卫生服务所取得的成效和工作经验,找出存在的问题,吸取教训,改进工作的系统工程。评价工作不仅是在社区卫生服务计划完成之后,而且在计划的实施过程中便开始进行。通过评价工作可以鉴定社区卫生服务计划实施的进度,效果和效益,以及对控制社区疾病和促进社区健康所取得的影响和效果,并以此说明社区卫生服务的合理性、价值和需要的程度。评价工作是计划的延续和发展,它保证社区卫生服务计划的实施得以顺利进行,同时对发现的问题、存在的矛盾以及失误、遗漏和不完善、不可行的内容,随时进行评价并予以修订和调整。

4. 信息是沟通系统内部和外部联系的纽带 为使系统内部各层次、各部门的活动协调,必须借助于信息来实现上下左右的联系,沟通系统内部和外部各方面的情况。如果没有一个四通八达的信息网,就无法实现有效的管理。社区卫生服务系统内部,机关与科室联系、科室与科室之间的联系都是靠信息传递来实现的。领导通过现场调查、听取汇报、召开会议等方法来与科室保持联系。科与科之间的工作关系是通过有关的规章制度如接诊、会诊等制度来实现(规章制度本身即是一种相对固定的信息),信息的传递则通过会诊通知、会诊意见书等形式来实现。

5. 信息是研究工作延续的保证 人类几千年文明史证明,今天的知识是前人劳动的成果,我们是在巨人的肩膀上腾飞的。目前信息量随着时代的进步和科学技术的发展越来越大,以至达到所谓"信息爆炸"的程度。随着信息科学的发展,加强对社区卫生服务各种信息的管理已成为社区卫生服务管理的一个重要组成部分。

(三)社区卫生服务信息的内容

社区卫生服务信息内容极其广泛,涉及的关系错综复杂。主要信息概括如下:

1. 社区环境信息

(1)人口状况:人口总数及年龄与性别构成,人口的迁移与流动等。

(2)经济状况:当地工农业生产总值,财政收入与支出,人均收入水平及收入差别,主要收入来源等。

(3)文化观念:居民的受教育程度,当地的风俗习惯,居民对健康与疾病的看法及对各种卫生服务的认识与态度等。

(4)社会环境:当地婚姻状况、家庭结构及成员关系,以及社会支持系统状况,行政区划、学校及其他组织状况,政府对卫生工作的支持与社会技术资源(如电力供应、通讯设施等)状况等。

(5)自然环境:当地地理特征与气候状况,住房、供水源、食物可得性、排泄物处理设施等。

(6)科技环境:医学及相关科学与技术的发展动态等,远程辅助医学诊断与远程医学教育信息管理等,药品、制剂、器械、新技术新方法等。

(7) 政策环境:卫生政策、法规及改革方针,财务、工商、物价管理等政策。

2. 居民健康状况信息

(1) 总体健康:总死亡率、婴儿死亡率、孕产妇死亡率、期望寿命等。

(2) 身体健康:传染病、地方病、职业病及癌症、心脑血管疾病等的发病(患病)与死亡情况等。

(3) 心理健康:主要精神疾病(紧张、抑郁症等)的患病情况等。

(4) 社会健康:社会交往与人际关系障碍情况以及社会适应能力等。

3. 居民卫生行为信息

(1) 吸烟行为:吸烟总人数及其人群分布,以及吸烟量大小、开始吸烟的年龄、吸烟时间长短等。

(2) 饮酒行为:饮酒人数与分布,饮酒量与频度,饮酒起始年龄与时间长短等。

(3) 饮食习惯:居民的主食品种、口味,以及偏食和烟熏等食品的摄入情况等。

(4) 吸毒与性乱:有无吸毒现象存在,有无同性恋、性关系混乱、商业性性服务等现象的存在等。

(5) 就医行为:居民计划免疫、妇幼保健等服务的接受与参与程度,居民生病后就医的及时程度及对医嘱的依从性大小等。

4. 卫生资源信息

(1) 人力资源:卫生人员的数量与种类、年龄结构、专业分布与构成等。

(2) 经费资源:财政拨款、专项建设费用、业务收入及各项支出等。

(3) 物质资源:药房、诊所、病房等的数量、状况与分布等;药品的供应情况,诊疗仪器、床位、交通工具等的数量、完好状况与利用率等。

(4) 信息资源:书籍与手册、记录与报告、社区调查研究资料等的拥有量、质量与利用等。

5. 卫生服务信息

(1) 医疗服务:不同地区、不同层次提供的医疗服务的种类、数量和质量等。

(2) 预防服务:计划免疫、健康教育、改水改厕等的开展情况。

(3) 保健服务:孕产妇系统管理、妇女常见病防治及儿童生长发育监测工作情况等。

(4) 康复服务:残疾人的治疗、设施提供及社区康复工作开展情况等。

6. 卫生产出信息

(1) 效率与效果:不同社区卫生服务机构所提供的卫生服务的数量与质量;各类卫生服务的成本效益大小等。

(2) 公平性:不同人群对卫生服务的利用情况等。

(3) 满意度:居民对卫生服务的满意度状况、意见和要求等。

7. 卫生管理信息

(1) 目标计划:组织的功能、使命与目标;组织的规划与计划机制和过程等。

(2) 组织制度:组织的管理体制、制度等。

(3) 监督控制:上级对下级的技术与管理指导等。

二、居民健康档案的内容与编制

居民健康档案(health record)可简单定义为：记录有关居民健康信息的系统化文件，包括病历记录、健康检查记录、保健卡片以及个人和家庭一般情况记录档案等。它是社区卫生服务工作中收集、记录社区居民健康信息的重要工具。

(一) 建立居民健康档案的意义

居民健康档案的重要性已广为医界人士所认同，它在医学教育、科研、服务及司法工作等方面都占有相当重要的地位。

1. 作为社区卫生规划的资料来源　完整的健康档案不仅记载了居民健康状况以及与之相关健康信息，还记载了有关社区卫生机构、卫生人力等社区资源的信息，从而为社区诊断，制定社区卫生服务计划提供基础资料。

2. 是全科医生全面掌握居民健康状况的基本工具　全科医生在实施社区卫生服务中，要为社区居民提供连续性、综合性、协调性和高质量的医疗保健服务，正确理解和鉴定居民或病人所提出的问题，就必须充分了解居民个人和家庭的背景资料。通过掌握和了解社区居民的情况，主动挖掘个人、家庭的问题。

3. 是全科医疗教学的重要参考资料　健康档案是对社区居民以问题为中心的健康记录，反映了生物、心理和社会方面的问题，具有连续性、逻辑性，可运用于医学教学，有利于培养医学生的临床思维能力和处理问题的能力。

4. 规范的居民健康档案是宝贵的科研资料　准确、完整、规范和连续性的居民健康档案为前瞻性研究居民健康状况，探讨危险因素提供了理想的资料。

5. 可用于考核全科医生技术水平　以问题为中心的健康记录，强调完整性、逻辑性、准确性，有利于考核全科医生处理各种问题的医疗质量和技术水平。

6. 是司法工作的重要参考资料　完整的居民健康档案还是司法工作的重要参考资料。

(二) 居民健康档案的特点

1. 以人为本　健康档案是以人的健康为中心，以全体居民(包括病人和非病人)为对象，以满足居民自身需要和健康管理为重点。

2. 内容完整　健康档案记录贯穿人的生命全程，内容不仅涉及疾病的诊断治疗过程，而且关注机体、心理、社会因素对健康的影响。其信息主要来源于居民生命过程中，与各类卫生服务机构发生接触所产生的所有卫生服务活动(或干预措施)的客观记录。

3. 重点突出　健康档案记录内容是从日常卫生服务记录中适当抽取的、与居民个人和健康管理、健康决策密切相关的重要信息，详细的卫生服务过程记录仍保留在卫生服务机构中，需要时可通过一定机制进行调阅查询。

4. 动态高效　健康档案的建立和更新与卫生服务机构的日常工作紧密融合，通过提升业务应用系统实现在卫生服务过程中健康相关信息的数字化采集、整合和动态更新。

5. 标准统一　健康档案的记录内容和数据结构、代码等都严格遵循统一的国家规范与标准。健康档案的标准化是实现不同来源的信息整合、无障碍流动和共享利用、消除信息孤岛的必要保障。

6. 分类指导　在遵循统一的业务规范和信息标准、满足国家基本工作要求基础上，健康档案在内容的广度和深度上具有灵活性和可扩展性，支持不同地区卫生服务工作的差异化发展。

（三）居民健康档案编写要求

目前，我国的居民健康档案大体包括门诊病历、住院病历、保健卡片等几个彼此孤立的部分。一般由医院保健部门或门诊部门有关科室保存。就总体来说，现行健康档案的有关材料在内容上不够完整，在管理上条块分割，相互间缺乏良好的协调，因而整体利用价值不大。尤其不适合用于基层医疗保健，不能满足社区卫生服务的需要，无法体现出社区卫生服务连续性、综合性和协调性的特征。特别要强调的是，缺乏逻辑性和连贯性的病历，就像孤立的环，无法连成一条链，这不利于提供连续性的保健。

因此，社区卫生服务中居民健康档案的内容应取决于建立健康档案的目的，满足医疗保健、教学、科研、法律等方面的需要，能体现出社区卫生服务的原则和特点。这就要求健康档案在形式上统一、简明、实用；在内容上应具备完整性、逻辑性、准确性、严肃性和规范化。

1. 原则　灵活性、结构化。为适应计算机管理，居民健康档案的内容编排要结构化，像积木块一样可灵活移动。

2. 形式　统一、简明、实用。应结合社区卫生服务工作开展情况，满足实际工作需要为第一目的，尽量做到简单、通俗、实用，至少在一个区（县）内要统一。

3. 要求　完整性、逻辑性、准确性、严肃性和规范化。

完整性：即内容应能反映：①病情、患病背景和潜在的健康危险因素，为诊治疾病和促进健康提供依据；②病情的发生、发展过程，以利教学；③生物、心理、社会三个层次。

逻辑性：是指内容的安排、取舍应考虑是否符合逻辑，是否便于归纳、推理。逻辑性强的健康档案便于医生对病情做出正确的判断，进而制定出未来的计划，有利于培养医生的临床思维能力。

准确性：是一切资料可用的前提，不具备准确性的健康档案就没有说服力，不能作为教学、法律工作的依据，亦不可能达到建立健康档案的目的。

严肃性：是指健康档案记录须有严肃认真的态度，只有保证严肃性方可保证以上几个方面的要求；另一方面，审视健康档案也可洞悉医生或其他医务人员的工作态度及品质。

规范化：是健康档案交流、传递、评价的必要条件，从而有利于有关的评估。

（四）居民健康档案的内容

就社区卫生服务工作而言，居民健康档案应包括个人健康档案、家庭健康档案和社区健康档案。

1. 个人健康档案　个人健康档案，包括以问题为中心的个人健康问题记录和以预防为导向的周期性健康检查记录，以及长期用药记录、辅助检查记录、住院记录、转诊记录、会诊记录、周期性健康检查记录。这些记录主要以表格形式出现。

(1) 个人健康问题记录:目前,全科医疗中个人健康问题记录多采取以问题为中心的医疗记录(problem-oriented medical record,POMR)。POMR 由基本资料、问题目录、问题描述、病情流程表等组成。

　　① 基本资料:基本资料一般包括人口学资料(如年龄、性别、教育程度、职业、婚姻、种族、社会经济状况等)、行为资料(如吸烟、饮酒、饮食习惯、运动、就医行为等)、个人史(药物过敏、月经史等)。

　　② 问题目录:问题目录中所记录的问题是指过去影响、现在正在影响或将来还要影响病人健康的异常情况。可以是明确的或不明确的诊断,可以是无法解释的症状、体征或实验室检查结果,也可以是社会、经济、心理、行为问题(如失业、丧偶、偏异行为等)。问题目录常以表格形式记录,将确认后的问题按发生的年代顺序逐一编号记入表中。问题目录分主要问题目录和暂时性问题目录。前者多为慢性问题及尚未解决的问题,后者则为急性问题。

　　③ 问题描述及问题进展记录:问题描述将问题表中的每一问题依序号逐一以"S-O-A-P"的形式进行描述(表 8-1):

表 8-1　POMR 中的 SOAP 书写范例

问题 1:糖尿病

S:乏力、多尿两个半月

　　既往有消化性溃疡史

　　父亲患有糖尿病,母亲死于脑卒中

O:身高 175 cm,体重 62.5 kg

　　血压 18.6/12 kPa(140/90 mmHg)

　　尿糖＋＋＋,空腹血糖 8.9 mmol/L(160 mg/dl)

A:根据以上资料,该病人可解释为成年型糖尿病,但应排除其他原因引起的糖尿。本病可能并发多种感染、动脉硬化、肾脏病变、神经病变、酮症酸中毒等。

P:诊断计划:

　　① 测定尿糖、尿酮体

　　② 测定血糖、血脂、血酮体

　　③ 检查眼低

　　④ 检查尿常规、肾功能

　　治疗计划:

　　① 糖尿病饮食

　　② 体重监测

　　③ 使用口服类降糖药物

　　④ 使用胰岛素(在应激、感染等情况下使用)

　　⑤ 注意皮肤护理,防止感染

　　⑥ 定期监测血糖、尿糖

　　病人指导:

　　① 介绍有关糖尿病常识

　　② 避免加重糖尿病病情的各种因素(包括饮食、心理因素)

　　③ 介绍控制饮食的方法和意义

　　④ 预防或减少并发症发生的措施(如注意个人卫生)

　　⑤ 注意血糖控制,帮助病人学会自查尿糖

　　⑥ 介绍使用降糖药物的注意事项

　　⑦ 对子女进行血糖、尿糖检查

S:代表病人的主观资料(subject Data):主观资料是由病人提供的主诉、症状、病史、家族史等,医生的主观看法不可加入其中,要求尽量用病人的语言来描述。

O:代表客观资料(objective Data):是医生诊疗过程中观察到的病人的资料。包括体检所见之体征、实验室检查、X 线等检查的资料以及病人的态度、行为等。

A:代表评估(assessment):评估是 SOAP 中最重要、也是最困难的一部分。完整的评估应包括诊断、鉴别诊断、与其他问题的关系、问题的轻重程度及预后等。

P:代表计划(plan):计划也称与问题相关的计划,是针对问题而提出的,每一问题都有相应的计划。包括诊断计划、治疗计划、病人指导等。

④ 病情流程表:流程表以列表的形式描述病情(或其他问题)在一段时间内的变化情况,包括症状、体征、检验、用药、行为等的动态观察。

流程表通常在病情(或问题)进展一段时间后,将资料做一图表化的总结回顾,可以概括出清晰的轮廓,及时掌握病况,修订治疗计划、病人教育计划等。积累之于教学、科研益处匪浅,也是自我学习提高的良好教材。

需要指出的,并非所有病人的健康档案均有必要设计、记录病情流程表,而是对于患有各种慢性病或某些特殊疾病的病人,或患有医生感兴趣的病种的病人时,才有必要使用病情流程表。除按表格记录病情流程外,也可按 SOAP 描述。

(2) 长期用药记录:记录建档人长期、主要用药名称、用量、用法、开始用药时间,变更情况等。

(3) 辅助检查记录:记录实验检查、超声检查、X 线检查等项目名称、检查结果及结果描述。

(4) 住院记录:记录住院病历号,医院名称、科别,诊断和处理及结果等。

(5) 会诊和转诊记录

转诊:即把病人某一问题的部分照顾责任暂时转给别的医生。

会诊:是指某一医生为病人的问题请教别的医生。

转诊和会诊是全科医生与专科医生协调合作,为病人提供连续性、完整性照顾的过程,会诊时全科医生对病人负有全部责任,转诊也只是把病人照顾的责任部分地转移,全科医生把会诊和转诊作为服务的有效方式,通过组织、利用社区其他卫生机构或人力,保证病人照顾的连续性、完整性。

(6) 家庭病床记录:居民因病需要在家建立病床,由社区卫生服务机构派员上门服务。记录问题名称、发生日期、建床日期、撤床日期和病人转归等。

(7) 周期性健康检查记录:内容包括有计划的健康普查(如测血压、乳房检查、胃镜检查、尿液检查等),计划免疫(预防免疫接种等)和健康教育等。

(8) 特殊人群保健记录

① 儿童保健记录:为社区 7 岁以下的儿童建立保健记录。包括一般情况、预防接种记录、婴(幼)儿询问记录 、婴(幼)儿、儿童体格检查记录、缺点矫治及异常情况处理等。

② 老人保健记录:为社区 60 岁以上的老人建立保健记录。包括生活行为与习惯、生活能力、慢性病史、体检记录等。

③ 妇女保健记录:为社区已婚妇女或 20 岁以上的未婚妇女建立有关围婚期、围产期、围绝经期保健记录。记录包括一般情况、围产期保健(妊娠情况、分娩情况、产后访视)、妇科

检查记录等。

（9）慢性病随访记录：根据社区居民慢性病发病情况，建立主要慢性病随访监测记录，为实施慢性病干预措施提供依据，内容包括症状、体征、实验室检查、并发症、转诊、指导、用药等。

2. 家庭健康档案　家庭是个人生活的主要环境之一，它影响到个人的遗传和生长发育，影响疾病的发生、发展、传播及康复，家庭与居民的健康息息相关。因此，家庭健康档案是居民健康档案的重要组成部分。社区卫生服务中的家庭健康档案包括家庭的基本资料、家系图、家庭生活周期、家庭卫生保健、家庭主要问题目录及问题描述和家庭各成员的健康档案（其形式与内容见个人健康档案），是全科医生实施以家庭为单位的保健的重要参考资料。

（1）家庭基本资料：包括家庭住址、人数及每人的基本资料、建档医生和护士姓名、建档日期等。

（2）家系图：以绘图的方式表示家庭结构及各成员的健康状况和社会资料，是简明的家庭综合资料，其使用符号有一定规定（图8-1）。

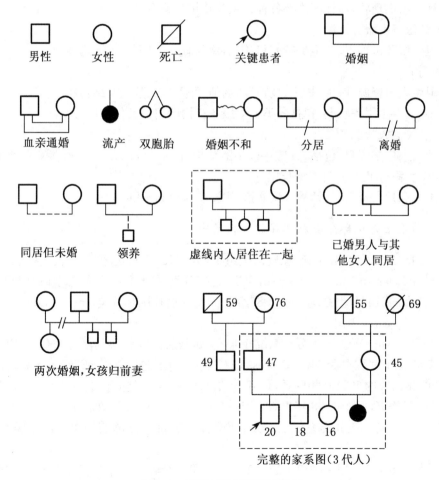

图8-1　家系图常用符号及图例

（3）家庭生活周期：家庭生活周期可分为八个阶段（新婚、第一个孩子出生、有学龄前儿童、有学龄儿童、有青少年、孩子离家创业、空巢期和退休），每一阶段均有其特定的发展内容及相应的问题，包括生物学、行为学、社会学等方面的正常转变及意料之外和待协调的危机。全科医生需对每个家庭所处的阶段及存在的问题做出判断，并预测可能出现的转变和危机，进而制订适宜的处理计划并实施之。

（4）家庭卫生保健记录：记录家庭环境的卫生状况、居住条件、生活起居方式，为评价家庭功能，确定健康状况的参考资料。

（5）家庭主要问题目录及其描述：记载家庭生活压力事件及危机的发生日期、问题描述及结果等。家庭主要问题目录中所列的问题可依编号按 POMR 中的 SOAP 方式描述。

3. 社区健康档案　社区健康档案包括社区的自然资源、居住环境、经济状况、人口数量和结构、健康状况、交通通讯，以及卫生资源与利用等。

（1）社区基本资料

① 社区地理位置、自然和人文环境特征等；

② 社区产业及经济状况；

③ 社区组织现状，即社区内部各种组织及其相互关系等。

（2）社区卫生服务资源

① 卫生服务机构：包括卫生行政机构、各级医院、卫生院、诊所、防疫站、妇幼保健院以及疗养院等；

② 卫生人力资源：医生、护士、技师、药剂师、等人员的数量及结构状况。

（3）社区卫生服务状况：包括各类卫生服务机构的门诊及住院服务情况。

（4）居民健康状况

① 社会人口学资料：包括人口数量、年龄结构、性别分布、文化构成、婚姻类型构成、职业状况、出生率、死亡率和自然增长率等；

② 患病和死亡资料：包括社区疾病谱、主要疾病分布、死因谱等。

（五）基层医疗国际分类及其在健康档案中应用

1. 概述　1972 年世界全科/家庭医生组织（WONCA）成立，但并未接受疾病国际分类（international classification of disease，ICD）这一分类系统，而是开始着手研究和开发适应基层医疗特点的新的分类系统。于 1987 年出版基层医疗国际分类（international classification of primary care，ICPC）。

ICPC 和早期的 WONCA 分类系统相兼容，如基层医疗健康问题分类（ICHPPC-2-定义版）、基层医疗过程分类（IC-Process-PC）等。为了进一步完善该分类系统，考虑与WHO1992 年出版的 ICD10 相联系，1997 年在 WONCA 分类委员会的主持下，对 ICPC 分类系统进行了修订，并于 1998 年出版 ICPC-2。目前 ICPC-2 已在世界上多个国家和地区使用并进一步开发。该分类系统的开发，使医务人员首次能够使用单一的分类系统进行分类。

2. 结构　ICPC 采用一种简单的二轴结构。第一个轴按身体系统分为 17 章，代表身体各器官和系统，用字母编码，如消化章为 D，呼吸章为 R，等等（表 8-2）。第二个轴是组成各章节的医学组分（或称为"单元"），共有 7 个单元，单元的编码用两位阿拉伯数字来表示，如

"症状和主诉"单元的编码为1～29(表8-3)。

在描述基层医疗问题时,将第一轴身体系统与第二轴医学组分交叉组合使用,如是"上腹痛"编码为D02。如是"喘息"编码为R03。

表8-2 ICPC 的章,第一轴:器官系统

代码	器官系统	代码	器官系统
A	综合及非特异性的	R	呼吸
B	血液,造血器官和免疫机制	S	皮肤
D	消化	T	代谢、内分泌和营养
F	眼	U	泌尿
H	耳(听力)	W	妊娠、分娩、计划生育(妇女)
K	循环	X	女性生殖(X染色体)
L	肌肉骨骼(运动系统)	Y	男性生殖(Y染色体)
N	神经	Z	社会/社交问题
P	心理		

表8-3 ICPC 的单元,第二轴: 医学组分

单元(医学组分)	代码	单元(医学组分)	代码
症状和主诉	1～29	行政管理	62
诊断、筛查和预防	30～49	转诊和其他就诊原因	63～69
用药、治疗和操作	50～59	诊断或疾病	70～99
检查结果	60～61		

注:除社会章节外,每章节内容相同

3. 特点

(1) ICPC 按身体器官系统进行分类的二轴结构,编码是由代表章节的一个英文字母和代表单元的两位阿拉伯数字组成。

(2) ICPC 除了可以对诊断进行分类外,还可以对就诊原因和医疗干预过程进行分类,弥补了 ICD 的不足。

(3) ICPC 分类系统中涵盖了对心理问题、家庭和社会问题的分类,并且在绝大多数条目的下面,都列出了该条目的包含、除外标准及注意事项,能够帮助医务人员减少编码失误。

(4) ICPC 分类系统可与疾病严重度量表(DUSO/WONCA)关联使用,可以使 ICPC 按照严重度对健康问题进行分类;同时,ICPC 可以与功能状态量表(COOP/WONCA)对病人所处的功能状态进行记录和分类。

(5) ICPC 分类系统对社区卫生服务的核心概念如"医疗片段"加以阐述,使得具体编码

人员对医疗过程及其医疗片段的概念有一个详尽的了解,利于对就诊原因、医疗干预过程及诊断编码。

(6) ICPC 中描述治疗过程的单元 2～单元 6 包含的内容非常广泛而非特异性。

(7) ICPC 分类系统不能对病历记录系统中的物理检查和辅助检查等客观资料进行分类。

(8) ICPC 单元 7"问题或诊断"部分,相对于 ICD 来讲,各条目特异性较低,如果想使某种特定疾病进一步特异化,还需与 ICD 转换。

4. ICPC 与 ICD 的关系 　ICD 是一个多轴向的分类系统,主要对疾病的诊断进行分类,编码过程比较复杂;而 ICPC 是一个二轴分类系统,对健康问题记录系统(SOAP)中的三个主要元素(就诊原因、医疗过程和诊断)分别或同时分类。ICPC 中的多数条目都能与 ICD-10 转换。因此这两个分类系统是相联系的,而不是对立的关系。

ICPC 作为基层医疗中的一个新的分类系统,需在实践中不断的修改和完善。它在应用过程中对于数据标准化无疑是一种研究工具。ICPC 的应用将为临床工作人员、教师、统计学家和所有从事全科/家庭医疗的管理人员,提供了一个研究基层医疗中相关课题的新视角。虽然世界上已经有多个国家使用 ICPC,有的国家已经把该分类系统作为国家级的分类系统应用于基层医疗,但是,我们仍要客观地对待和应用这一新的分类系统,不能教条。ICPC 是一种适合基层医疗的分类工具,但是它并不是唯一的,在基层医疗中我们也可以选择其他的分类工具。可能的条件下应与其他分类系统联合应用,更能全面体现社区卫生服务的特点,增加资料的特异性。

三、居民健康档案的建立与使用

为贯彻落实《国务院办公厅关于印发医药卫生体制五项重点改革 2011 年度主要工作安排的通知》(国办发〔2011〕8 号)精神,进一步规范国家基本公共卫生服务项目管理,卫生部在《国家基本公共卫生服务规范》(2009 年版)基础上,组织专家对服务规范内容进行了修订和完善,形成了《国家基本公共卫生服务规范》(2011 年版)。要求居民健康档案内容包括个人基本信息、健康体检、重点人群健康管理记录和其他医疗卫生服务记录。

个人基本情况包括姓名、性别等基础信息和既往史、家族史等基本健康信息。健康体检包括一般健康检查、生活方式、健康状况及其疾病用药情况、健康评价等。重点人群健康管理记录包括国家基本公共卫生服务项目要求的 0～6 岁儿童、孕产妇、老年人、慢性病和重性精神疾病患者等各类重点人群的健康管理记录。其他医疗卫生服务记录包括上述记录之外的其他接诊、转诊、会诊记录等。

(一)居民健康档案的建立

有了一份好的健康档案,只是一个基础。关键是如何填写好、如何应用好每一份档案。在相应项目处填写具体数据和(或)文字,注意项目填写规范化、标准化。

采用 17 位编码制统一为健康档案进行编码,以国家统一的行政区划编码为基础,以街道(乡镇)为范围,居(村)委会为单位,编制居民健康档案唯一编码。

1. 居民健康档案封面(表 8-4)

表 8-4　居民健康档案封面

编号□□□□□□—□□□—□□□—□□□□□

居民健康档案

姓　　名:＿＿＿＿＿＿＿＿＿＿

现 住 址:＿＿＿＿＿＿＿＿＿＿

户籍地址:＿＿＿＿＿＿＿＿＿＿

联系电话:＿＿＿＿＿＿＿＿＿＿

乡镇(街道)名称:＿＿＿＿＿＿＿＿＿＿

村(居)委会名称:＿＿＿＿＿＿＿＿＿＿

建档单位:＿＿＿＿＿＿＿＿＿＿

建 档 人:＿＿＿＿＿＿＿＿＿＿

责任医生:＿＿＿＿＿＿＿＿＿＿

建档日期:＿＿＿＿年＿＿＿月＿＿＿日

第一段为 6 位数字,表示县及县以上的行政区划,统一使用《中华人民共和国行政区划代码》(GB 2260);

第二段为 3 位数字,表示乡镇(街道) 级行政区划,按照国家标准《县以下行政区划代码编码规则》(GB/T 10114—2003)编制;

第三段为 3 位数字,表示村(居)民委员会等,具体划分为:001～099 表示居委会,101～199 表示村委会,901～999 表示其他组织;

第四段为 5 位数字,表示居民个人序号,由建档机构根据建档顺序编制。

除健康档案首页外,在填写健康档案的其他表格时,必须填写健康档案编号,但只需填写后 8 位编码。

2. 健康档案基本信息部分(表 8-5)

(1) 身份证号:将建档个人的身份证号作为统一的身份识别码,为在信息平台下实现资源共享奠定基础。第一代身份证为 15 位,第二代身份证为 18 位。

(2) 出生日期:根据居民身份证的出生日期,按照年(4 位)、月(2 位)、日(2 位)顺序填写,如 19490101。

(3) 性别:按照国标分为未知的性别、男、女及未说明的性别。

(4) 民族:指具有共同语言、共同地域、共同经济生活以及表现于共同文化上的共同心理素质的人的共同体。填被建档人民族全称,如汉族、彝族、回族等。如父母不是同一民族,其民族属性以在公安部门注册的民族为准。

表 8-5　个人基本信息表

姓名：　　　　　　　　　　　　　　　　　　　　档案编号 □□□—□□□□□

身份证号			出生日期	□□□□ □□ □□
性　别	0. 未知的性别　1. 男　2. 女　3. 未说明的性别　　　□		民　族	
本人电话		联系人姓名		联系人电话
血　型	1. A 型　2. B 型　3. O 型　4. AB 型　5. 不详 / RH 阴性：1. 否　2. 是　3. 不详　　□/□			
月经史		生育史	妊娠＿＿＿流产＿＿早产＿＿足月产＿＿＿存活＿＿＿	
文化程度	1. 文盲及半文盲　2. 小学　3. 初中　4. 高中/技校/中专　5. 大学专科及以上　6. 不详　　□			
职　业	1. 行政管理人员　2. 专业技术人员　3. 办事人员和有关人员　4. 商业、服务业人员　5. 工人　6. 农民　7. 林、牧、渔、水利业生产人员　8. 军警　9. 家庭妇女　10. 离、退休人员 11. 待业　12. 学生　　□			
婚姻状况	1. 未婚　2. 离婚　3. 丧偶　4. 分居但未离婚　5. 有婚　　□			
医疗费用支付方式	1. 城镇职工基本医疗保险　2. 城镇居民基本医疗保险　3. 新型农村合作医疗 4. 贫困救助　5. 商业医疗保险　6. 全公费　7. 全自费　8. 其他＿＿＿＿＿　□/□/□			
药物过敏史	1. 无　有：2. 青霉素　3. 磺胺　4. 链霉素　5. 其他＿＿＿＿＿＿　□/□/□			

既往史	疾病	1. 无　2. 高血压　3. 糖尿病　4. 冠心病　5. 慢性阻塞性肺疾病　6. 恶性肿瘤＿＿＿＿ 7. 脑卒中　8. 重性精神疾病　9. 结核病　10. 肝炎　11. 其他法定传染病　12. 其他 ＿＿＿＿ □ 确诊时间　年　月/ □ 确诊时间　年　月/ □ 确诊时间　年　月 □ 确诊时间　年　月/ □ 确诊时间　年　月/ □ 确诊时间　年　月
	手术	1. 无　2. 有：名称 1.＿＿＿＿时间＿＿＿／名称 2.＿＿＿＿时间＿＿＿　□
	外伤	1. 无　2. 有：名称 1.＿＿＿＿时间＿＿＿／名称 2.＿＿＿＿时间＿＿＿　□
	输血	1. 无　2. 有：原因 1.＿＿＿＿时间＿＿＿／原因 2.＿＿＿＿时间＿＿＿　□

家族史	父　亲	□/□/□/□/□/□＿＿＿	母　亲	□/□/□/□/□/□＿＿＿
	兄弟姐妹	□/□/□/□/□＿＿＿	子　女	□/□/□/□/□＿＿＿
	1. 无　2. 高血压　3. 糖尿病　4. 冠心病　5. 慢性阻塞性肺疾病　6. 恶性肿瘤　7. 脑卒中 8. 重性精神疾病　9. 结核病　10. 肝炎　11. 先天畸形　12. 其他			

遗传病史	1. 无　2. 有：疾病名称＿＿＿＿＿＿＿＿＿＿　□			
残疾情况	1. 无残疾　2. 视力残疾　3. 听力残疾　4. 言语残疾　5. 肢体残疾 6. 智力残疾　7. 精神残疾　8. 其他残疾＿＿＿＿＿　□/□/□/□/□/□			

（5）联系人姓名：填写与建档对象关系紧密的亲友姓名。

（6）血型：在前一个"□"内填写与 ABO 血型对应编号的数字；在后一个"□"内填写是否为"RH 阴性"对应编号的数字。

（7）月经：是指有规律的、周期性的子宫出血。15 岁以上的女性要求填月经史。

表示方法：初潮 $\frac{周期}{经期}$ 绝经。

① 初潮：月经第一次来潮，填开始年龄（岁）。

② 经期：月经持续时间（天）。

③ 周期：出血的第一天称为月经周期的开始，两次月经第一天的间隔时间称为一个月

经周期(天)。

④ 绝经:月经停止,填年龄(岁)。

(8) 生育史:填写次数,包括妊娠、流产、早产、足月产、存活。

① 怀孕:即妊娠,是指胎儿在母体内发育成长的过程。卵子受精是妊娠的开始,胎儿及其附属物的排出是妊娠的终止。填具体数据,单位:次。

② 流产:妊娠不到20周,胎儿体重不足500 g而中止妊娠者。其中发生在妊娠12周以前者称为早期流产;发生在妊娠12周以后者称为晚期流产。填具体数据,单位:次。

③ 早产:妊娠28~37周末分娩者。填具体数据,单位:次。

④ 足月产:妊娠38~42周间分娩者。填具体数据,单位:次。

⑤ 存活:分娩后现存活子女数。填具体数据,单位:人。

(9) 学历(文化程度):是指截止到建档时间被建档人接受国内外教育所取得的最高学历或现有文化水平所相当的学历。

① 文盲及半文盲:指不识字或识字不足1 500个,不能阅读通俗书报,不能写便条的人(不包括正在小学就读的学生)。

② 小学:小学毕业、肄业及在校生,也包括未上过小学,但识字超过1 500个,能阅读通俗书报,能写便条,达到扫盲标准的人。

③ 初中:初中毕业、肄业及在校生,技工学校相当于初中的,填写"初中"。

④ 高中:普通高中、职业高中的毕业、肄业及在校生,技工学校相当于高中的,填写"高中"。

⑤ 中专:中等专业学校的毕业、肄业及在校生。

⑥ 大专:大学专科的毕业、肄业及在校生,通过自学经过国家统一举办的自学考试取得大学专科证书的,也填"大专"。广播电视大学、厂办大学、高等院校举办的函授大学、夜大学或其他形式的大学,凡按国家教委颁布的大学专科教学大纲进行授课的,其毕业生、肄业生、在校生也填"大专"。

⑦ 大学本科及以上:大学本科、硕士博士研究生的毕业、肄业及在校生,通过自学和进修大学课程,经考试取得大学本科证书的,也填"大学"。广播电视大学、厂办大学、高等院校举办的函授大学、夜大学或其他形式的大学 ,凡按国家教委颁布的大学本科教学大纲进行授课的,其毕业生、肄业生、在校生也填"大学"。

(10) 职业:如从事多种职业,应按当前实际从事的工作(从事该项工作超过2年以上)填写职业栏。若从事现工作不到2年,则填写以前从事的工作。

① 行政管理人员:指在各类机构(机关、企事业单位等)从事管理工作的人员。

② 专业技术人员:指中专以上学历或有专业职称,在各类机构中从事技术工作的人员。

③ 办事或一般业务人员:在各类机构中的办公或业务人员。

④ 商业和服务业:指在商业和其他服务业从事服务性工作的人员,如个体经营者、商店售货员、各种修理工、售票员、导游员等。

⑤ 工人:指在制造、生产、运输等各类机构中从事生产性工作的人员。

⑥ 农民:凡是属于农业户口,在农村从事农业生产的人员。

⑦ 林牧渔业人员:主要从事林牧渔业生产的人员。

⑧ 军人:正式在军队中服役的现役军人、武装警察。

⑨ 家庭妇女:指无工作在家做一些家务活,操持家务,不从事生产性劳动的妇女。

⑩ 待业:指毕业、肄业的学生等待分配工作或寻找工作者。

(11) 婚姻

① 未婚:指建档时间前从未结过婚的人。

② 离婚:因各种原因,夫妻双方已解除婚姻关系者。

③ 丧偶:因各种原因,夫妻一方已死亡者。

④ 分居但未离婚:婚姻期间,因各种原因,两人未生活在一起。

⑤ 有婚姻:夫妻生活在一起(包括未婚同居)。

(12) 医疗费用支付方式:

① 城镇职工基本医疗保险:通过用人单位和个人为职工筹集医疗资金,以解决职工本身医疗费用的一种制度和措施。

② 城镇居民基本医疗保险:通过政府和个人筹集医疗资金,以解决居民本身医疗费用的一种制度和措施。

③ 新型农村合作医疗:通过政府和个人筹集医疗资金,以解决农村居民本身医疗费用的一种制度和措施。

④ 贫困救助:生活贫困的人生病后,发生的医疗费用通过医疗救助解决。

⑤ 商业医疗保险:居民通过商业医疗保险公司购买保险,解决投保人医疗费用的一种措施。

⑥ 全公费:指国家机关及全民所有制事业单位的工作人员和离退休人员,还有二等乙级以上革命残废军人、国家正式核准的大专院校在校学生等享受公费医疗待遇的人。

⑦ 全自费:自己负担医疗费用。

(13) 药物过敏史:表中药物过敏主要列出青霉素、磺胺或者链霉素过敏,如有其他药物过敏,请在其他栏中写明名称,可以多选。

(14) 既往史:包括疾病史、手术史、外伤史和输血史。

① 疾病:填写现在和过去曾经患过的某种疾病,包括建档时还未治愈的慢性病或某些反复发作的疾病,并写明确诊时间,如有恶性肿瘤,请写明具体的部位或疾病名称。对于经医疗单位明确诊断的疾病都应以一级及以上医院的正式诊断为依据,有病史卡的以卡上的疾病名称为准,没有病史卡的应有证据证明是经过医院明确诊断的。可以多选。

② 手术:填写曾经接受过的手术治疗。如有,应填写具体手术名称和手术时间。

③ 外伤:填写曾经发生的后果比较严重的外伤经历。如有,应填写具体外伤名称和发生时间。

④ 输血:填写曾经接受过的输血。如有,应填写具体输血原因和发生时间。

(15) 家族史:指直系亲属(父亲、母亲、兄弟姐妹、子女)中是否患过所列出的具有遗传性或遗传倾向的疾病或症状。有则选择具体疾病名称对应编号的数字,没有列出的请在"_____"上写明。可以多选。

3. 生活方式部分(表8-6)

(1) 体育锻炼:指主动锻炼,即有意识地为强体健身而进行的活动。不包括因工作或其他需要而必须进行的活动,如为上班骑自行车、做强体力工作等。锻炼方式填写最常采用的具体锻炼方式。

(2) 吸烟:指每日吸香烟等于和多于1支或每月吸烟叶等于和多于50 g且持续1年以上者,不吸或偶吸但不够以上标准者为"不吸烟"。"开始吸烟年龄"指有规律地吸烟开始的年龄。戒烟指戒一年以上。

表 8-6　健康档案生活方式部分

姓名：　　　　　　　　　　　　档案编号□□—□□□□□

填表日期		年　　月　　日		责任医生		
体育锻炼	锻炼频率	1. 每天　2. 每周一次以上　3. 偶尔　4. 不锻炼				□
	每次锻炼时间	分钟		坚持锻炼时间	年	
	锻炼方式					
饮食习惯	主食(1. 大米 2. 白面 3. 杂粮)　□□□　一日___餐					
	1. 荤素均衡　2. 荤食为主　3. 素食为主					□□□
	1. 嗜盐　2. 嗜油　3. 嗜糖					□□□
吸烟情况	吸烟状况	1. 从不吸烟　　　　2. 已戒烟　　　3. 吸烟				□
	日吸烟量	平均　　　　　　　支				
	开始吸烟年龄	岁		戒烟年龄	岁	
饮酒情况	饮酒频率	1. 从不　2. 偶尔　3. 经常　4. 每天				□
	日饮酒量	平均　　　　　两				
	是否戒酒	1. 未戒酒　2. 已戒酒,戒酒年龄：_____岁				□
	开始饮酒年龄	岁	近一年内是否曾醉酒		1. 是　2. 否	□
	饮酒种类	1. 白酒　2. 啤酒　3. 红酒　4. 黄酒　5. 其他_____				□/□
饮茶	开始年龄_____（岁）饮茶量_____两/月					
	品种:1. 红茶　2. 绿茶　3. 花茶　4. 其他					□□□
睡眠	每天_____小时					
	午休:有(每天_____小时),偶尔,无					
职业暴露情况	1. 无　2. 有(具体职业_____从业时间____年)					□
	毒物种类　化学品_____	防护措施1. 无　2. 有____				□
	毒　物_____	防护措施1. 无　2. 有____				□
	射　线_____	防护措施1. 无　2. 有____				□

　　"从不吸烟者"不必填写"日吸烟量"、"开始吸烟年龄"、"戒烟年龄"等。

　　（3）饮酒：不论是饮白酒、啤酒,葡萄酒、黄酒等哪种酒,只要平均每周等于或多于1两者即为饮酒、否则为不饮。如逢年过节等才饮一次者不算饮酒。"开始饮酒年龄"指有规律地饮酒开始的年龄。戒酒指戒一年以上。

　　"从不饮酒者"不必填写其他有关饮酒情况项目。

　　"日饮酒量"应折合相当于白酒"××两"。白酒1两折合葡萄酒4两、黄酒半斤、啤酒1瓶、果酒4两。

　　（4）职业暴露情况:指因患者职业原因造成的化学品、毒物或射线接触情况。 如有,需填写具体化学品、毒物、射线名或填不详。

　　4. 体检部分（表8-7）

　　（1）身高:测量时受检者应脱鞋、帽、外衣。测量尺与地面垂直(可把软尺贴在墙上)。受检者应背对测量尺,双足跟并拢,头、后背、足跟紧贴测量尺(墙壁)。测量时直角三角板与墙面垂直,并将头发压平,然后准确读出测量数值。以厘米为单位,计小数点后1位数,如173.5 cm。

表 8-7　健康体检表

姓名：　　　　　　　　　　　　　　　　　　　　　　编号 □□□—□□□□□

体检日期	年　月　日	责任医生	

内容	检 查 项 目					
症状	1. 无症状 2. 头痛 3. 头晕 4. 心悸 5. 胸闷 6. 胸痛 7. 慢性咳嗽 8. 咳痰 9. 呼吸困难 10. 多饮 11. 多尿 12. 体重下降 13. 乏力 14. 关节肿痛 15. 视力模糊 16. 手脚麻木 17. 尿急 18. 尿痛 19. 便秘 20. 腹泻 21. 恶心呕吐 22. 眼花 23. 耳鸣 24. 乳房胀痛 25. 其他　　　　　　　　　　　　□/□/□/□/□/□/□/□					
一般状况	体　温		℃	脉　率		次/分钟
	呼吸频率		次/分钟	血　压	左 侧　　　／	mmHg
					右 侧　　　／	mmHg
	身　高		cm	体　重		kg
	腰　围		cm	体质指数（BMI）		kg/m²
	老年人健康状态自我评估*	1. 满意　2. 基本满意　3. 说不清楚　4. 不太满意　5. 不满意				□
	老年人生活自理能力自我评估*	1. 可自理（0~3分）　　　　2. 轻度依赖（4~8分）3. 中度依赖（9~18分）　　4. 不能自理（≥19分）				□
	老年人认知功能*	1. 粗筛阴性2. 粗筛阳性，简易智力状态检查,总分				□
	老年人情感状态*	1. 粗筛阴性2. 粗筛阳性，老年人抑郁评分检查,总分				□
生活方式	体育锻炼	锻炼频率	1. 每天　2. 每周一次以上　3. 偶尔　4. 不锻炼			□
		每次锻炼时间	分钟	坚持锻炼时间		年
		锻炼方式				
	饮食习惯	1. 荤素均衡 2. 荤食为主 3. 素食为主 4. 嗜盐 5. 嗜油 6. 嗜糖				□/□/□
	吸烟情况	吸烟状况	1. 从不吸烟　　2. 已戒烟　　3. 吸烟			□
		日吸烟量	平均　　　支			
		开始吸烟年龄		岁	戒烟年龄	岁
	饮酒情况	饮酒频率	1. 从不　2. 偶尔　3. 经常　4. 每天			□
		日饮酒量	平均　　　两			
		是否戒酒	1. 未戒酒　2. 已戒酒,戒酒年龄：　　　岁			□
		开始饮酒年龄	岁	近一年内是否曾醉酒	1. 是　2. 否	□
		饮酒种类	1. 白酒 2. 啤酒 3. 红酒 4. 黄酒 5. 其他　　　□/□/□/□			
	职业病危害因素接触史	1. 无　　　2. 有(工种　　　　从业时间　　　年)毒物种类　粉尘　　　　　　　　防护措施1.无2.有　　　　　放射物质　　　　　　防护措施1.无2.有　　　　　物理因素　　　　　　防护措施1.无2.有　　　　　化学物质　　　　　　防护措施1.无2.有　　　　　其他　　　　　　　　防护措施1.无2.有				□□□□□□

续表 8-7

脏器功能	口 腔	口唇 1. 红润 2. 苍白 3. 发绀 4. 皲裂 5. 疱疹	□
		齿列 1. 正常 2. 缺齿 3. 龋齿 4. 义齿(假牙)	□
		咽部 1. 无充血 2. 充血 3. 淋巴滤泡增生	□
	视 力	左眼 _____ 右眼 _____ (矫正视力:左眼 _____ 右眼 _____)	
	听 力	1. 听见 2. 听不清或无法听见	□
	运动功能	1. 可顺利完成 2. 无法独立完成其中任何一个动作	□
查体	眼 底*	1. 正常 2. 异常 _____	□
	皮 肤	1. 正常 2. 潮红 3. 苍白 4. 发绀 5. 黄染 6. 色素沉着 7. 其他 _____	□
	巩 膜	1. 正常 2. 黄染 3. 充血 4. 其他 _____	□
	淋巴结	1. 未触及 2. 锁骨上 3. 腋窝 4. 其他 _____	□
	肺	桶状胸:1. 否 2. 是	□
		呼吸音:1. 正常 2. 异常 _____	□
		啰 音:1. 无 2. 干啰音 3. 湿啰音 4. 其他 _____	□
	心 脏	心率 _____ 次/分钟 心律:1. 齐 2. 不齐 3. 绝对不齐	□
		杂音:1. 无 2. 有 _____	□
	腹 部	压痛:1. 无 2. 有 _____	□
		包块:1. 无 2. 有 _____	□
		肝大:1. 无 2. 有 _____	□
		脾大:1. 无 2. 有 _____	□
		移动性浊音:1. 无 2. 有 _____	□
	下肢水肿	1. 无 2. 单侧 3. 双侧不对称 4. 双侧对称	□
	足背动脉搏动	1. 未触及 2. 触及双侧对称 3. 触及左侧弱或消失 4. 触及右侧弱或消失	□
	肛门指诊*	1. 未及异常 2. 触痛 3. 包块 4. 前列腺异常 5. 其他 _____	□
	乳 腺*	1. 未见异常 2. 乳房切除 3. 异常泌乳 4. 乳腺包块 5. 其他 _____	□/□/□/□
	妇科*	外阴 1. 未见异常 2. 异常 _____	□
		阴道 1. 未见异常 2. 异常 _____	□
		宫颈 1. 未见异常 2. 异常 _____	□
		宫体 1. 未见异常 2. 异常 _____	□
		附件 1. 未见异常 2. 异常 _____	□
	其 他*		
辅助检查	血常规*	血红蛋白 _____ g/L 白细胞 _____ ×10⁹/L 血小板 _____ ×10⁹/L 其他 _____	
	尿常规*	尿蛋白 _____ 尿糖 _____ 尿酮体 _____ 尿潜血 _____ 其他 _____	
	空腹血糖*	_____ mmol/L 或 _____ mg/dL	
	心电图*	1. 正常 2. 异常 _____	□
	尿微量白蛋白*	_____ mg/dL	
	大便隐血*	1. 阴性 2. 阳性	□
	糖化血红蛋白*	_____ %	

续表 8-7

辅助检查	乙型肝炎表面抗原*	1. 阴性 2. 阳性	□
	肝功能*	血清谷丙转氨酶_____U/L 血清谷草转氨酶_____U/L 白蛋白_____g/L 总胆红素_____μmol/L 结合胆红素_____μmol/L	
	肾功能*	血清肌酐_____μmol/L 血尿素氮_____mmol/L 血钾浓度_____mmol/L 血钠浓度_____mmol/L	
	血脂*	总胆固醇_____mmol/L 甘油三酯_____mmol/L 血清低密度脂蛋白胆固醇_____mmol/L 血清高密度脂蛋白胆固醇_____mmol/L	
	胸部X线片*	1. 正常 2. 异常_____	□
	B超*	1. 正常 2. 异常_____	□
	宫颈涂片*	1. 正常 2. 异常_____	□
	其他*		
中医体质辨识*	平和质	1. 是 2. 基本是	□
	气虚质	1. 是 2. 倾向是	□
	阳虚质	1. 是 2. 倾向是	□
	阴虚质	1. 是 2. 倾向是	□
	痰湿质	1. 是 2. 倾向是	□
	湿热质	1. 是 2. 倾向是	□
	血瘀质	1. 是 2. 倾向是	□
	气郁质	1. 是 2. 倾向是	□
	特秉质	1. 是 2. 倾向是	□
现存主要健康问题	脑血管疾病	1. 未发现 2. 缺血性卒中 3. 脑出血 4. 蛛网膜下腔出血 5. 短暂性脑缺血发作 6. 其他_____	□/□/□/□/□
	肾脏疾病	1. 未发现 2. 糖尿病肾病 3. 肾衰竭 4. 急性肾炎 5. 慢性肾炎 6. 其他_____	□/□/□/□
	心脏疾病	1. 未发现 2. 心肌梗死 3. 心绞痛 4. 冠状动脉血运重建 5. 充血性心力衰竭 6. 心前区疼痛 7. 其他_____	□/□/□/□
	血管疾病	1. 未发现 2. 夹层动脉瘤 3. 动脉闭塞性疾病 4. 其他_____	□/□/□
	眼部疾病	1. 未发现 2. 视网膜出血或渗出 3. 视乳头水肿 4. 白内障 5. 其他_____	□/□/□
	神经系统疾病	1. 未发现 2. 有_____	□
	其他系统疾病	1. 未发现 2. 有_____	□

		入/出院日期	原因	医疗机构名称	病案号
住院治疗情况	住院史	/			
		/			
		建/撤床日期	原因	医疗机构名称	病案号
	家庭病床史	/			
		/			

续表 8-7

	药物名称	用法	用量	用药时间	服药依从性 1. 规律　2. 间断　3. 不服药
主要用药情况	1.				
	2.				
	3.				
	4.				
	5.				
	6.				

	名称	接种日期	接种机构
非免疫规划预防接种史	1.		
	2.		
	3.		

健康评价	1. 体检无异常　　　　　　　　　　　　　　　　　　　□ 2. 有异常 异常 1. ＿＿＿＿＿＿＿＿＿＿＿＿＿＿＿＿＿ 异常 2. ＿＿＿＿＿＿＿＿＿＿＿＿＿＿＿＿＿ 异常 3. ＿＿＿＿＿＿＿＿＿＿＿＿＿＿＿＿＿ 异常 4. ＿＿＿＿＿＿＿＿＿＿＿＿＿＿＿＿＿

健康指导	1. 纳入慢性病患者健康管理 2. 建议复查 3. 建议转诊 　　　　□/□/□/□	危险因素控制：　　□/□/□/□/□/□ 1. 戒烟　2. 健康饮酒　3. 饮食　4. 锻炼 5. 减体重(目标 ＿＿＿＿＿＿＿) 6. 建议接种疫苗 ＿＿＿＿＿＿＿＿＿ 7. 其他＿＿＿＿＿＿＿＿＿＿＿＿＿＿＿

(2) 体重:测量前应校正体重计。体重计应放在硬地面上,并使其平衡。受检者应脱鞋、帽、外衣。体重计稳定后再读数,读数时双眼直对指针。以千克为单位,计小数点后 1 位数,如 63.5 kg。

(3) 腹围:测量腹围时,让患者排尿后取平卧位,用软尺经脐和第四腰椎棘突绕腹一周,测得的周长,即为腹围。通常以厘米为单位。

腰围:测量时受检者应穿贴身单衣单裤,直立、双手下垂、双足并拢。受检者应保持平静正常呼吸。在腰部肋下缘与髂骨上缘中点(近似于受检者做侧弯腰时的折线)处水平测量。使用服装软尺,量尺应松紧适宜,应特别注意保持测量时软尺前后在同一水平线上。重复测两次,以厘米为单位,计小数点后 1 位数。

(4) 臀围:测量时受检者应穿贴身单衣单裤,直立、双手下垂、双足并拢。在耻骨联合水平测量臀部最大周径。测量时量尺应松紧适宜,应特别注意保持测量时软尺前后在同一水平线上。重复测两次,以厘米为单位,计小数点后 1 位数。

(5) 血压:测量时房间应安静。测前 1 小时停止较强体力活动。统一使用汞柱式血压计,使用前血压计必须校正。测量受检者血压时,血压计汞柱必须垂直,坐位测量右肱动脉压。右上臂须充分暴露,并置于心脏同一水平,袖带捆匝松紧适宜,距肘窝 2 cm。以听诊法测量血压,先加压到脉搏音消失再加压 30 mmHg,然后将袖带放气,放气不宜过快,以每秒 2 mm 速度为宜。记录下收缩压和舒张压,收缩压以 Korotkoff 第一音(听到的第一个声音)为准;舒张压以 Korotkoff 第五音(所有声音消失)为准,如有个别声音持续不消失,则采用 Korotkoff 第四音(变调音)。两次测量之间应将袖带中气体完全排空,测定臂上举 5 秒后再放桌上,休息 25 秒后再测量,共测 3 次,以毫米汞柱(mmHg)为单位。

(6) 营养状况:在营养状况等级(良好、中等、不良)上打"√"表示,单项选择。

① 良好:精神饱满,皮肤色泽红润,弹性好,皮下脂肪丰满,指甲、毛发润泽肌肉坚实,肋间隙及锁骨上窝深浅适中。

② 中等:介于良好与不良之间。

③ 不良:皮肤萎黄、干燥,弹性减低,皮下脂肪菲薄,指甲粗糙无光泽,毛发稀疏易脱落,肌肉松弛无力,肋间隙及锁骨上窝凹陷,肩胛骨和髂骨嶙峋突出。

(7) 视力:用视力表检测左、右眼视力,并分别记录。

(8) 辨色力:用色盲表检测左、右眼辨色力,并记录

(9) 眼疾:如有,记录疾病名。如无,记录"未见异常"。

(10) 口腔疾患:如有,记录疾病名。如无,记录"未见异常"。

(11) 查体:下列部位或器官(牙齿、皮肤、脊柱、四肢、心脏、肺脏、胸廓、腹部、肝脏、脾脏)检查情况,如患病,在相应部位或器官处记录疾病名。否则,记录"未见异常"。

足背动脉搏动:糖尿病患者必须进行此项检查。

乳腺:主要询问乳房是否随月经有周期性疼痛,检查外观有无异常,有无异常泌乳及包块。

妇科:

外阴:记录发育情况及婚产式(未婚、已婚未产或经产式),如有异常情况请具体描述。

阴道:记录是否通畅,黏膜情况、分泌物量、色、性状以及有无异味等。

宫颈:记录大小、质地、有无糜烂、撕裂、息肉、腺囊肿;有无接触性出血、举痛等。

宫体:记录位置、大小、质地、活动度;有无压痛等。

附件:记录有无块物、增厚或压痛;若扪及块物,记录其位置、大小、质地;表面光滑与否、活动度、有无压痛以及与子宫及盆壁关系。左右两侧分别记录。

(12) 辅助检查:该项目根据各地实际情况及不同人群情况,有选择地开展。

空腹血糖:老年人健康体检、高血压患者、2 型糖尿病患者和重性精神疾病患者年度健康检查时应免费检查的项目。

尿常规中的"尿蛋白、尿糖、尿酮体、尿隐血"可以填写定性检查结果,阴性填"一",阳性根据检查结果填写"＋"、"2＋"、"3＋"或"4＋",也可以填写定量检查结果,定量结果需写明计量单位。

血钾浓度、血钠浓度为高血压患者年度健康检查时应检查的项目,建议有条件的地区为高血压患者提供该项检查。

糖化血红蛋白为糖尿病患者应检查的项目,建议有条件的地区为糖尿病患者提供该项检查。

眼底、心电图、胸部 X 线片、B 超结果若有异常,具体描述异常结果。其中 B 超写明检查的部位。

其他:表中列出的检查项目以外的辅助检查结果填写在"其他"一栏。

(13)日期:指体检日期(年、月、日)。

(14)主检医生:指承担并负责体检工作,具有主治医师以上技术职称的医务人员。

5. 医疗卫生服务记录

(1)接诊记录:见表8-8。

表8-8 接诊记录表

姓名: 　　　　　　　　　　　　　　　　　　　　　编号□□□－□□□□□

就诊者的主观资料: 就诊者的客观资料: 评估: 处置计划: 　　　　　　　　　　　　医生签字: 　　　　　　　　　　　　接诊日期:　　　年　　月　　日

① 就诊者的主观资料是由病人提供的主诉、症状、病史、家族史等,医生的主观看法不可加入其中,要求尽量用病人的语言来描述。

② 就诊者的客观资料是医生诊疗过程中观察到的病人的资料。包括体检所见的体征、实验室检查、X线等检查的资料以及病人的态度、行为等。

③ 评估是SOAP中最重要、也是最困难的一部分。完整的评估应包括诊断、鉴别诊断、与其他问题的关系、问题的轻重程度及预后等。

④ 也称与问题相关的计划,是针对问题而提出的,每一问题都有相应的计划。包括诊断计划、治疗计划、病人指导等。

(2)转诊、会诊记录

转诊:即把病人某一问题的部分照顾责任暂时转给别的医生。

会诊:是指某一医生为病人的问题请教别的医生。

6. 重点人群健康管理记录　重点人群健康管理记录包括国家基本公共卫生服务项目要求的0~6岁儿童、孕产妇、老年人、慢性病和重性精神疾病患者等各类重点人群的健康管理记录。根据工作需要相应建立。

(二)健康档案管理

居民健康档案记载了居民一生中有关健康问题的全部,应集中存放,专人负责,居民每次就诊时,调档、就诊、登记、归档。有条件的单位应逐步发展微机化管理。

1. 建立健全制度　为使健康档案完整、准确、全面地反映一个人一生的健康状况,有必要制定有关健康档案的建立、保管、使用、保密等制度,完善相应的设备,配备专职人员,妥善保管健康档案。

2. 档案建立流程　参加健康管理的居民要每人建一份个人健康档案,根据居民类别(儿童、妇女和老人)在前述个人健康档案的基础上相应地建立保健记录,有慢性病者还要建立慢性病随访记录。建立居民健康档案可以在居民到健康管理服务机构初次就诊时建立。

家庭健康档案:一般在首次建档时,完成其主要内容的记录,待家庭发生变动或结合社区实际情况再补充或增加有关内容。家庭主要问题目录随时记录。

确定建档对象流程(图8-2):

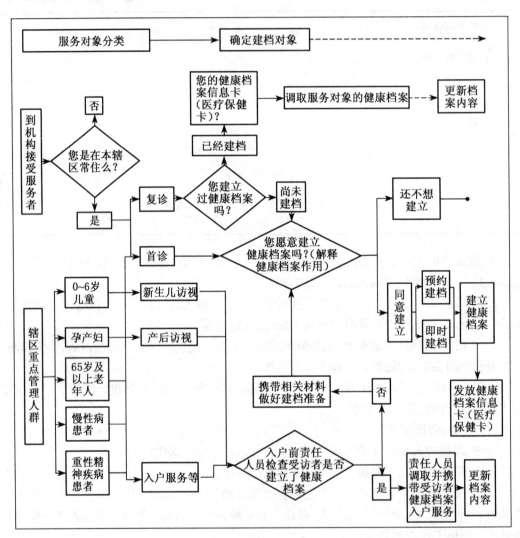

图8-2　建档对象确定流程图

3. 档案保管和使用　责任医师在提供健康管理服务时,按规定格式要求完整记录、认真书写。当被管理对象生病就诊时,医务人员要填写健康档案。会诊时,由经治医师调档、记录有关会诊情况。转诊或住院时,事后要及时将有关转诊、住院期间的问题、处理经过及结果等录入健康档案。如就诊、转诊、住院医院与健康管理服务机构建立了电脑联网,应由经治医师调档、记录相应健康问题等。

健康档案要统一编号、集中存放在健康管理服务中心(或全科医疗门诊部),由专人负责保管。健康管理对象每次就诊时凭就诊卡向档案室调取个人健康档案,就诊完后迅速将档案归还档案室,换回就诊卡。

居民健康档案建立后要定期或不定期地分析其间的有关内容,及时发现个人、家庭的主要健康问题,有针对性地提出防治措施,做到物尽其用,充分发挥健康档案在提高居民健康水平中的作用。管理流程见图8-3。

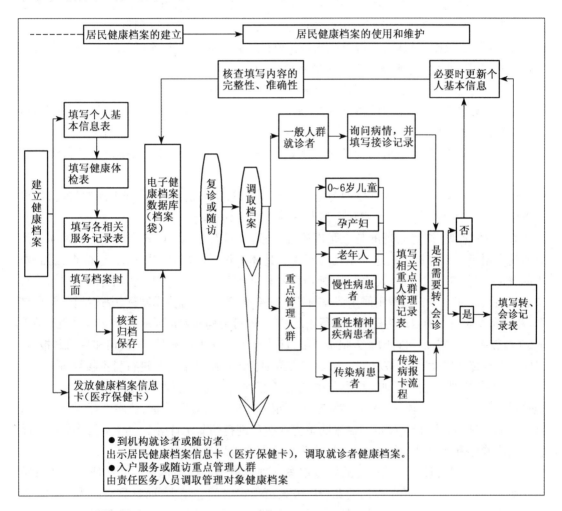

图8-3　居民健康档案管理流程图

4. 建档考核指标　为加强社区居民健康档案建档工作,目前常使用如下指标进行考核。

(1) 健康档案建档率＝建档人数/辖区内常住居民数×100%。

(2) 电子健康档案建档率＝建立电子健康档案人数/辖区内常住居民数×100%。

(3) 健康档案合格率＝抽查填写合格的档案份数/抽查档案总份数×100%。

(4) 健康档案使用率＝抽查档案中有动态记录的档案份数/抽查档案总份数×100%。

(有动态记录的档案是指1年内有符合各项服务规范要求的相关服务记录的健康档案)

四、计算机在社区卫生服务信息管理中的应用

（一）电子计算机在社区卫生服务信息管理中的作用

随着社区卫生服务组织信息化程度的提高，信息技术与资源开发利用的内涵也将不断拓展和深入，电子计算机在社区卫生服务信息管理中的作用将逐步受到重视。

1. 办公自动化　社区卫生服务机构每年要投入相当大的人力、物力去处理办公室的事务，合理地利用现代信息手段能带来很多便利，其中包括：

（1）公文处理：收文、发文、归档和查询。

（2）档案管理：处理来自院内外的文书档案、进行档案登记、分类、索引、编目、立卷、检索等，以及建立和维护电子文档等。

（3）事务管理：计算机可以辅助进行规划、计划、总结、评价、工作安排及会务组织与记录等。

（4）沟通联络：通过国际互联网与电子邮件，可进行常规信息发布、网上问题讨论；还可以查询火车、飞机时刻表，联系电话手册及联络交通工具等。

2. 财务管理　财务管理的特点是准确性要求高、计算量大、工作过程枯燥而繁琐。计算机的应用可以很好地解决这一系列的问题。具体来说，计算机可用于治疗、检查、药品费用的登记、划价等；可进行预收款管理，即当病人的结余额小于一定数目时，由计算机提示或打印出该病人的病区、床号、费用使用情况与补交预交金等；可进行费用结算、中途结算、转科结算，和当病人对收费项目产生疑问时进行重新结算等；可为病人就每天的各项支出、总账、结算账、预收款等提供查询；可打印病人报销凭证、日结账汇总表、日结账明细表、旬和月结账报表、科室核算月统计报表等；可按科室工作量和收费项目进行统计汇总和进行科室核算等。

3. 药品管理　药品管理的特点与上述财务管理很相似，把药品的品名、规格、剂型、产地、价格、金额、采购、销售等录入计算机，就可很方便地进行采购管理、药库管理、药房管理、特殊药品管理、自动划价、设定药品采购量警戒线和进行药品统计等。这样不仅能提高药品管理的准确性和效率，同时还有助于杜绝药品管理的弊病与漏洞。

4. 健康档案管理　计算机化的健康档案管理或电子病历与传统的纸质病历相比有很多优势。传统的手写病历不仅需要花费医务人员很多时间和精力，而且具有因为书写不清而难以辨认、不便查阅和难以进行统计分析等弊端。如果改用电子病历则不仅有助于保证病案首页及病案有关信息的完整录入，而且还便于病案信息查询和数据备份，便于进行疾病、病人和医疗信息（诊断、手术、治疗、转科等）、费用等统计，便于对医疗任务与质量进行监督控制，便于病案借阅管理和按卫生主管部门要求进行数据转换等。

5. 远程医学教育　大多数社区卫生服务机构的图书资料极其有限，又没有经费和时间安排脱产进修学习，所以社区卫生人员知识与技能很难得到及时更新与提高。这已成为制约社区卫生服务发展的一个重要障碍。远程教育能在很大程度上解决这一问题。目前各种各样的网络学校层出不穷，有些医学、卫生网站还定期在网上举行专题学术会议、报告、讲座、手术直播等活动。通过网络，卫生人员不仅可以查阅最新的专业资料，还可接受正规的

学历教育和继续医学教育。更重要的是,网上医学教育形式多样、时间灵活、费用低、不用离岗、不影响工作,很适合社区卫生服务的实际。

6. 诊疗活动管理 现代信息技术不论在门诊还是住院服务中都大有用武之地。利用计算机向门诊病人提供挂号服务既方便又快捷,且挂号时所录入的病人基本资料还有多种用途。它可很方便地调出来用于统计分析,以提供就诊病人的时间、地域、分科、年龄、性别等方面的特征信息。如果社区卫生服务机构内实现联网,则门诊挂号时所输入的基本信息还可以为后续的就诊过程所利用,从而节省医务人员很多的填表时间。

实际上,现代信息技术在社区卫生服务服务与管理的每一个方面都有极其广泛的用途,以上介绍的仅是其中的几项基本应用。这些应用的实施并不需要投入太多的资源,社区卫生服务机构可首先选择从这几个方面入手,等做好充分的技术与资源准备之后,再考虑向更高级的应用领域拓展,如加入省内外的远程医疗网,提供网络卫生服务等。

(二)社区卫生服务管理信息系统的建立与管理

社区卫生服务管理信息系统(community health care management information system)是帮助社区卫生服务工作者准确有效地处理信息的系统。它是通过使用计算机和通讯设备采集、存储、处理和传输社区居民健康问题的有关信息和与其有关的其他信息

社区卫生服务信息系统的组成主要由硬件系统和软件系统两大部分组成。在硬件方面,要有高性能的中心电子计算机或服务器、大容量的存储装置、遍布社区卫生服务机构各部门的用户终端设备以及数据通信线路等,组成信息资源共享的计算机网络;在软件方面,需要具有面向多用户和多种功能的计算机软件系统,包括系统软件、应用软件和软件开发工具等,要有各种社区卫生服务信息数据库及数据库管理系统。

社区卫生服务管理信息系统的建立,涉及面广,影响范围大,不仅要解决许多技术问题,同时也要解决管理、协调问题。

1. 建立信息系统必备的技术基础 社区卫生服务管理信息系统的开发应有卫生管理人员、计算机工程人员和社区卫生服务工作者。卫生管理人员(决策者)主要任务是确定与社区卫生服务发展目标相一致的信息系统建设目标,统筹经费并协调与信息系统建设有关的各个部门的工作;熟悉社区卫生服务工作过程和信息技术的专家,负责制定具体的目标、规划方案并组织实施。

2. 社区卫生服务信息标准化 为扭转各地健康档案建设发展不平衡、缺乏共享互通的局面,卫生部于 2009 年出台了《关于规范城乡居民健康档案管理的指导意见》(卫妇社发〔2009〕113 号),规定建立城乡居民健康档案工作应当在县(市、区)卫生行政部门的统一领导下由社区卫生服务中心、社区卫生服务站和乡镇卫生院、村卫生室等城乡基层医疗卫生机构具体负责,并实施规范管理,按项目为城乡居民免费提供基本公共卫生服务。通过开展国家基本公共卫生服务、日常门诊、健康体检、医务人员入户服务等多种方式为居民建立健康档案,并根据服务提供情况做相应记录。其他医疗卫生机构应当配合做好健康档案的补充和完善工作。具体内容和方法执行《国家基本公共卫生服务规范》的有关要求。随后,卫生部组织相关专家制定发布了《健康档案基本架构与数据标准(试行)》、《健康档案基本数据集编制规范(试行)》、《健康档案公用数据元标准(试行)》以及《基于健康档案的区域卫生信息平台建设指南(试行)》等规范性文件,为居民健康档案的建设统一了标准。

（1）健康档案的架构：健康档案的系统架构是以人的健康为中心，以生命阶段、健康和疾病问题、卫生服务活动（或干预措施）作为三个纬度构建的一个逻辑架构，用于全面、有效、多视角地描述健康档案的组成结构以及复杂信息间的内在联系。通过一定的时序性、层次性和逻辑性，将人一生中面临的健康和疾病问题、针对性的卫生服务活动（或干预措施）以及所记录的相关信息有机地关联起来，并对所记录的海量信息进行科学分类和抽象描述，使之系统化、条理化和结构化。

第一维为生命阶段：按照不同生理年龄可将人的整个生命进程划分为若干个连续性的生命阶段，如婴儿期、幼儿期、学龄前期、学龄期、青春期、青年期、中年期、老年期等八个生命阶段。也可以根据基层卫生工作实际需要，按服务人群划分为：儿童、青少年、育龄妇女、中年和老年人。

第二维为健康和疾病问题：每一个人在不同生命阶段所面临的健康和疾病问题不尽相同。确定不同生命阶段的主要健康和疾病问题及其优先领域，是客观反映居民卫生服务需求、进行健康管理的重要环节。

第三维为卫生服务活动（或干预措施）：针对特定的健康和疾病问题，医疗卫生机构开展一系列预防、医疗、保健、康复、健康教育等卫生服务活动（或干预措施），这些活动反映了居民健康需求的满足程度和卫生服务利用情况。

三维坐标轴上的某一区间连线所圈定的空间域，表示个人在特定的生命阶段，因某种健康或疾病问题而发生相应的卫生服务活动所记录的信息数据集。理论上一份完整的健康档案是由人从出生到死亡的整个生命过程中所产生和记录的所有信息数据集构成。

（2）居民健康档案的编制标准：从信息来源可以看出，建立健康档案是一个跨业务系统、跨生命时期、跨行政区域，持续积累、动态更新、共建共用的一个长期过程。制定全国统一、科学合理、满足基层、灵活适用的健康档案编制标准，是建立健康档案，尤其是电子健康档案的关键。电子健康档案信息系统应与新农合、城镇基本医疗保险等医疗保障系统相衔接，逐步实现各医疗卫生机构间数据互联互通，实现居民跨机构、跨地域就医行为的信息共享。

编制健康档案的数据标准目前主要包括三类：健康档案相关卫生服务基本数据集标准；健康档案公用数据元标准；健康档案数据元分类代码标准。

① 健康档案相关卫生服务基本数据集标准：基本数据集是指在特定主题下，由必需、基本的数据元组成的数据集；是对所必须采集记录的数据元基本范围的标准化要求。健康档案基本数据集是指构成某个卫生事件（或活动）记录所必需的基本数据元集合。与健康档案相关的每一个卫生服务活动（或干预措施）均对应一个基本数据集。基本数据集标准规定了数据集中所有数据元的唯一标识符、名称、定义、数据类型、取值范围、值域代码表等数据元标准，以及数据集名称、唯一标识符、发布方等元数据标准。

针对健康档案的主要信息来源，目前已制定出健康档案相关卫生服务基本数据集标准共 32 个。按照业务领域（主题）分为 3 个一级类目：基本信息、公共卫生、医疗服务。其中"公共卫生"包含 4 个二级类目：儿童保健、妇女保健、疾病控制、疾病管理。32 个卫生服务基本数据集的具体标准文本见附件。

表 8-9 列出了健康档案相关卫生服务基本数据集标准目录。如：《出生医学证明基本数据集》的数据集标识符为"HRB01.01"，表示该数据集标准属于"健康档案领域（HR）"中的一级类目"公共卫生（B）"下的二级类目"儿童保健（01）"，数据集顺序号为"01"。

表 8-9　健康档案相关卫生服务基本数据集标准目录

序号	一级类目	二级类目	数据集标准名称	数据集标识符
1	A 基本信息		个人信息基本数据集	HRA00.01
2		01 儿童保健	出生医学证明基本数据集	HRB01.01
3			新生儿疾病筛查基本数据集	HRB01.02
4			儿童健康体检基本数据集	HRB01.03
5			体弱儿童管理基本数据集	HRB01.04
6		02 妇女保健	婚前保健服务基本数据集	HRB02.01
7			妇女病普查基本数据集	HRB02.02
8			计划生育技术服务基本数据集	HRB02.03
9			孕产期保健服务与高危管理基本数据集	HRB02.04
10			产前筛查与诊断基本数据集	HRB02.05
11			出生缺陷监测基本数据集	HRB02.06
12	B 公共卫生	03 疾病控制	预防接种基本数据集	HRB03.01
13			传染病报告基本数据集	HRB03.02
14			结核病防治基本数据集	HRB03.03
15			艾滋病防治基本数据集	HRB03.04
16			血吸虫病病人管理基本数据集	HRB03.05
17			慢性丝虫病病人管理基本数据集	HRB03.06
18			职业病报告基本数据集	HRB03.07
19			职业性健康监护基本数据集	HRB03.08
20			伤害监测报告基本数据集	HRB03.09
21			中毒报告基本数据集	HRB03.10
22			行为危险因素监测基本数据集	HRB03.11
23			死亡医学证明基本数据集	HRB03.12
24		04 疾病管理	高血压病例管理基本数据集	HRB04.01
25			糖尿病病例管理基本数据集	HRB04.02
26			肿瘤病例管理基本数据集	HRB04.03
27			精神分裂症病例管理基本数据集	HRB04.04
28			老年人健康管理基本数据集	HRB04.05
29	C 医疗服务		门诊诊疗基本数据集	HRC00.01
30			住院诊疗基本数据集	HRC00.02
31			住院病案首页基本数据集	HRC00.03
32			成人健康体检基本数据集	HRC00.04

② 健康档案公用数据元标准：健康档案 32 个相关卫生服务基本数据集中共包含 2 252 个数据元。其中两个或两个以上数据集中都包含的数据元，称为公用数据元。公用数据元是不同业务领域之间进行无歧义信息交换和数据共享的基础。健康档案公用数据元标准规定了健康档案所必须收集记录的公用数据元最小范围及数据元标准，目的是规范和统一健康档案的信息内涵和外延，指导健康档案数据库的规划设计。

健康档案公用数据元标准中共包含公用数据元 1 163 个，191 个数据元值域代码表。具体标准文本见附件。

③ 健康档案数据元分类代码标准：健康档案中的数据元之间存在着一定的层次结构关系。从信息学角度对数据元进行科学分类与编码，目的是为健康档案中来源于各种卫生服务记录的所有信息（数据元），建立一个统一的、标准化的信息分类框架，使得不同的信息（数据元）根据其不同的特性，能够分别定位和存储在相应的层级结构中，方便健康档案信息利用者的快速理解和共享。健康档案数据元分类代码标准见表 8-10。

表 8-10　健康档案数据元分类代码标准

大类	大类代码	小类	小类代码	说明（示例）
个体标志	01		00	个体的唯一标志，数据元如：记录表单编号、身份证件标志（类别与号码）、标本编号、住院号、门诊号
人口学及社会经济学特征	02	姓名	01	数据元如：姓名、母亲姓名
		性别	02	数据元如：性别代码
		年龄	03	数据元如：母亲出生日期
		国籍	04	数据元如：国籍代码
		民族	05	数据元如：民族代码
		婚姻	06	数据元如：婚姻状况类别代码
		职业	07	数据元如：职业类别代码（国标）、工作单位名称
		教育	08	数据元如：文化程度代码
		社会保障	09	数据元如：医疗保险—类别
		角色	18	个体间的关系/角色，数据元如：血缘关系代码
		其他	99	数据元如：家庭年人均收入类别代码
地址	03		00	地址相关信息，数据元如：行政区划代码、邮政编码、常住地址类别代码
通信	04		00	通信相关信息，数据元如：联系电话类别、电子邮件地址
服务者机构	21	服务者机构标志	01	服务者机构标志，数据元如：检查（测）机构名称、手术机构名称
		其他	99	与服务者机构有关的不能归入其他类目的其他信息
服务者个体	22	服务者个体标志	01	服务者个体标志，数据元如：产前筛查医师姓名
		其他	99	与服务者个体有关的不能归入其他类目的其他信息

续表 8-10

大类	大类代码	小类	小类代码	说明(示例)
出生信息	30		00	个体出生时的相关信息,数据元如:出生日期、出生地、出生体重、出生医学证明编号
个体卫生事件	42	类别	01	个体卫生事件的类别标志,数据元如:产前检查标志、新生儿疾病筛查标志
		时间	02	个体卫生事件发生的日期/时间,数据元如:检查(测)日期、产前筛查孕周、翻身月龄、手术日期
		地点	03	个体卫生事件发生的地点,数据元如:分娩地点类别、伤害发生地点代码
观察	51	问询	01	数据元如:既往疾病史、过敏症状、婴儿喂养方式
		体格检查	02	体格检查信息,数据元如:肺部听诊结果、龋齿数
		医学检验	03	医学检验信息,数据元如:ABO血型、白细胞计数值
		病理	04	病理学检查信息,数据元如:病理检查标志
		影像检查	05	影像学检查信息,数据元如:B超检查结果
		其他	99	与观察有关的不能归入其他类目的其他信息
处理	52	方法	01	处理采用的方式、方法等,数据元如:产前筛查方法、分娩方式、药物使用频率
		过程	02	处理过程中的步骤、观察、结果等,数据元如:产时出血量、会阴裂伤程度、皮埋剂埋植部位
药品、食品与材料	53	药品	01	药品相关标志,数据元如:药物名称、中药类别代码
		血液	02	
		生物制品	03	数据元如:疫苗名称代码、疫苗批号
		材料	04	卫生材料相关标志,数据元如:宫内节育器种类代码
		食品	05	数据元如:吸食烟草种类代码、饮酒种类代码
		其他	99	与药品、食品与材料有关的不能归入其他类目的其他信息,数据元如:疫苗生产厂家
计划与干预	54	计划	01	为服务对象制定的健康指导信息,数据元如:婚前卫生指导内容、计划生育指导内容、宣教内容
		干预	02	为服务对象提出的医学指导信息,数据元如:产前诊断医学意见、婚检医学意见、婚检咨询指导结果
评估与诊断	55	评估	01	医学评估,数据元如:Apgar评分值、产前筛查结果
		诊断	02	确定的医学诊断,数据元如:临床诊断、产前诊断结果、出生缺陷类别、手术并发症、肿瘤临床分期代码
费用	56		00	数据元如:门诊费用分类、个人承担费用(元/人民币)
死亡信息	85		00	个体死亡时的相关信息,数据元如:死亡日期
其他	99		00	未能归入上述各类目的其他信息

3. 信息系统建立的步骤

(1) 系统规划：了解社区卫生服务的要求及现实环境，从技术、经济和社会因素等三个方面研究并论证本系统的可行性、编写可行性研究报告，制定初步的系统开发计划。主要解决建立信息系统的目标、方针、系统结构、投资原则等问题。

(2) 系统需求分析：信息系统的负责人在这个阶段中必须充分了解将要使用信息系统的部门的业务情况和拟选新系统的特性。确定被开发的系统的运行环境、功能和性能要求，编写用户手册概要和确认测试准则，为概要设计提供需求说明书。

(3) 系统设计：根据系统需求说明，建立目标系统的总体结构和子系统模块间的关系，定义各子系统或多模块之间的接口、设计全局性数据库和数据结构，规定设计限制、制订组装测试计划。对概要设计中产生的子系统及功能模块，进行进一步分解或过程描述，设计内部算法和数据结构，为编写源代码提供必要的说明，建立"模块开发卷宗"。

(4) 系统实现：这一阶段就是要准备好信息系统软件，将详细设计说明转化为所要求的源程序，并对其进行单元测试，验证接口与详细设计说明的一致性。如果是使用成品软件则要与软件供应商谈判购买软件的使用权。值得注意的是，信息系统所使用的计算机应该到软件基本完成之后，系统使用之前再购买为宜。

(5) 系统测试：信息系统软件在交付使用之前要进行严格、全面的测试，检测软件的功能以及正确性。可行性和操作的简便性等内容，以便发现问题，解决问题，保证信息系统顺利地投入运行和使用。

(6) 设备配置：应根据使用的需要配置计算机设备。信息系统中的计算机设备配置要充分考虑到信息系统一旦使用后就不能中断这个特点，在选择计算机设备时除注重性能价格外，还要注意设备的可靠性。对于关键设备，如服务器、整个系统共用的设备等要有备份。

(7) 人员培训：在系统投入使用之前要重视对使用人员和卫生管理人员的培训。培训的目的一方面是提高他们的使用技能；另一方面也是使他们充分了解信息系统的特点。信息系统是靠人来操作的，只有提高使用人员的水平，才能使信息系统的应用水平得到提高，信息系统的效益才能充分发挥出来。

(8) 系统使用和维护：对投入运行的系统进行修改，以改正在前阶段未发现的错误，使系统能适应外界环境的改变，并实现系统的功能扩充和性能改善。

4. 社区卫生服务信息系统的管理

(1) 组织管理：对社区卫生服务管理信息系统的管理必须设有专门的组织机构。可成立社区卫生服务信息系统管理委员会或领导小组，由社区卫生服务机构主管直接领导，负责社区卫生服务管理信息系统的总体设计和开发应用。

社区卫生服务管理信息系统的建立是一个长期的开发过程，必须首先设定建立系统的近期和远期目标，制定长远规划和分阶段实施的计划。为使系统的开发能顺利进行，在开发阶段应设专门的课题组负责其事。课题组应由领导、医务人员和工程技术人员共同参加组织实施。对投入运行的社区卫生服务管理信息系统，必须制定一套切实可行的规章制度，如系统的使用规则、值班制度、服务守则等，要加强对系统使用的管理。要针对工作人员中不同阶段的思想活动做好动员和解释工作，以使全体人员跟上时代潮流和科技发展的形势，不断转变观念，高瞻远瞩，做好此项工作。

(2) 技术管理：社区卫生服务管理信息系统涉及多门科学技术和高技术的知识，技术性很强。它能否成功建立,从技术上看首先在于有一个好的系统分析和设计。但事实上没有一个绝对正确全面且不容修改的系统分析和设计。在社区卫生服务管理信息系统的使用过程中,由于用户需求的变化(这种变化是不可避免的),对系统设计做某些调整是正常的。

在技术管理上,首先要做好开发研制各应用软件的工作,使社区卫生服务工作人员(用户)乐于接受;并从技术上保证和维护信息系统在社区卫生服务工作中正常运行。同时要注意新技术的发展动向,不断改善和更新社区卫生服务管理信息系统的技术状况,跟上时代先进水平。

(3)人才管理:人才配备是开展社区卫生服务管理信息系统工作的关键问题。社区卫生服务机构能否顺利开展计算机的应用工作,在很大程度上取决于通晓社区卫生服务信息科学和具备计算机开发才能的专业人员。理想的社区卫生服务管理信息系统人才应是既掌握计算机知识,又能熟知医学知识的人才;既有计算机的学位,又有医学的学位;但在中国目前非常少见。

根据中国的实际情况,开展社区卫生服务管理信息系统的工作还需实行工程技术人员与医务人员结合的方法。计算机对一个科学工作者的素质养成来说是重要的,这种养成只有在计算机应用的实践中才能有得到。不接触计算机是不可能提高认识的。对医务人员来说,需要在正确认识的基础上掌握计算机应用技术,又在实践中提高应用计算机的自觉性。有了自觉性就会坚持应用。否则,即使有了非常方便的应用程序也不会坚持,往往半途而废。对于计算机工程技术人员来说,必须认识到,在医学领域中所开发的应用软件一定要使用户易于学习和使用,不应让用户来勉强适应软件的各种规定,这样制作出来的软件,往往不易被医务人员所接受。

(4)设备管理:社区卫生服务管理信息系统的硬件都是高度精密灵敏的电子设备,必须建立一套完整的使用、维护、检修制度,并认真落实。每台机器或设备都应有关于其名称、性能、操作规程、使用方法及注意事项等说明的明显标志,使用人员必须熟知有关事项,在使用前阅读有关资料,切实掌握使用要领。每台机器均应处于正常备用状态,并应检查核对电源、电压的工作状况。

要创造良好稳定的硬件设置环境,室内温度、湿度、空气净度均应按要求落实,定时检测有关数据,使之控制在规定范围以内。

应建立机器的使用交接制度及管理值班制度,各级人员均应严格执行。

(张开金 王劲松)

第九章
社区卫生服务管理

☞ **案例 9-1**

　　某社区卫生服务站地处 A 市××地区(近 30 年迅速发展起来的城区),共管辖 4 个居委会共 8 100 户,24 007 人,辖区面积约 3 平方公里,社区卫生服务站用房为一栋独立的 2 层小楼,房屋建筑面积 501 m²,使用面积 445 m²。

　　该社区卫生服务站于 1998 年 8 月建站,由某医院派出 27 名医务人员。但是其工作内容只是单一的开展常规门诊医疗服务;工作时间为周一到周五早 8 点至下午 5 点,未开展出诊服务。虽然医院对社区医务人员在奖金方面给予 120% 平均奖的倾斜,但全年人员支出超过业务收入。

　　截至 2001 年 8 月建立健康档案 38 份,日平均门诊人次 9 人,全年业务收入 107 297 元。医务人员懒散,经常上班迟到,下班早退,老百姓对其口碑极差。

　　为了转变社区卫生服务站现状,使其有比较好的经济效益,2001 年 10 月医院领导班子讨论决定开始进行改革,在全院范围内进行"社区卫生服务站目标管理经济责任制,全员公开竞聘上岗活动"。站长竞聘条件不论年龄职称,主要看管理能力。竞聘会上由竞聘者介绍如何当站长,如何管理社区卫生服务站,以及改革措施,然后由全院职工投票,票多上岗。

　　2001 年 10 月医院任命了新的社区卫生服务站长,其与医院签订了责任书,走马上任。

　　新的社区卫生服务站长上任后开展了以下改革措施:

　　1. 加强与社区联系　召开由社区卫生服务站、居委会参加的每周工作例会,共同组织社区居民活动(如健康教育讲座、体育比赛、歌唱比赛等),开展居民聊天活动。

　　2. 对社区卫生服务站进行房屋内部格局改造　将原来的大诊室改为一对一的全科诊室,修建门前无障碍坡道,走廊建方便扶手,洗手间配备呼叫铃以便患者遇到紧急情况呼叫,并配置自动冲水系统和不锈钢可折叠坐便器,走廊里安装了残疾人电话、无线呼叫系统和背景音乐系统等。

　　3. 开展社区健康调查,进行社区诊断　针对社区诊断中本社区老年人多的特点增设了中医专家诊室、前列腺诊室和骨伤按摩诊室等科室,以及化验室、中药房;增加了血球分析仪、尿分析仪、煎药机等设备。

　　4. 扩大服务范围　开展中医特色服务,增加了代煎代送中药,免费送氧气上门,免费提供治疗仪器入户治疗;开展社区护理服务出诊的服务项目;开展免费体检项目,每年春季为辖区老年人进行一次减免费用体检(55 岁以上成本收费、80 岁以上全部免费);安排专车、专人免费接送行动不便老人就诊、转诊。

5. 开展契约式卫生服务　提供多个不同收费层次的合同内容供居民选择,以适应从普通居民到高收入人士不同层次的人群卫生服务需求。

通过四年的改革,截止到 2005 年底,对小区 2 万余常住居民进行了健康调查,并建立健康档案;减/免费为小区居民健康体检 5 次,连续管理高血压患者 1 211 人,建立高血压患者俱乐部,糖尿病患者 178 人;治疗仪器 2 000 余人次,为居民免费出车 107 次,免费送氧上门 555 罐;日门诊量平均超过 160 人次,仅 2005 年开展各类健康教育活动 35 场,受教育人数 8 000 人次。

2005 年全年社区医疗业务收入达到 592 万元;职工人均月工资收入达到 3 000 元以上(2 000～8 000 元)。

假如你是社区卫生服务站站长,你将会去如何管理?

一项省级大医院门诊病例和住院病例的研究表明,目前大医院门诊病例中有 64.8% 的可以在社区解决;住院慢性病患者中,有 76.8% 的可以在社区解决或接受家庭医疗服务照顾。如果能实现病人的合理分流就诊,可节省 40% 的医疗费用。全国卫生服务的社会需求大部分在基层,但城市卫生资源的 80% 却配置在大医院,医疗资源配置不尽合理的现象确实应该引起社会的关注和思考。随着医疗卫生改革的推进,社区卫生服务已被认为是解决目前老百姓"看病难、看病贵"问题的重要而有效的途径之一。为了使社区卫生服务更好地发挥其应有的功能,卓有成效的管理是必不可少的。

一、社区卫生服务管理概述

(一)社区卫生服务管理的基本概念

1. 管理的定义　管理是指组织为了达到个人无法实现的目标,通过组织、计划、控制等各项职能活动,合理分配、协调相关资源,使之发挥最大效率,产生最大效益,达到组织目标,完成组织任务的过程。

2. 社区卫生服务管理定义　社区卫生服务管理是综合运用管理学理论、方法和技术,按照社区卫生服务工作的客观规律,对开展社区卫生服务的人、财、物、信息、时间和空间等资源进行计划、组织、协调、控制,充分发挥社区卫生服务机构的整体功能,以取得最佳综合效益的管理活动过程。

(二)社区卫生服务管理的基本理论

社区卫生服务管理理论是指导社区卫生服务工作的理论基础,是在社区卫生服务管理的实践中形成的,引入管理学的基本理论和原理,并结合社区卫生服务的实际形成了社区卫生服务的基本理论框架。具体包括以下几个方面:

1. 社区卫生服务管理的理论体系

(1)社区卫生服务管理的思想体系

① 社区卫生服务管理的理论系统:现代化管理需要用现代的科学管理理论来指导,是社区卫生服务管理实践与现代管理理论的结合,其理论系统包括辩证唯物主义方法论、系统论、控制论、信息论、行为科学、决策论等方面的理论。

② 社区卫生服务管理的观念系统:管理观念是影响决策的主要因素,因而管理观念是社区卫生服务发展的导航器,对社区卫生服务发展有全局性、根本性的作用;要破除小生产式的管理模式,包括家长式管理,供给式管理、封闭式管理、平均主义式管理,建立起反应社会化大生产规律要求的现代科学管理的观念;包括一切从实际出发,满足需求、系统观念、权威观念和时间观念。

③ 社区卫生服务管理的观点系统:就是符合社会化大生产的观念,开放的观点,面向世界、面向未来的观点,激励观点,改革开放的观点。

(2) 社区卫生服务管理的方法与技术系统:社区卫生服务管理的一般方法与技术是现代管理方法与技术的专业化、实用化和具体化。对于决策层,要掌握有关社区卫生服务事业发展的整体性、全局性、方向性和战略性的宏观决策方法,如规划法、预测法、目标决策法等。对于管理层,要在社区卫生服务管理重大决策与发展对策确定后,在计划执行过程中,进行组织实施、监督检查、控制和评价的管理方法,是社区卫生服务职能部门的管理职能;对于执行层也就基层执行单位,要贯彻执行有关社区卫生服务工作计划所采取的计划管理方法,这是基层管理者的管理职能。

(3) 社区卫生服务管理能力体系:要进行有效的社区卫生服务管理需具备以下能力:①判断理解能力:能认识并领会社区卫生服务管理方面的有关方针政策、文件指令、目标任务,并运用管理原理对社区卫生服务工作中具体问题进行分析、综合,做出客观准确的判断;②决策规划能力:能合理利用社区卫生服务资源并对其资源的规模、结构、层次和布局进行统筹规划,对社区卫生服务工作方向性、全局性的重大问题做出决断;③协调组织能力:能运用管理的组织职能,构建符合社区卫生服务管理特点和规律的组织网络,确定组织目标,制定组织计划,培训有关人员,并能够组织实施,善于协调社区卫生服务部门内部与外部之间的关系;④开拓创新能力:能对社区卫生服务工作进行研究、开发,建立健全社区卫生服务管理体系,拓展社区卫生服务领域,转变服务模式,改革创新,开拓进取;⑤社会活动能力:能为有效开展社区卫生服务工作,进行社区交往和人际关系方面的广泛活动,并为社区卫生事业发展创造良好的外部环境;⑥实施业务能力:按照上级制定的目标、方针政策,具体实施有关社区卫生服务规划与任务,及时处理工作中存在的某些问题。指挥社区卫生服务工作人员顺利完成各项社区卫生服务任务。

2. 社区卫生服务管理的目的　社区卫生服务管理的目的是要在有限的卫生资源条件下创造出最大的效益,同时实现组织的既定目标。即通过合理使用卫生资源,用管理科学的理论、方法指导管理活动,提供适宜的技术服务,努力实现优质服务,最大限度地保障社区居民的健康。

3. 社区卫生服务管理内容　社区卫生服务管理内容包含有需求调查、社区诊断、计划、服务体系与服务组织的构建与管理、卫生资源管理、质量管理、服务评价等等。此外,还涉及卫生政策开发与实施、社区卫生服务的标准化、规范化、科学化管理。

卫生政策是国家和社会在防治疾病、保护和促进居民健康方面所采取的政策措施和相关服务的总和。卫生政策对卫生事业和卫生服务的发展具有决定性的影响,因此,如何科学地制定适宜的卫生政策,特别是社区卫生服务相关的政策,如何评价相应政策实施的效果与影响等是社区卫生服务管理的重要内容。

建立社区卫生服务机构的基本标准、基本服务规范和管理办法,完善各种规章制度。建立科学的考核、评价体系。加强社区卫生服务人员职业资格管理,规范服务行为;进行基础理论、基本知识、基本技能的培训与考核;树立严格要求、严密组织和严谨态度的良好作风。依法严格对社区卫生服务机构和执业行为进行监督管理。逐步建立社区卫生服务的管理信息系统,并实施社区卫生服务机构的计划、实施和评价的全过程管理。

（三）社区卫生服务管理的基本方法

1. 社区卫生服务管理方法体系的理论基础

（1）系统方法:将所要研究的对象作为一个整体、系统来看待,着重从系统的整体与组成系统的要素、要素与要素、系统与环境之间的相互联系、相互作用的关系中,综合地观察对象,以达到全面、准确了解对象,并对存在问题做出最佳处理的方法,是综合研究和处理有关对象整体联系的方法。

（2）还原方法:由高到低、向下进行研究。其特点是从部分了解整体,从微观了解宏观,从低级运动了解高级运动,把研究对象分成若干部分,一部分一部分地去认识其每一个环节,是科学研究逐步深化、走向精确和严格的途径。充分体现建立在系统科学基础之上的系统组织观和唯物辩证法的联系观,通过对社区卫生服务机构固有的内在组织性、层次性以及该系统所具有的结构性、功能性、整体性、开放性等普遍性特征的认识、总结、归纳、演绎,形成符合中国国情的社区卫生服务管理方法体系。

2. 社区卫生服务管理方法体系框架　包括管理学基础的相关管理方法、社区卫生服务管理专业基础的相关管理方法和社区卫生服务管理学方法三大部分。

3. 循证卫生管理法　遵循科学证据的卫生管理,它将卫生管理者个人的管理实践和经验与客观的科学研究证据结合起来,将正确的卫生管理方案、最有效卫生管理方法和最佳的卫生管理技术用于卫生管理过程之中。强调应运用卫生管理流行病学和卫生管理统计学的研究方法与卫生管理紧密结合。并从战略高度、方案设计、最佳方案的选择与抉择、管理方案的事实、管理效果的评价和调查研究方法等许多方面,多角度深入阐述应该怎样找证据,如何判断证据的可靠性与可信度,证据是否客观,怎样避免偶然性和偏倚。

4. 社区卫生服务管理的常用方法　社区卫生服务管理研究多综合使用多种研究方法,如管理流行病学、卫生统计学、管理运筹学、管理心理学、社会科学等。常用的研究方法有调查研究、实验研究、分析研究、理论研究等。

二、社区卫生服务组织管理

社区卫生服务组织是社区卫生服务的直接载体,社区卫生服务组织管理是一个开放的、技术的、综合的系统,是社区卫生服务管理的有机组成部分,是其他各项管理的基础。

（一）概述

1. 社区卫生服务组织管理的基本含义

（1）社区卫生服务组织的含义:社区卫生服务组织是指为了有效地完成社区卫生服务任务,实现提高社区居民健康水平的目标,按照卫生事业发展的要求、规律、设置程序和一定的责任、权利及其职能分工而形成的系统集合。社区卫生服务组织有其特定的目标,是由社区卫生技术人员和卫生管理人员所组成,是一个系统化结构。社区卫生服务组织具有三个方面的含义,首先社区卫生服务组织本身是一个实体,既是有形的组织实体,又是无形的作为组织内部关系网络或力量协作关系的组织结构,而无形的组织结构和有形的组织体系之间是一种手段和目的的关系。其次,社区卫生服务有确定的目标,任何组织都是为了实现特定的目标而存在的,都有一个明确的目的,社区卫生服务组织的总目标就是发展社区卫生服务事业,保障社区居民健康水平。为了实现这一总目标,建立社区卫生服务组织是所采用的一种手段和工具。第三,社区卫生服务组织有不同层次的分工与合作。社区卫生服务组织管理体系,必然有一个由许多要素、部门、成员,按照一定的联络形式排列组合而成的框架体系,它决定了正式的组织关系,包括管理层级数和控制跨度;决定了如何由个体组成部门,再由部门形成组织,进而形成了不同层次的分工与合作。最后,社区卫生服务组织是一个整体系统,在组织内部,其纵向各层次之间的联系和横向各分工部门的联系形成一个封闭的回路;在组织外部,不同卫生组织之间构成外在联系,表现为组织系统的开放性。

(2) 社区卫生服务组织管理的基本含义:社区卫生组织管理是指社区卫生服务组织按照管理的原理,遵循管理的原则设计社区卫生组织的管理体制和运行机制,合理运用组织职能和管理功能,在社区卫生服务宗旨体系框架内开展的各项管理活动。社区卫生服务组织管理是社区卫生服务管理体系中的一个系统,并具有以下含义:

① 是一个开放的系统:受到社区内外多方面因素的影响和制约,如社区的经济条件、居民的需求层次、医学科学技术的发展水平和医疗保障制度等。因此,社区卫生服务组织管理不可能有一个固定模式。如在不同地区、不同需求层次和不同条件与环境下形成理想的社区卫生服务组织管理模式,就需要不断地加以探索、调整和变革,也就是不断地与外部环境发生联系,从而不断地改革与发展。

② 是一个社会技术系统:既包括结构和技术方面,也包括社会和管理方面。社区卫生服务的适宜技术是构成社会技术系统的重要组成部分。

③ 是一个综合的系统:是实现科学管理的工具。社区卫生服务组织的主要作用是通过权力和责任的协调与分配,调动各层次的积极性,统一社区全体成员的思想意志,实现社区卫生服务组织的共同目标。

2. 社区卫生服务组织管理的特征和职能

(1) 社区卫生服务组织管理的特征

① 具有一定的目标:任何组织都是为实现某些特定目标而存在的,无论这种目标是明确的还是隐含的,目标是组织存在的前提和基础。社区卫生服务组织管理的目标是为社区居民提供基本医疗卫生保健,满足他们基本的医疗卫生服务需求,提高他们的健康水平,但组织并不是从事任何一项工作所必需的,如果一项工作或某个目标利用个人的力量就可以完成,就没有必要通过建立一个组织来实现。只有当个人的力量难以完成此目标时,建立相应的组织才是可取的。由于任何组织都是为了某一目的而存在的,没有共同的目标就形不成组织,也就无所谓组织管理了。所以,社区卫生服务管理者要经常向社区卫生服务组织成员灌输共同理想、共同愿景和共同目标这一信念,从而维系社区卫生服务组织的生存与发展。

② 进行分工与合作:没有分工与合作的群体也就不是组织,分工与合作是组织管理重要功能。社区卫生服务工作的最大特点就是分工合作,就是团队精神。分工与合作是组织

目标所决定的。社区卫生和全科医疗需要提供预防、保健、康复、医疗、健康教育和计划生育技术指导等一体化的服务,这种一体化的服务,就需要进行机构、部门、专业和人员的分工与合作。只有把分工与合作结合起来,才能提高效率,为社区居民提供综合、连续、系统、全面的卫生服务。

③ 有不同层次的权力与责任制度:分工以后,为了使社区卫生服务人员能履行其相应的职责,就要赋予他们完成该项工作所必需的权力;同时,为了保证各部门之间各工作之间的协调,就要对各项工作的责任和权力进行协调。只有这样才能保证各项工作的顺利进行.最终保证组织目标的实现。

(2) 组织职能:是指在特定环境中,为了有效地实现共同目标和任务,合理确定组织成员、任务及各项活动之间的关系,对资源进行合理配置的过程,也是正确处理人们相互关系的管理活动。改革城市卫生服务体系,积极发展社区卫生服务,是我国卫生事业面向 21 世纪发展所提出的战略目标。在此特定历史环境条件下,为了实现这一战略目标,必然涉及社区卫生资源重组、结构调整和合理配置等问题;解决这一问题必然要求政府领导、部门协调、社会参与;也必然涉及组织职能的活动。

① 组织机构的设计:包括社区卫生服务职能组织内横向管理部门的设置和纵向管理层次的划分。当社区卫生服务组织目标确定以后,社区卫生管理者首先应对为实现组织目标的各种杂乱无章的工作内容进行划分和归类,把性质相近或联系密切的工作进行归并,成立相应的职能部门进行专业化管理,并根据适度的管理幅度来确定社区卫生服务组织的纵向管理层次。

② 适度分权和正确授权:分权表示组织内管理的权力由高层管理者委派给各层和各部门的程度,分权要讲求适度;而授权则体现权力委任给各个管理层和各个部门的过程。适度分权、成功授权有利于社区卫生服务组织内各层次、各部门为实现组织目标而协调工作。

③ 人力资源管理:包括人员的选择和配备、培训和考核、奖惩制度,以及对社区卫生服务人员行为的激励等。人是组织的主体、人群中存在着复杂的人际关系,存在着分工和合作,要提高社区卫生服务人员的积极性和使用效率需进行人力资源的合理管理。

④ 组织文化的培育和建设:为创造良好的社区卫生服务组织氛围而进行团队精神的培育和组织文化的建设。

⑤ 组织的环境影响:社区卫生服务组织存在于特定的社区环境之中,组织中的形态、功能、结构、管理活动都受环境影响。因此,社区卫生服务组织的建立要因地制宜,结合本地区的实际、先行试点,积累经验,逐步推广。

3. 社区卫生服务组织管理的性质和目的

(1) 性质:社区卫生服务组织具有以下一些特征性质。

① 协调性:是指社区卫生服务人员为了实现共同的目标而在一起一致行动。为了实现协调,必须有一个基础,这就是有某种形式的集中的权威,这种集中的权威可能是专制的,也可能是民主的。专制的权威由个人掌握,民主的权威由一个集团掌握。权威必须同领导相区别,而权威和领导两者又必须同能力相区别。权威是一种权利,是进行指挥的权利。领导必须行使权威,并且只能存在于一个组织之中。能力则是做事的能力,不论这种能力是为个人所拥有,或为集团所拥有。组织的基础是利益或目标的共同性。它包括相互承担义务和相互提供服务,为了做到这些,所有社区卫生服务组织的成员必须对目标有共同的理解。这

种共同的理解不会自发地实现,其是管理部门的一项主要职责。

② 阶层性:是指社区卫生服务组织中的不同成员按其权利和责任的不同程度而在承担责任方面分成不同的阶层。对不同类型、不同规模的社区卫生服务组织来讲,这种阶层划分都是普遍适用的。阶层性的最主要之点是管理者同被管理者之间的上下关系。正是由于组织的阶层性,最高管理层才得以使最基层的人员完成其任务。社区卫生服务的各级组织就是在应有阶层中相应权力的基础上进行领导。体现这一性质的过程就是授权。这意味着在阶层中处于较高地位的人把一部分权力授予下级,并赋予他们相应的职责,下级就要为履行上级赋予的职责而对上级负责。随着组织规模的日益扩大,被授权的下级必须把他们拥有的权力的一部分,再授权给自己的下级,自上而下,形成了一个完整的阶层系列或等级系列。

③ 职能性:社区卫生服务组织的职能可以划分为三种:①决定性职能(决定做什么);②应用型职能(是事情做成);③解释性职能(解释执行过程中的差异和问题)。尽管三者在逻辑上讲是有区别的,但在组织中却常常结合在同一个人身上。社区卫生服务组织的职能特性,强调以下三点,第一,为了和谐地开展工作,必须确切地规定工作任务;第二,只有真正地理解了整体目标才能实现积极的和谐;第三,集中注意于相互关系,组织者要注意到各项任务之间的相互关系。为了处理好这两种关系,组织者必须在阶层体系中纵向地进行工作,而领导者必须在各个职能部门之间进行横向的联系。

④ 专业性:社区卫生服务是以基层卫生机构为主体,全科医师为骨干,合理使用社区资源和适宜技术,以人的健康为中心、家庭为单位、社区为范围、需求为导向,以妇女、儿童、老年人、慢性病人、残疾人为重点,以解决社区主要卫生问题、满足基本卫生服务需求为目的,融预防、医疗、保健、康复、健康教育、计划生育技术服务为一体的、有效、经济、方便、综合、连续的基层卫生服务。因此。社区卫生服务组织具有较强的专业性和技术特性。社区卫生服务组织的设置、功能的划分和业务的实施必须遵循其专业的客观规律;必须符合社区卫生服务业务技术的基本要求。

⑤ 社会性:社区卫生服务是以社区为范围,为社区居民提供基本医疗卫生的服务,涉及的内容多、范围广,社会性工作比较强。要求发展计划部门要将社区卫生服务纳入区域规划和社会发展总体规划,合理布局社区卫生服务机构;财政和卫生行政部门要调整卫生经费的支出结构,按社区卫生服务人口安排社区预防保健等公共卫生服务所需工作经费;劳动和社会保障部门要把符合要求的社区卫生服务机构作为基本医疗保险定点医疗机构,把符合基本医疗保险有关规定的社区卫生服务分项目纳入从基本医疗保险支付范围;物价部门要建立和完善社区卫生服务的价格体系;民政部门要将社区卫生服务作为指导各地进行社区建设和开展社区卫生服务的重要内容;人事行政部门要支持和指导卫生行政部门加强社区卫生服务专业技术人员和管理人员队伍的建设;教育行政部门要支持和指导卫生行政部门建立以毕业后医学教育为核心的全科医学教育体系;建设行政部门在新建或改建城市居民居住区时,要把社区卫生服务设施纳入建设规划。因此,开展社区卫生服务需做大量的社会工作。

(2) 目的:社区卫生服务组织的目的是为了构建城市卫生服务体系,建立功能合理的卫生服务体系,形成较为完善的社区服务体系,有效地开展社区卫生服务,完成社区卫生的任务和目标。

① 构建城市卫生服务体系:我国的卫生体系包括卫生服务体系、医疗保障体系和执法

监督体系,其中卫生服务体系包括医疗服务体系和公共卫生服务体系。社区卫生服务组织是构成城市卫生服务体系的重要前提和基础。

② 建立功能健全的医疗服务体系:社区卫生服务组织主要从事预防、保健、计划生育技术指导和常见病、多发病、诊断明确的慢性病的治疗和康复。综合医院和专科医院主要从事疾病诊治,急危重症、疑难病症的诊疗,并结合临床开展教育、科研工作。

③ 形成完善的社区服务体系:社区是社会活动的基础,社会服务是社区居民学习、生产劳动的根本保证。社区经济、社区文化、社区教育和社区卫生是促进社区发展的四大支柱。尤其是社区卫生服务是构成社区服务体系的重要系统,是社区精神文明建设的重要标志。

④ 有效地开展社区卫生服务:社区卫生服务组织主要依托基层医疗卫生机构,形成以社区卫生服务机构为主体,其他医疗卫生机构为补充,以上级卫生机构为指导,与上级医疗机构实行双向转诊,条块结合以块为主,使各项基本卫生服务逐步得到融合的基层卫生服务网络,社区卫生服务组织是开展社区卫生服务活动的组织保证。社区卫生服务覆盖广泛、方便群众,不但能使广大群众获得基本卫生服务,也有利于满足群众日益增长的多样化卫生服务需求,社区卫生服务强调预防为主、防治结合,有利于将预防保健落实到社区、家庭和个人,从而提高人群健康水平。

⑤ 实现社区卫生服务的目标:社区卫生服务组织就是要发挥社区卫生服务组织的功能,有效地开展社区卫生服务,为了实现组织目标,就必须考虑劳动分工和工作协调问题。根据组织目标,将组织目标所必须进行的各项医疗、预防、保健、康复、健康教育、计划生育技术指导等各项活动和管理工作加以分类和归并,设计出合理的组织结构,配备相应人员,分工授权并进行协调。

4. 社区卫生服务组织设置的基本原则 社区卫生服务组织的存在取决于社区的需求与发展目标。社区卫生服务机构是为社区居民提供适宜技术、基本医疗卫生服务,其发展思路、发展规模和发展目标与其他组织机构有所不同,故所需要的职务和部门及其相互关系也不完全相同。理想的社区卫生服务组织设置包括以下内容:合理配置和利用现有的社区卫生服务资源,不盲目铺设新摊子,不搞低水平的重复建设,使有限的社区卫生资源产生出最佳的效率和效益;保持较高的可及性,让居民能及时、方便地进入卫生保健系统,寻求到所需要的卫生保健服务;有利于保持社区卫生服务的特征,如整体性、可得性、可用性、综合性、连续性和协调性等;有利于社区卫生服务事业的发展,满足社区居民的基本卫生服务需求。在进行组织机构和结构的设计时必须遵循以下基本原则。

(1) 目标明确原则:是指在设置社区卫生服务组织时,必须首先明确社区卫生服务组织存在的目的。为了完成总体任务,实现整体目标,必须将目标任务层层分解;必须把每一组织成员和力量调动起来形成整体,明确每一层次组织和个体的目标。因此,在进行组织设计时,要以事为中心,因事设机构,因事设岗位配备人员,做到人与事的高度配合;避免因人设事、因人设职。

(2) 管理幅度适宜原则:管理幅度是指管理宽度,是管理者有效管辖、监督人数的限度。管理幅度的大小是基于管理者的时间、精力、能力的有限性,受到大小、任务难易、有效计划等多种因素的影响。因此,在社区卫生服务组织机构设置时一定要充分考虑到以下因素:

① 管理者与其下属的能力:下属工作能力强,能积极领会领导意图,完成领导分配的工作任务。同时,领导者自身也有较强的驾驭能力,则管理幅度可宽,否则宜小。

② 所在的管理岗位层级：所在的管理岗位层级越高，要求的宏观驾驭能力越强，则管理幅度宜小。相反，所在的管理岗位越接近基层，工作任务越单一，任务的协调越容易，则管理幅度宜大。

③ 有效的授权：善于授权和能做到有效授权，可减少管理者监督下属的时间和精力，管辖人数增加，管理幅度可大。

④ 有效的计划和保障措施：事前良好的计划，使工作人员都能明了各自的任务，从而积极主动开展工作，则管理幅度可大，否则宜小。制度保障是使计划顺利实现不可缺少的元素。

因此，管理幅度的大小不是固定的，而是因人、因事综合作用的结果。对于社区卫生服务机构，因社区卫生服务组织处于较低层，机构规模相对较小，工作环境变化不大，管理幅度可大些。

（3）最少层次原则　管理层次的增加不仅带来人力、财力的增加，更重要的是导致上下级之间信息传递和沟通的障碍，造成传递失真，领会错误，最终导致工作效率低和责任推诿。因此，为使社区卫生服务组织有效运转，除规定适宜的管理幅度外，应在不影响工作任务完成的前提下，尽量减少层级。

（4）责、权、利、岗、能、绩一致性原则

① 责权是相等的两条平行线：它是指负什么责，就应有什么权。负多大责，就必须有多大权。

② 岗责权是等边三角形：岗责权三者相等、相适应是搞好岗位管理最基本的要求。

③ 岗责权利是等边四角形：岗、责、权、利是等边四角形。它是在岗责权三边相等的基础上，再加上"利"与之相适应、相等而形成的四边相等的正方形。

④ 岗责权利能是等边五角形：岗、责、权、利、能是正五边形管理法，与正方形的岗位管理法有所不同的就是在一个"能"字上，就是做到岗位与能力对号，或与资历对号。

⑤ 岗责权利能绩是等边六角形：在岗、责、权、利、能之外还要突出个"绩"字，因为市场经济要讲绩效，讲效益。而且，在现实生活中，确实有很多"出工不出力"的耗时者，还有"出力不出效"的苦劳者。社区卫生服务管理工作实践证明，责、权、利、岗、能、绩不一致，对社区卫生服务组织工作效能的发挥具有严重的影响。有权无责或权大责小就会产生官僚主义，有责无权无责或大权小责就难以开展工作，极大地影响社区卫生服务管理人员工作的积极性、主动性和创造性。

（5）命令统一的原则：在社区卫生服务组织中，除了位于组织金字塔顶部的最高行政指挥外，组织中的所有其他成员在工作中都会收到来自上级行政部门或负责人的命令，根据上级的指令开始或结束、进行或调整、修正或废止自己的工作。但是，一个下属如果同时接受两位上司的领导，而两位上司的指示并不总是保持一致的话，那么，他的工作就会混乱并无所适从。这时，下属无论依照谁的指令行事，都有可能受到另一位上司的指责。当然，如果下属足够聪明，且有足够的胆略，他甚至可以用一位上司的命令去否定另一位上司的指示，不采取任何执行行动。这虽然也会给整个组织带来危害。这种现象便是组织设计中应注意避免，组织工作中不允许存在"多头领导"。与之相对应的"命令统一"或"统一指挥"原则，指的是组织中的任何成员只能接受一个上司的领导。

（6）公平、择优的原则：采用公开招标方式。选择具备提供社区卫生服务基本条件、独立承担民事责任的法人或自然人举办社区卫生服务机构，建立精简高效的社区卫生服务运行机制。在确定社区卫生服务机构举办者的过程中,应充分听取社区居民委员会和广大居民的意见。

(7)鼓励大中型医疗机构卫生技术人员向社区流动的原则:大中型医疗机构可根据社区卫生服务需要,安排本单位卫生技术人员到社区卫生服务机构工作,或利用业余时间作为社区卫生服务机构的挂牌医生、护士为社区居民提供服务。退休卫生技术人员应聘在社区卫生服务机构工作,原单位应保持其退休待遇不变。上述人员到社区卫生服务或兼职时,应到当地卫生行政部门办理注册手续,当地卫生行政部门应予以受理。

(8)依法执业的原则:社区卫生服务机构举办者必须根据《医疗机构管理条例》向当地卫生行政部门申请设置并进行执业登记,取得医疗机构执业许可证后方可执业。

5. 社区卫生服务机构设计的方法　社区卫生服务组织机构的设计以社区卫生服务工作目标和任务为中心,围绕社区要解决的主要健康问题进行设计。社区卫生服务组织机构设计的实质是社区卫生服务组织分工。社区卫生服务组织分工包括横向和纵向两个方面。横向分工是根据不同的标准,将组织活动分解成不同岗位和部门的任务,横向分工的结果,即部门化;纵向分工,是根据管理幅度的限制,确定管理层次及各层次管理人员的职责和权限,纵向分工的结果,是管理权限的相对集中和分散。

(1)确定和分解总目标、明确组织等级、层次和授权范围的方法:保障社区居民的健康,提高居民的健康水平是社区卫生服务机构的总目标和总任务,据此逐级分解,建立相应的管理宽度和进行职能分工;明确组织等级、层次,建立严格的权责层次;建立统一指挥的指挥链及权责隶属关系。

(2)根据社区卫生服务组织职能设计的方法:围绕社区卫生服务工作总目标将工作职能分为卫生行政管理职能、卫生事业发展职能和群众性卫生工作职能,从而将社区卫生服务组织设计为社区卫生服务行政组织、社区卫生服务事业发展组织和群众性卫生工作组织。

(3)政府调控和市场配置相结合的方法:实行政府调控与市场配置卫生资源相结合,加快部分卫生资源向社区转移,逐步完善医院和社区卫生服务机构的资源配置机制,增强社区卫生服务供给能力。对政府举办的一、二级医院要按社区卫生服务的要求进行结构与功能的改造,允许大、中型医疗卫生服务机构举办社区卫生服务。

(4)鼓励社会力量举办社区卫生服务机构:打破部门垄断和所有制等界限,鼓励企业事业单位、社会团体、个人等社会力量多方举办社区卫生服务机构。社区卫生服务网络既包括提供综合性服务的社区卫生服务中心(站),也包括为社区居民提供专项服务的护理院(站)、诊所等。社区卫生服务中心(站)是社区卫生服务网络的主体,原则上以政府举办为主体,按照非营利性医疗机构要求及区域卫生规划设置。社会力量举办的社区卫生服务机构,在社区卫生服务网络中发挥重要的补充作用。

(5)社区卫生服务组织部门划分的方法:部门是指组织中主管人员为完成规定的任务有权管辖的一个特殊的领域。社区卫生服务组织为了满足社区居民卫生服务的需求,使居民得到地理上可及的卫生服务而设置的部门。其优点主要表现为:①使社区卫生服务工作落实到基层;②对本地区的医疗市场和卫生问题反应迅速、灵敏;③便于区域性协调;④为培养综合管理人员创造了条件。

（二）社区卫生服务机构的设置

1. 社区卫生服务机构的设置原则

（1）机构的设置应当以区域卫生规划为指导：社区卫生机构的设置应当满足区域内全体居民的基本卫生服务需求、保护与增进健康的需求，对机构、床位、人员、设备等卫生资源进行统筹规划，合理配置。它的目标是构建与国民经济和社会发展水平相适应，有效、公平的卫生服务体系和管理体制，提高卫生综合服务能力和资源利用率。区域卫生规划内政府负责制定并组织实施。区域内各部门对地方开放的卫生资源全部纳入规划范围，个体行医以及其他所有制形式的卫生资源配置，必须服从规划的总体要求。社区卫生服务机构是卫生服务体系的重要组成部分，因此，社区卫生服务机构的设置，必须纳入区域卫生规划进行总体设计，在区域卫生规划的指导下，制定社区卫生服务发展规划，依据服务人口、服务半径、等综合因素进行科学合理的安排，杜绝重复设置、资源浪费的现象发生。社区卫生服务中心一般以街道办事处所辖范围设置，覆盖 5 万～10 万人口，步行 15～20 分钟。社区卫生服务站服务人口 1 万人左右，且距其他服务站 4 km 以上。

（2）机构设置应当充分发挥和利用现有卫生资源的作用：发展社区卫生服务要坚持政府主导、社会参与，建立健全社区卫生服务网络。社区卫生服务机构主要通过调整现有卫生资源，对政府举办的一级、部分二级医院和国有企事业单位所属医疗机构等基层医疗机构进行转型或改造改制设立。现有卫生资源不足的，应加以补充和完善。要按照平等、竞争的原则，统筹社区卫生服务机构发展，鼓励社会力量参与发展其中，充分发挥社会力量举办的社区卫生服务机构的作用。

（3）机构设置要严格执行国家对医疗卫生机构的管理法规：规范机构设置审批程序，政府主管部门应制定服务机构的设置条件和标准、依法严格执行社区卫生服务机构的准入制度。各类社区卫生服务机构均须按照独立法人医疗机构进行申报，中心与站实行一体化的，站可不作为独立法人。目前，对社区卫生服务机构的准入管理主要依据《医疗机构管理条例》进行，根据各地制定的《医疗机构管理条例》实施细则进行申报审批。

2. 社区卫生服务机构的类型　社区卫生服务机构网络是由提供综合性服务的社区卫生服务中心、社区卫生服务站和提供专项服务的专业卫生服务机构所组成，其中社区卫生服务中心是主体，社区卫生服务站和其他专业卫生服务机构是补充。

（1）提供综合性服务的社区卫生服务机构

① 社区卫生服务中心：作为社区卫生服务机构网络的构成主体，应当具有完整的预防、保健、健康教育、计划生育技术指导、医疗和康复等"六位一体"的综合性服务功能，主要功能是：a. 开展社区卫生状况调查，掌握社区居民的健康状况、影响居民健康的主要因素及疾病流行态势，向管理部门提出改善社区公共卫生状况的建议，并予以技术指导。制定社区突发公共卫生事件的应急预案，并按照规定的程序进行处置。b. 建立健康教育网络，开展提高群众健康知识知晓率和卫生习惯的健康教育与促进工作。c. 负责辖区新生儿童免疫接种和传染病的预防与控制，指导有关单位和群众开展消毒、杀虫、灭鼠和环境整治工作。对社区人群慢性非传染性疾病实施干预措施，并做好高血压、糖尿病等高危人群的监测和规范化管理。d. 提供妇女、儿童、老年人等重点人群的保健服务以及其他生殖健康保健服务。开展计划生育宣传教育，为育龄人群提供节育技术指导与咨询服务。e. 开展常见病、多发病和诊

断明确的慢性病的诊疗及护理,做好急救工作,提供家庭出诊以及会诊、转诊服务,根据需求开设家庭病床和提供临终关怀服务,建立居民健康档案,开展合同式家庭医疗保健服务。f. 开展简易的康复治疗,指导康复对象及家庭进行康复训练,对残疾人家庭环境设施及工作、学习场所提供康复医学技术指导。g. 受卫生行政部门委托承担公共卫生管理职能。

② 社区卫生服务站:作为社区卫生服务机构网络的重要组成部分,与社区卫生服务中心相比,社区卫生服务站不具备完整的"六位一体"功能,然而它具有服务方便、快捷的特点。其主要功能是:a. 在中心的统一组织下,开展社区卫生调查,协助社区管理部门实施健康促进、开展传染病的预防与控制工作;b. 开展一般常见病、多发病以及诊断明确的慢性病的规范化管理,提供院外急救服务,提供家庭出诊、家庭护理、家庭病床等服务;c. 提供妇女、儿童、老年人、慢性病人、残疾人等重点人群的保健服务,开展家庭康复技术指导服务;d. 开展健康教育与心理卫生咨询工作,逐步开展对个人与家庭的连续性健康管理服务;e. 提供计划生育咨询、宣传服务。

(2) 提供专项服务的社区卫生服务机构

① 老年健康服务机构:主要包括各种类型的敬老院、托老所、老年公寓、老人护理康复院等,主要为那些需要照顾但家庭无力照顾的老人提供治疗和康复服务。老年保健机构的主要任务包括:a. 开展老年病的治疗与预防;b. 促进社会、家庭对老年人的关心照料,为老年人提供必要的健康和生活照料;c. 开展老年健康教育,提高老人的自我保健意识;d. 进行老年保健的评价和研究。

② 康复医学服务机构:社区康复服务机构的任务是为慢性病人、丧失功能的病人进行持续的治疗和照顾,使其功能得到最大限度的恢复,提高病人生活自理的能力。例如,当一个中风病人经过综合医院一定时间的治疗,病情趋于稳定,需要进一步接受康复治疗时,他就可以回到社区,接受社区康复机构的继续服务。

康复机构可独立设置,也可附设在社区卫生服务中心或老年健康服务机构中。根据医疗卫生服务体制改革需要,在医疗资源较为丰富的区域,可鼓励二级医院或其他类型的医疗卫生服务机构通过转变功能,改造成为老年健康、康复等类型的卫生服务机构,参与社区卫生服务,其规模和服务设施条件应根据服务人群及社区的需求确定。

③ 其他服务机构:包括设在社区的诊所、精神病防治机构等。主要面向社区从事专项的卫生服务,其基本设施条件按照相应规模的医疗机构标准执行。

(三) 社区卫生服务机构的行政管理

1. 社区卫生服务机构的领导体制

(1) 政府在发展社区卫生服务方面负有重要职责:发展社区卫生服务的基本原则是坚持政府主导,鼓励社会力量参与,多种形式发展社区卫生服务体系。按照这一原则,各级政府特别是地级市、市辖区政府负有重要的责任。其主要职责是:

① 通过制定有关方针政策,对发展社区卫生服务进行宏观指导,科学制定社区卫生服务体系发展规划,并把发展社区卫生服务纳入当地经济和社会发展总体目标,纳入区域卫生规划和社区发展规划。

② 根据社区卫生服务发展规划,制定政策措施和实施办法,组织实施,落实经费预算,加强监督管理。通过出资创办社区卫生服务中心和社区卫生服务站,构建社区卫生服务网

络体系。

③ 鼓励企事业单位、社会团体、个人等多方面社会力量参与社区卫生服务,引导他们开办基层医疗服务机构,多种形式发展、完善社区卫生服务网络。

(2) 各级卫生行政部门负责行业管理具体负责社区卫生服务工作的组织实施:制定社区卫生服务机构的设置方案,按照《医疗机构管理条例》等有关规定进行社区卫生服务机构的审批。建立社区卫生服务的基本标准和考核办法,完善各项工作制度,加强社区卫生服务的标准化、规范化管理。

(3) 街道办事处和乡镇政府具体负责本辖区的工作协调:支持和帮助辖区内政府举办的社区卫生服务机构解决必要的业务用房和工作中遇到的困难,将社区卫生服务列为社区建设的重点。

2. 社区卫生服务机构的组织结构模式

社区卫生服务中心和社区卫生服务站是机构网络的主要组成成分,这两者之间应当构建怎样的组织结构模式,是开展社区卫生服务工作中不可回避的问题,这关系到社区卫生服务工作的正常运行,也关系到社区卫生服务是否能健康地发展。社区卫生服务机构组织结构的主要模式大致有以下几种:

(1) 中心与站一体化:社区卫生服务站是由社区卫生服务中心派出人员组建而成,服务站的房屋是中心出资购置或租用,设备也由中心提供。服务站不具备独立的一级法人资格,往往财务也由中心派出的人员进行统一管理和核算,由中心对其进行经济指标的考核。中心与服务站之间具有隶属关系。

这一类型的优点是:功能上可以做到合理分工,合理布局,形成较为合理、完整的服务功能,不会形成两者之间的无序竞争。

(2) 独立运营型:社区卫生服务中心与服务站之间没有隶属关系,中心经卫生行政部门授权,对服务站在业务上具有一定的指导和管理职能,但两者各自独立运营。这一类型常常出现在采取公开招标的方式设置社区卫生服务机构的地区,由于是公开招标,中标单位的所有制类型不一,单位隶属类型也不一样,因此,机构之间不可能形成隶属关系。

这一类型的优点是:社区卫生服务机构之间是平等竞争的关系,可以促进其努力提高服务水准,有利于社区卫生服务的推行。缺点是:机构之间的功能划分难以控制,容易产生无序竞争。尤其是在自由竞争之下,社区卫生服务中心难以定位其功能。

(3) 医院派出型:由大中型医院派出人员组建的服务站。与第一种类型的不同之处在于前者是由中心派出主办,而后者是由医院派出,或是属于医院集团的组成部分,服务站本身也不具有独立法人地位。

这一类型的优点是:服务站依托大中型医院,有较强的技术力量的支撑,可以较容易实现双向转诊。缺点是:大中型医院缺少预防保健服务的实践,在举办思想上容易出现重医疗、轻预防的倾向。

(4) 集团管理型:一个或若干个社区卫生服务机构是某个医院集团的组成部分,与集团内的组成机构之间的关系随该集团的组成章程而定,可以是紧密型的或是松散型的。前者集团的领头医院对集团内的组成成员包括社区卫生服务机构通过资产控股进行管理,而后者主要通过协议合同约束集团成员的行为,进行相应的管理。集团管理型具有医院派出型的优点,即社区卫生服务机构可以得到集团内大型医院技术力量的支持,可以配备较高水平的医护人员,并且比较容易实现其他类型社区卫生服务机构难以实现的双向转诊,尤其是紧密型的医院集团。

3. 社区卫主服务机构的科室设置 社区卫生服务机构是我国医疗保健网的网底,其科室设置应根据机构的功能及所承担的任务来确定。应根据"六位一体"功能的需要,按照相简、高效、便于管理的原则进行设置。一般情况下,可设置三部一室,即:

(1)办公室:负责综合组织协调和人员管理等。

(2)预防保健部:负责妇幼保健服务和计划生育技术指导、健康教育、免疫接种和疾病预防与控制。预防保健部可下设妇女保健室、儿童保健室、计划生育室、健康教育室、免疫接种室等。

(3)医疗康复部:负责全科医疗、康复治疗和建立居民健康档案,可下设急诊(抢救)室、全科诊室、治疗室、处置室、输液室、日间病房、康复室、放射室、检验室、B超室、药房、消毒供应室等。

(4)后勤保障部:负责财务、设备、环境、污水处理、后勤保障等。

科室的设置还要与服务量和业务规模相适应,有的服务项目如发展规模比较大将科室分设。如康复医疗发展较快,可分别设置全科医疗部和社区康复部。

(四)社区卫生服务人力资源管理

人才队伍的建设是社区卫生服务可持续性发展的关键因素之一,在社会主义市场经济条件下,社区卫生服务机构无法回避卫生服务的市场竞争,而卫生服务市场的竞争,最终是人才的竞争。因此,加强社区卫生服务队伍建设,是社区卫生服务健康、可持续发展的前提。

1. 社区卫生服务队伍的现状 由于社区卫生服务机构大多是由基层医疗卫生机构转型的,因此,基层医疗卫生机构在人才队伍建设上存在的先天缺陷,在社区卫生服务机构中普遍存在。这主要表现在:

(1)在卫生专业人员队伍的结构上,普遍存在学历层次不高,职称水平不高,缺乏系统、严格、规范的临床基本功训练,医务人员知识陈旧的问题。

(2)由于我国全科医学教育起步晚,缺少高素质的全科医师。社区卫生服务机构现有医护人员的知识结构和能力不适应社区卫生服务工作的不足。

(3)在管理机制上,人员进出渠道不通畅,自我更新的能力不强;民营机构普遍缺乏对人才建设的长远考虑,主要依靠退休的医务人员,没有建立自己稳定的人才队伍。

2. 社区卫生服务人力资源的配置 对社区卫生服务机构的人员配置,随着社区卫生服务的发展,各地卫生行政部门陆续制定了一些指导性的意见。根据《国务院关于发展城市社区卫生服务的指导意见》,中央编办、卫生部、财政部、民政部联合下发了《城市社区卫生服务机构设置和编制标准的指导意见》,就城市社区卫生服务机构编制标准提出了如下几点指导意见:

(1)国家只核定政府举办的社区卫生服务中心的人员编制、社区卫生服务中心和综合性医院、专科医院举办的社区卫生服务站不再核定人员编制。

(2)核编标准:原则上社区卫生服务中心按每万名居民配备2~3名全科医师,1名公共卫生医师。每个社区卫生服务中心在医师总编制内配备一定比例的中医类别执业医师。全科医师与护士的比例,目前按1:1的标准配备。其他人员不超过社区卫生服务中心编制总数的5%。具体某一社区卫生服务中心的编制,可根据该中心所承担的服务人口、服务途径等因素核定。服务人口在5万居民以上的社区卫生服务中心,核编标准可适当降低。社区卫生服务中心的人员编制应结合现有基层卫生机构的转型和改造,首先从卫生机构现有人员编制中调剂解决,同时相应核销有关机构的编制。另外,要充分利用退休医务人员资源。

(3) 各省、自治区、直辖市机构编制部门会同卫生、财政、民政等部门结合本地实际情况制定本省、自治区、直辖市社区卫生服务机构设置和编制标准实施办法。各地在制定实施办法时,可根据本地经济和财政状况、社区卫生服务需求状况、交通状况、人口密度等,在本指导意见编制标准的基础上掌握适当的幅度。

(4) 省级卫生行政部门根据本省(自治区、直辖市)社区卫生服务机构的标准,对人员编制的数额提出审核意见,省、自治区、直辖市机构编制部门会同财政部门核定社区卫生服务机构的人员编制。

上述指导意见是对社区卫生服务机构人员配置所作出的最基本标准,进行社区卫生服务机构人员的实际配置时,一定要结合社区需求。要做好这一工作,首先要通过规范的社区卫生调查,对卫生服务现状和未来一定时间内可能的需求进行比较准确的描述,从而合理地划分岗位,确定工作量,制定工作标准,推测各个岗位需配置的人员。为了保持卫生队伍年龄结构、专业结构和岗位结构的合理性,还应制定出实现这些配置的计划。实践表明,没有固定的公式能适合所有社区卫生服务机构的人力配置。

配置卫生技术人员必须要具有相应的执业资格。担任诊疗工作的医生必须同时具有全科医师岗位培训合格证书,护士必须同时具有社区护士岗位培训合格证书。提供专项卫生服务的机构,应根据专业的工作特点及其机构的功能,相应增加有关专业方面的技术人员,以保证满足服务的需要。如康复中心应保证有一定数量的康复医生和康复治疗技术人员,指导病人进行功能恢复的训练。特别需要提出的是,随着医学模式的转变,对社区卫生服务机构在病人的心理和社会因素方面的服务提出了更高的要求。我国社区卫生服务机构应该加快步伐,逐步创造条件,引入相应的专业人员,以建立适合我国国情的社区卫生服务模式。

3. 社区卫生服务人员的聘任与使用

(1) 把好人员入口的质量关:基层医疗卫生机构过去长期以来缺少正规途径的人员进入渠道,是造成卫生队伍总体素质不高的重要原因。近年来,随着医学院校招生培养规模的扩大,基层卫生单位招聘正规院校的毕业生难的状况已经逐步好转。因此,社区卫生服务机构应当坚持从正规途径补充正规医学院校的毕业生,不随意引进对其办学资质不清楚、招生途径不清楚的院校学生,把好人员入口关,并努力创造良好的工作环境和工作条件。吸引较高学历层次的专业人员来工作。

(2) 实施人员聘用制度改革:《国务院关于发展社区卫生服务的指导意见》提出:"政府举办的社区卫生服务机构属于事业单位,要根据事业单位改革原则,改革人事管理制度,按照服务工作需要和精干、效能的要求,实行定编定岗、公开招聘、合同聘用、岗位管理、绩效考核的办法。对工作绩效优异的人员予以奖励;对经培训仍达不到要求的人员按国家有关规定解除聘用关系。"目前,事业单位人事制度改革的主要精神是:①在用人制度上从过去的身份管理向岗位管理转变,从固定用人向聘任制用人转变,从行政用人向契约用人转变;③确立单位与职工之间平等的民事法律关系;②赋予事业单位用人自主权;④在人员聘用上体现保护弱势群体的利益;⑤确立职工权益保障制度,实行人事仲裁。

(3) 做好日常人员考核:做好考核工作是加强卫生人力管理的一项重要内容。考核既可以比较客观地了解社区卫生工作人员的思想、业务状况,有利于对其进行针对性的培训;可以发现社区卫生工作人员配备和使用中存在的问题并及时调整;可以鼓励先进,督促后进,调动积极性;还可以帮助社区卫生服务机构的领导及管理人员了解自己对人才的使用是否恰当,以便更好地使用人才。

对社区卫生人员考核的内容有:思想表现的考核,主要考察其道德品质和工作态度;业务能力的考核,主要考察其在工作实践中的业务能力和技术水平,以及各项规章制度和技术操作规范的执行情况;工作成绩的考核,主要考察其在工作实践中完成任务的数量与质量。要做好考核工作,首先要对被考核岗位制定明确的岗位职责要求,包括任务目标、思想作风、岗位职责、工作态度等,这是做好考核工作的基础;其次要建立能够量化的考核内容和考核标准,考核方法应尽可能做到科学、简便;再次,要及时反馈考核结果,以便被考核者明确下一步工作的方向。

4. 社区卫生服务人员的培训　社区卫生服务人员的培训,应当贯彻全员培训的原则。

(1) 鼓励学历教育:鼓励年龄较轻、学历较低的医、护人员报考成人高等学历教育,提高学历层次,提高人员总体素质。

(2) 分期分批组织好全科医师、社区护士和公共卫生医师的岗位培训:岗位培训是全科医学教育的重点,其任务是按照开展社区卫生服务的要求,对医务人员进行全科医学基本知识和所需的技能培训,以解决全科医学人才缺乏的问题。全科医学岗位培训由省级卫生行政部门按照卫生部的要求,组织制订培训计划和培训大纲,编写培训教材,确认培训单位。各培训单位按照要求实施培训。参加培训的学员应当是社区卫生服务机构已经取得执业资格的医务人员。学员完成全部培训课程后,参加由省级卫生行政部门确认的统一考试,考试合格后发给岗位培训合格证书,作为在社区卫生服务机构执业的依据之一。

(3) 对社区卫生服务管理人员进行岗位培训:管理人员的培训应当由省辖市卫生行政部门组织,培训的时间不少于35学时,培训内容主要是开展社区卫生服务的有关政策、管理要求、社区卫生服务的主要技术要点等。

(4) 抓好医护人员的基本技能训练:由于历史的原因,基层卫生机构的医务人员大多没有接受过严格、系统、规范的临床基本功训练,这直接影响社区卫生服务的临床诊疗水平,因此,社区卫生服务机构应当在岗位培训的基础上重点抓好基本技能的补课训练。临床基本技能的训练应当紧密结合医务人员的实际,缺什么,补什么。

全科医师规范化培训的优点是:按照全科医学的要求进行严格、规范的培养,能培养出高质量的全科医师,代表了全科医师的培养方向。这项工作的难点是:①除社区实践阶段以外,其余的36个月要在社区卫生服务机构外的医院和学校进行培训,所需大量的培训经费以及培训对象的工资、奖金,社区卫生服务机构难以承受;②如何使选送对象培训后能稳定在社区工作;③缺少符合条件的临床培训基地(主要是大医院没有经过全科医学培训的带教医师)。

三、社区卫生服务质量管理

进入 21 世纪,随着社会经济发展和医学目标的转变,人们对卫生服务的质量要求越来越高。社区卫生服务质量管理要求以现代化、规范化及系统化的管理方法来提高并保证优良的社区卫生服务水准。优质服务是获得服务对象认可并购买其服务的关键,成为社区卫生服务机构的生命线,是社区卫生服务管理的核心内容之一,因此发展社区卫生服务应该采取以质量求生存的战略。

(一)社区卫生服务质量管理的基本概念

1. 基本概念

(1)质量:是指反映实体满足明确和隐含需要的能力的总和。定义中的"实体"可以是活动或过程,也可以是产品,还可以是组织、体系或人,更可以是上述各项的任何组合。也就是说使质量不再局限于产品和服务,而是扩展到活动、工程、组织和人的质量。定义中提到的"需要"一般指顾客的需要,也可指社会的需要及第三方(非供方、也非顾客)的需要。实体的质量特性可概括成性能、合用性、可信性、安全性、环境、经济性和美学等方面。不同类型的实体,有不同的"需要",因而质量特性的表现也不完全相同。但无论实体是什么,实体质量特性的最佳组合是实体满足需要的能力的最高水平,是供方应当向顾客提供的、也是顾客希望得到的实体质量。细分的质量概念主要包括产品质量、服务质量、工作质量等。

(2)服务质量:是指实体满足服务对象需要的能力的总和。它是由一些能满足人们需要的要素构成的一个要素体系。这个要素体系体现了消费者在评价服务质量时对服务的各方面、各过程的认知评价。顾客对服务质量的满足程度反映在对服务的性能、服务的特征等方面的评价,会受到使用时间、使用地点、使用对象、社会环境和市场竞争等因素的影响。

(3)医疗服务质量:是指在现有医学知识的基础上,医疗卫生服务可以提高满意结果可能性,以及降低不满意结果的可能性。医疗服务过程中病人的参与性,以及这种服务的生产与消费的不可分离性,使医疗服务质量必须经病人认可,并被病人所识别。

(4)社区卫生服务质量:是指社区卫生服务机构为社区居民和病人提供服务时满足其服务需要及潜在需求的程度和效果。社区卫生服务质量具有如下一些不同于一般服务质量的特性,即功能性、经济性、安全性、时效性、舒适性和文明性。因而,社区卫生服务质量的内涵包括有:社区主要传染病和慢性非传染性疾病能有效地预防和控制;居民和病人的社会功能的改善和促进达到期望的良好状态;有效预防和控制居民的早死及其主要危险因素;采用适宜技术,使疾病防治的成本得到了有效的控制;服务对象的病症、不适和焦虑得到明显的缓解;服务对象的人际关系得到改善;医疗保健服务既规范又舒适,为服务对象所接受;服务对象的个人隐私得到了保护。

(5)质量管理:是指确定质量方针、目标和职责并在质量体系中通过诸如质量策划、质量控制、质量保证和质量改进实现其实施的全部管理职能的所有活动。任何组织为满足用户对实体的质量要求,都必须对所有的质量要素进行严格的控制,并对控制活动从技术上和管理上进行系统有效的计划、组织、协调、审核和检查。所以,质量管理应当包括组织的质量战略计划、资源分配和其他系统性活动。

（6）社区卫生服务质量管理：是指按照社区卫生服务质量的结构或形成规律，对所有影响服务质量的因素和环节进行计划、组织、协调、控制，以保证和提高服务质量的活动过程。它包括制定质量方针和质量目标，以及质量策划、质量控制和质量改进等指挥和控制活动。

2. 质量管理的发展沿革　质量管理是随着生产的发展和科学技术水平的进步而逐步形成和发展起来的，大致经历了三个阶段。

（1）质量检查阶段：也称事后检验阶段，它是质量管理的初级阶段，起源于 20 世纪 40 年代之前，泰罗提出"科学管理"理论，质量检验从而单独由生产中分离出来，产生了有组织的管理。当时为了保证服务质量，质量管理的职能开始由操作者转移到工长，后来设立了专门的质量检验部门，把质量检验职能从直接的生产工序中分离出来成为专门的工序，并成为一个独立的工种。专门的质量检验部门负责对产品或服务的质量进行检验，这种做法有利于保证所提供的服务质量。但是由于是事后检验，不能事先防止不合格产品或服务的发生，这种质量管理方式逐渐不能适应企业发展的要求。

（2）统计质量管理阶段：20 世纪 40 年代以后，人们利用数理统计原理，预测不合格产品或服务的发生并检验产品或服务质量。变事后检验为事前预测、预防。统计质量管理尽管有其科学性，但是也存在许多缺陷，主要问题有：

① 质量管理以满足产品或服务的标准为目的，而不是以满足顾客的需要为目的。

② 偏重于产品或服务标准的管理，而没有对产品或服务质量形成的整个过程进行管理。

③ 统计技术难度较大，主要靠专家和技术人员，难以调动全体人员参与质量管理的积极性。

④ 质量管理与组织管理没有密切结合，常被主管所忽视。

（3）全面质量管理阶段：20 世纪 60 年代由美国通用电气公司的质量总经理费根堡姆、朱蓝等人先后提出。产生全面质量管理的主要原因是：第一，科学技术发展的需要，出现了许多大型、精密、复杂的机器设备，这些对产品或服务的安全性、可靠性等要求越来越高，要求应用系统的概念把质量问题作为一个有机的整体加以综合分析研究，实行全员、全过程、全面的质量管理，以达到以最经济的手段生产出顾客满意的产品或服务；第二，管理理论质量管理学派的出现，强调人在管理中的作用，主张改善人际关系、满足人的需要、调动人的积极性；第三，保护消费者利益运动的兴起等。

所谓全面质量管理，是指一个组织以质量为中心，以全员参与为基础，目的在于通过让顾客满意和本组织所有成员及社会受益而达到长期成功的管理途径。其指导思想是：

① 从系统和全局出发：在研究和解决质量问题的时候，不仅要重视影响服务质量的因素，而且要将质量管理的重点放在整体的效应上，达到整体优化，以最小的投入取得最大的效果。

② 为顾客服务：从顾客的角度出发，提供满足顾客需要的服务，尊重顾客的权益，方便顾客。

③ 以预防为主：分析影响服务质量的各种因素，找出主要的因素加以重点地控制，防止质量问题的发生。

④ 以事实和定量为准：以客观的事实和定量的数据为依据，分析解决所发生的服务质

量问题。

⑤ 持续改进：具有高度的质量意识，善于发现质量问题，并且不断加以改进。

⑥ 强化质量的经营管理：以质量管理为纲，以质量为主线，开展营销的计划、组织、实施和控制的各种工作。

3. 质量管理的基本原则

（1）"顾客满意"原则：强调以顾客为关注焦点，有助于机构树立以公众为中心的服务意识，提高产品和服务的质量。机构应当理解顾客当前和未来的需求，满足顾客要求并争取超越顾客期望。顾客是决定机构生存和发展的最重要因素，服务于顾客并满足甚至超越其需要应该成为机构存在的前提和决策的基础。

（2）"全员参与"原则：强调全员都参与，有助于机构充分调动机构内外人力资源的主动性、积极性和创造性，提供优质的产品和服务。机构中的工作质量直接或间接地体现为产品和服务的质量，因此，机构的质量管理不仅需要主管的正确领导，更需要全员的参与。

社会公众参与也是贯彻"全员参与"原则的重要组成部分。随着社会的发展，公众的参与意识逐渐增强了，同时公共服务机构作为提供公共产品和服务的垄断者的地位也有所动摇，为了在不断提高公共产品和公共服务质量的基础上保持公众对机构的信任和支持，鼓励和扩大公众参与就显得格外重要。

（3）"全过程控制"原则：强调系统控制和过程控制，可以在避免公共资源浪费的同时保证产品和服务的优质高效。机构服务的提高有赖于全过程控制，即过程控制和系统控制的有机结合。一方面是系统控制，即将相互关联的过程作为系统加以识别、理解和管理，有助于组织提高实现目标的有效性和效率。运用系统工程的方法对过程实施系统管理，不仅能促使目标的有效实现，而且还可以通过各个过程的协调运作来减少浪费，缩短周期，进而降低质量成本。另一方面是过程控制，即将活动和相关的资源作为过程进行管理，可以更高效地得到期望的结果。质量管理理论认为任何活动都是通过"过程"实现的，任何机构管理活动亦不例外。

（4）"持续改进"原则：强调永不满足于现状，有助于保持甚至超越公众的满意度。持续改进总体业绩应当是组织的一个永恒目标。质量管理的最终目标是实现顾客满意。为适应顾客需求的个性化和复杂化，组织不能仅仅满足于现有水平，而是必须树立不断改进的意识，才能持续获得顾客的支持，从而在激烈的市场竞争中得以生存。质量管理强调质量的保持、改进和提高的过程始终是一个螺旋上升的过程，不能停留在原有水平上。这就要求组织全体人员保持强烈的"怀疑精神"和"改进意识"，永远不满足于现状，不断地采取改进措施，不断地提高产品和服务的质量。

（二）社区卫生服务质量管理的指导思想

卫生服务质量管理是现代质量管理的一个分支，其思想和方法源于现代质量管理，同时也体现了卫生服务工作的特点，并主要以医院的医疗质量为重点。社区卫生服务质量与一般的医院医疗服务质量既相同也有所区别。相同之处在于都包含有技术性质量即服务结果的质量，服务过程的质量即所谓功能性质量，期望目标都是安全、实用、及时、高效率、平等、以病人为中心。区别在于因社区卫生服务与医疗服务在服务模式、服务内容及服务理念上的不同，所以在服务质量的内涵与外延有所不同，除基本医疗质量相同外，社区卫生服务质量还体现在健康教育服务质量、预防保健服务质量、康复服务质量、计划生育服务质量,包括衡量国家或地区健康水平的婴幼儿死亡率、孕产妇死亡率、重大疾病早期检出率及死亡率等指标的改善,也直接反映社区卫生服务的质量。在质量管理的指导思想上主要体现在以下六个方面:

1. 为居民服务的思想　用"六位一体"的优质、高效、便捷、经济、综合的卫生服务满足社区居民的卫生需求,是社区卫生服务的出发点和归宿。社区卫生服务的各项工作,不论直接的或间接的,都是为病人和居民服务,和其他行业质量管理中"为用户服务"的思想一样,以更加人性化的服务理念和服务模式提供六位一体的服务,强化为居民和病人服务的思想。

2. 质量控制,预防为主的思想　社区卫生服务的对象是居民和病人,任何工作疏忽,都会给病人和居民造成不良甚至严重的后果。同时,社区卫生服务质量有其自身的规律,应按照社区卫生服务质量形成的规律进行管理,强调事前控制,预防为主。

3. 系统管理的思想　社区卫生服务质量是由社区卫生服务机构人、财、物、信息、技术等要素综合运行的结果而形成。系统质量管理就是对有关质量的各个要素进行全面的管理,并进行质量反馈的动态过程。因此,必须把社区卫生服务机构的每项工作内容、每个工作环节、每个人的活动组织起来,明确岗位质量责任,分工协作,提高医疗质量。

4. 标准化的思想　标准化是科学管理的基础,质量标准化既是质量管理的基础,也是质量管理的依据。没有标准,质量管理就无从进行。社区卫生服务质量管理应把每个工作环节的质量要求及其检查评定制成标准,形成社区卫生服务质量标准化体系,进行质量管理。

5. 定量化思想　没有定量就没有准确的质量概念、现代质量管理要求"用数据说话",社区卫生服务质量管理也要讲求定量化。但是社区卫生服务的信息特点是定量的直读信息少,判断信息量大。因此,对社区卫生服务的定量分析除少数工作以外,大多数都是困难的。在实际工作中,在强调用数据进行定量分析的同时,还要避免把一些尚不能量化的信息转化成定量数据的做法。

6. 实用性思想　质量管理必须讲究实用性,实用性是指质量管理方法要可行,便于操作,而且要能见实效,力求简化,才能被人们所接受,且便于坚持在社区卫生服务机构中,要保证和提高社区卫生各项服务项目的服务效果。

（三）社区卫生服务质量管理的主要任务

1. 进行质量管理教育,增强质量第一的意识　卫生服务的对象是人,人的生死存亡、伤残缺陷及心理状态,在很大程度上取决于提供卫生服务的人。因此,社区卫生服务机构各类人员的质量意识是加强质量管理的关键,应通过各种形式和途径的质量管理教育充分增强全体人员质量意识,使其积极性参与质量管理活动。

2. 制定各工作的质量标准　要制定各项工作的基础质量、环节质量、终末质量标准,以及各类人员的岗位职责和工作制度,应根据社区卫生服务机构的各项功能和工作内容,制定适宜的质量标准和各种工作制度。

3. 及时、准确地掌握有关质量工作的信息　要及时、完整地掌握社区卫生服务的工作目标、计划、各项工作职责、工作制度、预防保健及诊疗护理等常规情况的信息反馈。

4. 做好保障工作,控制影响质量的各种因素　认真做好社区卫生服务各项工作的保障服务,加强对服务不到位、工作不规范、差错事故的防范,控制影响社区卫生服务质量的各种因素,以保证和不断提高社区卫生服务的质量。

（四）社区卫生服务质量管理的模式

社区卫生服务提供者应该为社区居民提供优质卫生服务。优质卫生服务不但可以提高社区居民对社区卫生服务的消费价值,还能提高社区居民对社区卫生服务机构的信任感。社区卫生服务质量管理的式有以下几种常见模式。

1. 卫生服务生产模式　卫生服务作为一种特殊的服务,具有不可存储、生产消费同时性等特点,因此,确定卫生服务属性的质量标准、选择服务中使用的资源和技术、以最低的成本生产符合质量标准的无形服务成为卫生服务机构管理者最为关注的问题。

服务生产模式主张通过服务机构的内部管理提高服务质量,服务机构建立完整的质量管理体系和制度,对质量管理作出详细而明确的规定,进行标准化管理。为保证质量管理制度的实施,应建立配套的组织体系,开展质量管理活动。强调对重点服务环节的质量控制,有明确的质量目标,坚持通过持续改进来达到质量目标。

这种模式可以使管理人员较为容易地确定卫生服务质量,较容易地控制卫生服务质量。但是这样一种服务模式存在一些缺陷,比如将卫生服务看成是完全可以观察、可以测量的同性,不能体现卫生服务过程与消费过程的特点等。

因为社区卫生服务具有科学性、规范性、可重复性.所以服务生产模式在医疗保健质量管理中发挥着基础性作用,它的运用能保证社区卫生服务具有基础质量,保证社区卫生服务持续健康地发展。

2. 卫生服务消费者满意模式　卫生服务过程是医务人员和病人（居民）相互交往的过程。卫生服务质量不但受卫生服务结果的影响,也受卫生服务过程的影响。该模式强调病人（居民）对卫生服务质量的主观感受,病人（居民）是否会再购买卫生服务,是否与医务人员合作,是否会向他人介绍服务,都是由病人（居民）的主观评价决定的。卫生服务质量与顾客感觉中的卫生服务质量并不简单对应。如果病人（居民）感觉中的卫生服务质量超过他们对该服务的期望,他们就会感到满意;如果他们感觉中的卫生服务质量不如期望的高,他们就会感到不满意;如果他们感觉中的服务质量与期望相符,他们既不会满意,也不会不满意。

在购买和接受服务之前,病人（居民）会根据自己的需要、过去的经验、其他病人（居民）的口头宣传和卫生服务机构提供的各种信息,对卫生服务的质量形成一定的预期想法。在接受卫生服务之后。病人（居民）会对各种卫生服务措施产生某种感受,将预期的卫生服务质量与卫生服务的实际结果进行比较并形成对卫生服务质量的看法。因而,控制和影响病人（居民）感觉的卫生服务质量非常重要。

卫生管理人员根据病人（居民）的满意程度来管理卫生服务质量,不但要重视卫生服务过程和服务结果,而且要分析掌握病人（居民）的态度和卫生服务过程中影响卫生服务人员与病人（居民）交往的心理、社会及环境因素。

卫生服务消费者（病人或居民）满意程度模式丰富了对卫生服务质量的理解,然而这种模式在应用中仍存在以下缺陷:

（1）片面强调病人（居民）的满意程度,而不能同时兼顾消费者、员工、机构和社会的利益。

（2）忽视环境因素的影响。

（3）将管理人员注意力从服务过程和服务结果转移到病人（居民）的心理感受，却没有将服务过程和消费过程联系起来。

（4）消费者的主观感受不易测量。

3. 卫生服务互动模式　卫生服务是一种面对面的服务，其核心是卫生服务提供者与利用者之间的互动。卫生管理者必须全面理解和分析面对面服务的性质，才能提高服务质量。这样一种面对面服务的质量一般被认为是由以下三个层次组成的：

（1）协调：优质卫生服务的首要条件是卫生服务人员和病人（居民）之间的感情交流，即医务人员与病人建立起良好的医患关系。

（2）完成任务：优质卫生服务的第二个条件是卫生服务提供给病人（居民）的服务都能够完成各自的任务，实现服务的目的。

（3）满意：病人（居民）和卫生服务提供者都根据自己的期望，评估服务的满意度。

面对面的卫生服务实际上是病人（居民）和卫生服务人员的相互交往，这种模式的质量受到以下因素的影响：

（1）卫生服务程序：与卫生服务工作有关的程序是预先规定的，双方之间的质量是社会规定的。

（2）卫生服务内容：病人（居民）和卫生服务人员需要完成的任务和满足的心理需要。

（3）病人（居民）和卫生服务人员的特点：在面对面的卫生服务过程中，病人（居民）和卫生服务提供者都同样重要。卫生服务人员的特点、态度、技能和服务质量依赖于机构（教育、卫生）的训练。而病人（居民）的特点、态度受他们自身的文化程度、经历等因素的影响，与他们对卫生服务的熟悉程度、期望等因素有关。因而，提高卫生服务质量，必须同时考虑病人（居民）和卫生服务人员的感觉。

（4）社会特点和机构特点：许多外部因素都会影响到卫生服务质量，应该做好社会舆论导向，争取良好的社会氛围，创立符合优质服务需要的社区卫生服务机构组织文化。

（5）环境和情绪因素：包括有形环境和服务时间，也包括有些特殊的情况程度等。

（五）社区卫生服务质量管理的主要内容

1. 社区预防保健服务的质量管理　预防保健工作涉及疾病预防控制、妇幼保健等。这些专业工作的质量管理虽然有各自的特点和内容，但仍有一些共同点：

（1）建立一支符合要求的稳固的预防保健队伍，即抓好人员素质管理，巩固专业思想，真正把"预防为主"的理念落实到各项工作中。

（2）建立健全各项预防保健业务工作的质量标准体系，作为质量控制的依据，同时也是评估的依据。

（3）建立各项预防保健业务工作体系的质量管理方法。承担不同任务的社区卫生服务机构也应该研究自己的工作特点，以质量管理的基本方法为依据，建立适合自身需要的质量管理方法。

（4）重视效果的检查和评估。健康教育不仅要看教育了什么，更重要的是看教育后受教育者掌握了什么，健康行为的改变有哪些、取得了怎样的效果。

2. 社区医疗服务的医疗质量管理　包括社区卫生服务中心、服务站、老人服务机构、康复机构以及其他各类专科防治机构都有医疗质量管理的问题。医疗质量一般要考虑:诊断是否正确、迅速、全面;治疗是否有效、及时、彻底;转诊是否准确、及时;有无因医护措施不当而给病人带来的不必要的痛苦、损害和感染。从管理上讲,传统概念是以临床科室为质量管理单位,以医疗终末质量为统计、评价依据,强化质量形成过程中的管理。在社区卫生服务的质量管理中,要把这种概念和管理方法完善为以病例(单个病人)为确认医疗质量的单元;区分质量范围与非质量范围;医疗质量特性均以预定的技术标准作为判定依据,尽可能数据化;建立过程质量控制方法。

收集必要的数据对医疗服务进行科学分析,可以揭示医疗服务质量存在的问题。但是,由于反映医疗卫生服务质量的信息确定性较差,科学地评价医疗服务质量仍然是比较困难的。目前国内常用的几种医疗服务质量评价方法有:

(1)传统医疗指标体系的评价方法:是以病床位使用率、病床工作日数、病床周转次数、平均住院日等医疗工作指标,以及诊疗有效率(治愈率、好转率)、病死率等效果指标构成评价体系。

(2)病例单元医疗及服务质量评价方法:现代质量学要求任何一种质量管理都强调明确质量单元。工厂是以每一件产品为质量单元,而社区卫生服务机构的医疗服务质量应以病例为质量单元。在传统的医疗质量管理中除少数出院病例有时通过病案进行某些评价外,一般医疗质量指标是上述医疗质量单元的分解指标,而缺乏医疗质量单元的评价方法。因此,应该以每名病人(病例)的诊疗经过和结果作为评价医疗服务质量的单元,才是比较科学的办法。

(3)病种医疗质量评价方法:是一种在各科的常见病中有重点地选择几个病种,预先规定若干质量目标,定期检查分析医疗质量,达到质量控制的方法。在检查分析中,对没有问题的病例,求出均数(如平均住院日),将这个数定为该病种的标准,作为监测质量的指标。这样做:①能及时发现超过监测标准的病人,查找原因,采取措施,起到监测、控制、指导作用;②数据指标能客观地显示出事物发展中的变化,可为指挥系统提供决策依据;③能及时考核医务人员的医德医风和业务技术水平,保证医疗服务质量的稳步提高。

(4)综合指数数学模型评价方法:医疗服务质量综合指数,是按照医疗服务质量的若干主要指标,运用统计方法处理后得到的全面反映某一时期内总的医疗服务质量的一个综合评价指标。

3. 社区健康教育的质量管理　社区健康教育是在社区范围内,以社区居民为对象,以促进居民健康为目标进行的有计划、有组织、有评价的健康教育活动。社区健康教育的质量管理是保证健康教育计划顺利实施和取得预期效果的重要环节,主要通过对实施过程进行监测和过程评价来完成。

社区健康教育活动质量管理控制主要采取以下方法:①记录与报告方法:设计健康教育计划活动记录表或工作日志,及时记录各项具体活动的重要信息和资料、数据,如活动日期、内容、地点、参加人员、活动情况或结果、经费支出使用情况等。建立健康教育工作报告制度,定期报告健康教育计划执行情况。②现场考察和参与方法:健康教育项目负责人对实施现场、实施过程进行现场考察或亲自参加项目活动,亲自在活动中了解活动情况。③审计方法:通过审计监测健康教育活动经费使用是否合理。审计结果可以用来指导健康教育经费的管理和分配,调整活动预算,保证经费使用效果和计划的如期完成。④现场调查方法:通过调查研究可以获得健康教育计划活动过程中的有关数据和资料，是对健康教育及健康促进实施过程进行监督、对实施质量进行控制管理的常用方法。主要采用定量调查和定性调查对健康教育计划实施过程进行监测，也可使用简单易行的抽样方法和快速评估法。

（巢健茜）

第十章
社区健康管理

社区卫生服务以社区居民群体(包括病人和健康者)为服务对象的特点,决定了社区健康管理是社区卫生服务的重要内容。本章在介绍健康、健康管理基本概念和健康危险因素的基础上,具体阐述社区健康管理内容与步骤。

一、健康管理的概述

关于健康管理,目前还没有一个举世公认的定义,要回答什么是健康管理,需要先将这个名词作一词义上的解剖。健康管理由"健康"和"管理"两个词复合而成,透过现代健康的定义,可以帮助我们理解蕴含其中的健康管理理念。

(一)健康与亚健康

健康不是简单的无病、无残、无伤,也不是能吃能喝。世界卫生组织(WHO) 1948 年关于健康的定义:"健康是一种躯体、精神与社会和谐融合的完美状态,而不仅仅是没有疾病或身体虚弱。"具体来说,健康包括三个层次。第一躯体健康,指躯体的结构完好、功能正常,躯体与环境之间保持相对的平衡。第二心理健康,又称精神健康,指人的心理处于完好状态,包括正确认识自我、正确认识环境、及时适应环境。第三社会适应能力良好,指个人的能力在社会系统内得到充分的发挥,个体能够有效地扮演与其身份相适应的角色,个人的行为与社会规范一致,和谐融合。1978 年,国际初级卫生保健大会《阿拉木图宣言》中,重申"健康不仅是疾病体弱的匿迹。而是身心健康、社会幸福的完美状态。"1986 年 WHO 参与主办的首届国际健康促进大会发布的《渥太华宪章》重新定义了健康:"健康是每天生活的资源,并非生活的目的。健康是社会和个人的资源,是个人能力的体现","良好的健康是社会、经济和个人发展的主要资源,生活质量的一个重要方面"。

1948 年 WHO 关于健康的定义体现了积极的、多维的健康观,是健康的最高目标;此定义不仅充分阐明了生物学因素与健康的关系,而且强调了心理、社会因素对人体健康的影响,这就是三维健康观。同时该定义还认为健康是一种状态,即把健康和疾病看做是并存于一个统一体中的动态过程。事实上,人的健康状态正是波动于健康与疾病之间的过程。在健康与疾病之间没有一条明显的分界线,即两者没有非此即彼的明显界限,许多人在大部分时间内往往处于一种两者之间的过渡状态,即亚健康状态。

亚健康状态,是近年来国际医学界提出的新概念,指人的机体虽然无明显的疾病,但呈现活力降低,适应能力呈不同程度减退的一种生理状态,是由机体各系统的生理功能和代谢过程低下所导致,是介于健康和疾病之间的一种"第三状态"或"灰色状态"。亚健康状态的范畴相当广泛,躯体上、心理上的任何不适应感觉,在长时期内难以确诊属于何种病症,均可概括其中。在预防保健实际工作中可以发现,现代社会中相当多的人处于这种状态,包括慢性疲劳综合征、围绝经期综合征、衰老等。处于亚健康状态者仅仅感觉身体上或精神上的不适,如失眠、疲乏、注意力不能集中、食欲减退、便秘、烦躁、胸闷、头痛等,经现代医学检查却无异常发现。WHO 的一项全球性调查资料表明,真正健康者仅占 5%,患有疾病者占 20%,而亚健康状态者占 75%。亚健康状态具有发展成各种疾病的潜在性,无论从临床医学还是预防医学角度认识亚健康状态都具有积极意义。

1986 年 WHO 在健康的定义中提出"健康是每天生活的资源",这大大丰富了健康的内涵,强调了健康的重要性,即健康是资源,是国家、社会、家庭和个人的财富。那么,资源又是什么呢?资源是指"生产过程中所使用的投入",其不仅包括自然资源,而且还包括人力、人才、智力(信息、知识)、健康等资源。既然是资源就需要管理,因为所有的资源都是有限的。通过有效地管理,可以充分发挥资源的作用,使其发挥最大的功效。

管理就是要通过计划、组织、指挥、协调和控制达到资源配置和使用的最优化,目标是能在最合适的时间里把最合适的东西用在最合适的地方发挥最合适的作用,来达成目的。具体来说,管理包括制定战略计划和目标、管理资源,使用完成目标所需要的人力和财务资本以及衡量结果的组织过程。管理还包括记录和储存为供以后使用的和为组织内其他人使用的事实和信息的过程。因此,管理事实上是一个过程,实质上是一种手段,是人们为了实现一定的目标而采取的手段和过程。要完成管理的最基本方法就是,收集被管理目标的信息,分析评估被管理目标的情况,最后根据分析去执行,即解决被管理目标中存在的问题。

综上所述,健康一方面是一种状态,呈现动态过程,另一方面,它又是我们每天生活的资源,资源需要有效管理,才能发挥最大的功效,因此,健康需要管理。健康管理应成为社区卫生服务中的重要内容。

(二) 健康管理的概念

健康管理就是针对健康需求对健康资源进行计划、组织、指挥、协调和控制,达到最大的健康效果的过程。要计划、组织、指挥、协调和控制个体和群体的健康,就需要全面掌握个体和群体的健康状况(可以通过全面监测、分析、评估来完成),需要采取措施维护和保障个体和群体的健康(可以通过确定健康危险因素提供健康咨询和指导,对健康危险因素进行干预来完成)。简言之,保护健康资源,节约健康资源,最大限度地合理利用健康资源并让其发挥最大的作用,这就是健康管理。

综合国内外关于健康管理的代表性定义,结合我国《健康管理师国家职业标准》中关于健康管理师的职业定义,这里我们将健康管理定义为:利用现代生物医学和信息化管理技术,从社会、心理、生物学的角度,对个人或群体的健康状况、生活方式、社会环境等进行全面监测、分析、评估;提供健康咨询、指导;并对健康危险因素进行干预管理的全过程。健康管理的宗旨是调动个体和群体及整个社会的积极性,有效地利用有限的资源来达到最大的健康效果。健康管理的具体做法就是为个体和群体(包括政府)提供有针对性的科学健康信息,并创造条件和采取行动来改善健康。

健康管理主要是针对健康需求对健康资源进行计划、组织、指挥、协调和控制的过程。

即对个体和群体健康进行全面监测、分析、评估,提供健康咨询和指导及对健康危险因素进行干预的过程。健康需求不仅包括求医用药,健康危险因素也是一种健康需求,如超重、肥胖、血糖异常、血脂异常;当然也可以是一种健康状态。健康管理的手段可以是对健康危险因素进行分析,对健康风险进行量化评估,或对干预过程进行监督指导。但是,健康管理一般不涉及疾病的诊断和治疗过程。疾病的诊断和治疗属于临床医生的工作内容,不是健康管理师的工作内容。

健康管理服务的特点,就是标准化、量化、个体化和系统化。健康管理的具体服务内容和工作流程必须依据循证医学和循证公共卫生的标准和学术界已经公认的预防和控制指南及规范等来确定和实施。健康评估和干预的结果既要针对个体和群体的特征和健康需求,又要注重服务的可重复性和有效性,强调多平台合作提供服务。

然而,这里所讲的"健康管理过程",只是健康管理周期运转过程中的一个周期,或称为一个"循环",而不能称为健康管理的全过程。健康管理的全过程应是"健康管理单循环"的多次往复运行。即是从"健康危险因素的检查监测(发现健康问题)开始→到健康危险因素评价(认识健康问题,引导干预)→再到健康危险因素干预(解决健康问题)结束"的往复循环(图 10-1)。

事实上,健康管理过程不可能由一个循环周期完成,而应该周而复始地运行几个周期(实际多少周期因人而异)。其中后一个循环的检查监测和评价(收集的信息情况),又是前一个循环干预效果的评估依据。健康管理循环每运行一个周期,都要解决部分健康危险问题,通过健康管理循环的不断运行,使管理对象的健康问题不断得到解决,从而走上健康之路。

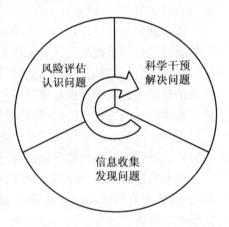

图 10-1 健康管理的不断循环

社区卫生服务中的健康管理即社区健康管理,以社区卫生服务为平台,以全科医生为核心,包括社区护士、心理咨询师、健康管理师、营养师等,以社区居民为对象,对健康和疾病的危险因素进行检测、评估和干预的管理过程。为居民建立个人健康档案和家庭健康档案,跟踪个人健康状况,充分利用社区内外各种资源,应用健康教育、膳食指导和运动锻炼等各种干预措施,为社区居民提供健康管理服务,以预防和延缓疾病的发生,减少疾病并发症,提高患者生存质量。

(三)健康管理内容与步骤

在社区卫生服务中要实施健康管理,必须熟悉健康管理的步骤和内容,其中,健康危险因素的干预方法,是做好健康管理的基本技能和必备条件。

健康管理是一种前瞻性的卫生服务模式,它以较少的投入获得较大的健康效果,从而增加了医疗服务的效益,提高了医疗保险的覆盖面和承受力。一般来说,健康管理有以下 3 个基本步骤。

第一步是了解你的健康。只有了解个人的健康状况才能有效地维护个人的健康。因此,具体地说,第一步是收集服务对象的个人健康信息。个人健康信息包括个人一般情况(性别、年龄等)、目前健康状况和疾病家族史、生活方式(膳食、体力活动、吸烟、饮酒等)、体格检查(身高、体重、腰围、血压等)和血、尿实验室检查(血脂、血糖等)。

第二步是进行健康及疾病风险性评估,即根据所收集的个人健康信息,对个人的健康状况及未来患病或死亡的危险性用数学模型进行量化评估。其主要目的是帮助个体综合认识健康风险,鼓励和帮助人们纠正不健康的行为和习惯,制订个性化的健康干预措施并对其效果进行评估。

健康风险评估是一个广义的概念,它包括了简单的个体健康风险分级方法和复杂的群体健康风险评估模型。在健康管理学科的发展过程中,涌现出了很多种健康风险评估的方法。传统的健康风险评估一般以死亡为结果,多用来估计死亡概率或死亡率。近年来,随着循证医学、流行病学和生物统计学的发展,大量数据的积累,使得更精确的健康风险评估成为可能。健康风险评估技术的研究主要转向发病或患病可能性的计算方法上。传统的健康风险评价方法已逐步被以疾病为基础的患病危险性评估所取代,因为患病风险比死亡风险更能帮助个人理解危险因素的作用,有助于有效地实施控制措施。

患病危险性的评估,也称为疾病预测。可以说是慢性病健康管理的技术核心。其特征是估计具有一定健康特征的个人在一定时间内发生某种健康状况或疾病的可能性。健康与疾病风险评估及预测一般有两类方法(表 10-1)。第一类方法建立在评估单一健康危险因素与发病几率的基础上,将这些单一因素与发病的关系以相对危险性来表示其强度,得出的各相关因素的加权分数即为患病的危险性。由于这种方法简单实用,不需要大量的数据分析,是健康管理发展早期的主要健康风险评价方法。目前也仍为很多健康管理机构和项目所使用,包括美国卡特中心(Carter Center)及美国糖尿病协会(ADA)。第二类方法建立在多因素数理分析基础上,即采用统计学概率理论的方法来得出患病危险性与危险因素之间的关系模型,能同时包括多种健康危险因素。所采用的数理方法,除常见的多元回归外,还有基于模糊数学的神经网络方法及 Monte Carlo 模型等。这类方法的典型代表是 Framingham 的冠心病模型。

表 10-1　两类常用健康评价方法的比较

评价方法	定义	方法	结果表示.
单因素加权法	判断个人死于某些特定健康状况的可能性	多为借贷式计分法,不采用统计概率论方法计算	多以健康评分和危险因素评分的方式
多因素模型法	判断一定特征的人患某一特定疾病或死亡的可能性	采用疾病预测模型法,以数据为基础,定量评价,可用于效果评价(费用及健康改善)	患病危险性,寿命损失计算,经济指标计算

(摘自:《健康管理师》陈君石 黄建始,2007)

患病危险性评估的一个突出特点是其结果是定量的、可比较的。由此可根据评估的结果将服务对象分成高危、中危和低危人群,分别施以不同的健康改善方案,并对其效果进行评价。

在健康风险评估的基础上,我们可以为个体和群体制定健康计划。个性化的健康管理计划是鉴别及有效控制个体健康危险因素的关键。将以那些可以改变或可控制的指标为重点,提出健康改善的目标,提供行动指南以及相关的健康改善模块。个性化的健康管理计划不但为个体提供了预防性干预的行动原则,也为健康管理师和个体之间的沟通提供了一个有效的工具。

第三步是进行健康干预。在前两部分的基础上,以多种形式来帮助个人采取行动、纠正不良的生活方式和习惯,控制健康危险因素,实现个人健康管理计划的目标。与一般健康教育和健康促进不同的是,健康管理过程中的健康干预是个性化的,即根据个体的健康危险因素,由健康管理师进行个体指导,设定个体目标,并动态追踪效果。如糖尿病管理等,通过个人健康管理日记、参加专项健康维护课程及跟踪随访措施来达到健康改善效果。一位糖尿病高危个体,其除血糖偏高外,还有超重和吸烟等危险因素,因此除控制血糖外,健康管理师对个体的指导还应包括减轻体重(膳食、体力活动)和戒烟等内容。

健康管理的这三个步骤可以通过互联网的服务平台及相应的用户端计算机系统来帮助实施。应该强调的是,健康管理是一个长期的、连续不断的、周而复始的过程,即在实施健康干预措施一定时间后,需要评价效果、调整计划和干预措施。只有周而复始,长期坚持,才能达到健康管理的预期效果(图10-2)。

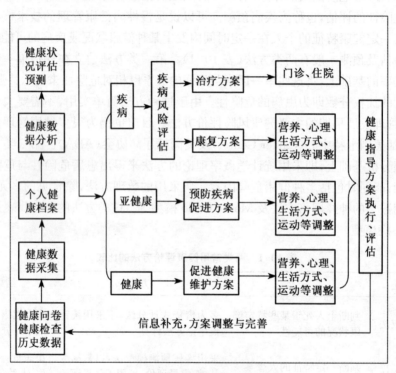

图 10-2　健康管理循环过程图

二、健康危险因素

健康管理最基础和核心的内容是针对健康危险因素所开展的干预和管理活动,因此,全面了解和掌握健康危险因素的相关知识,成为开展健康管理活动必备的知识基础。

（一）健康危险因素的概念

健康危险因素是指能使疾病或死亡发生的可能性增加的诱发因素，或者能使健康不良后果发生概率增加的因素。健康危险因素很多，包括环境危险因素、行为危险因素、生物遗传和医疗服务的危险因素等。了解危险因素影响健康的特点，对于预防和控制疾病，特别是慢性非传染性疾病以及促进健康具有重要意义。

1. 潜伏期长　危险因素对健康的危害大多为长期慢性过程，往往是在人们长期、反复接触危险因素之后才有可能出现症状或处于疾病状态。例如，吸烟是导致肺癌的一个危险因素，往往在吸烟十几年、甚至数十年后才出现明显的肺癌临床症状。又如，长年累月的高糖高脂饮食，才能诱发 2 型糖尿病。现实生活中存在的危险因素是潜在的，多元的，累积性的，因而，致病的长潜伏期常使人们容易忽视危险因素与疾病之间的因果联系。这一特点给疾病预防工作带来了一定的困难，但另一方面，为采取某些干预危险因素的措施提供了可能的时机。

2. 特异性差　表现为危险因素与疾病之间的因果联系，可以是一因多果的关系，也可以是多因一果，或者多因多果的关系。例如，吸烟是引起肺癌、冠心病、胃溃疡等多种疾病的危险因素。冠心病的发生又与吸烟、高脂饮食、缺少体育锻炼、肥胖、紧张等多种危险因素有关。由于现实生活中存在的危险因素与疾病之间的联系特异性不明显，以及不同个体对危险因素致病作用的耐受性存在差异，因此，人们容易忽视这些危险因素对健康的影响。

3. 联合作用明显　随着越来越多的危险因素进入人类的生产和生活环境，导致人类健康危险因素的多重叠加。多种危险因素同时存在可以明显增加致病的可能性。例如，同时患有高血压、高血脂，且吸烟者，可以数倍、甚至数十倍的增加冠心病的发生概率。

4. 广泛存在　危险因素广泛存在于人们日常的生活和工作环境之中，还没有引起人们的足够重视。例如，生活水平迅速提高，加上生活节奏紧张，令许多人走进了饮食误区：配有油煎鸡蛋、炸鸡腿、煎鱼的快餐，不但成为许多"白领丽人"的工作餐，同时也是现代男女学生的家常饭。美国的研究报道，妇女经常吃煎炸蛋肉会增加患卵巢癌、乳腺癌和子宫癌的危险性。每隔两天吃一次者较 1 次/周、1 次/月者患病的危险分别高 3 倍和 5 倍。有害的社会和自然环境因素、不良的行为与生活方式对健康的影响往往是潜在的、渐进的、需要长久暴露才能产生明显的危害作用，这就增加了人们对危险因素的发现、识别和评价的难度，特别是不利于健康的行为已经成为人们的生存方式和习惯时，对这种危险因素的干预将会非常困难。因此，深入、持久、灵活、有效的危险因素干预策略将非常重要。

（二）健康危险因素的分类

引起人类疾病或死亡的危险因素包含了极其广泛的内涵，为了便于理解和掌握，可以从多种角度对健康危险因素分类，如根据危险因素对健康影响所处的因果链位置，将健康危险因素分为直接健康危险因素与间接健康危险因素；从危险因素对健康影响可能产生的范围特点，分为群体健康危险因素与个体健康危险因素；在此，从健康管理角度，将健康危险因素概括为以下四类：

1. 环境危险因素　环境是指人类生活于其中的各要素的总合。环境危险因素包括自然和社会环境危险因素。

(1) 自然环境危险因素：从人类生态学角度来看，环境不仅影响着人类的生活和生产，甚至还影响着人类的健康。由于人类对自然环境的过度改造，不仅严重破坏了人们赖以生存的生态系统，而且导致大量的危险因素进入人们的生存环境，各种环境健康危险因素给人类社会的整体生存带来前所未有的严重影响。

自然环境危险因素可以概括为：生物性危险因素、物理性危险因素和化学性危险因素。

① 生物性危险因素：自然环境中影响健康的生物性危险因素有细菌、病毒、寄生虫、生物毒物等，是传染病、寄生虫病和自然疫源性疾病的直接致病原。

② 物理性危险因素：自然环境中的物理性危险因素有高低温、噪声、电离辐射、电磁辐射等。

③ 化学性危险因素：自然环境中的化学性危险因素有生产性毒物、粉尘、农药、工业废水、交通工具排放的废气等。

理化污染是工业化、现代化带来的次生环境危险因素，成为日益严重的健康杀手。

(2) 社会环境危险因素：社会经济发展在促进人类健康水平提高的同时，也带来一系列新的社会问题，对人类健康有着潜在的危害。在经济发展过程中，由于不合理地开采利用资源，人类生态环境遭到了严重的破坏和污染，如滥伐森林造成水土流失、土地沙漠化；二氧化碳排放过多，导致全球气温上升；工业"三废"污染大气、水系及食物等，由此产生的潜在健康危害广泛存在。同时，大量人工合成化学物质广泛渗透于人们生活的吃、穿、住、用等方面，对人类健康的不良影响已经或越来越受到关注。随着社会竞争日益激烈，工作和生活节奏的加快，紧张、刺激和工作压力对身心健康产生了不良影响，精神心理问题逐渐成为现代人突出的健康问题。经济的发展改善了生活条件，改变了人们的生活方式，高血压、糖尿病、肥胖等"富裕病"的发病率增加；物质生活的丰富，电子或电器产品以及互联网的广泛应用，产生了空调综合征、电脑综合征、网络成瘾等"文明病"。

2. 行为与生活方式危险因素　行为与生活方式危险因素是由于人类不良的生活行为方式而创造出来的健康危害，又称为自创性危险因素。随着疾病谱的改变，与不良行为生活方式密切相关的慢性病越来越成为人类健康的主要威胁。2011 年我国的卫生统计年鉴资料显示，我国居民前 3 位死因为恶性肿瘤、心脏病、脑血管疾病，占总死因构成 64.71%～69.31%。而造成这些死亡原因的危险与人类的行为生活方式密切相关。

2002 年，世界卫生组织(WHO)的卫生报告中，提出影响全球的十大健康危险因素：营养不良、不安全性行为、高血压、吸烟、酗酒、不安全饮用水及不良卫生设施和卫生习惯、铁缺乏、室内烟尘污染、高胆固醇、肥胖等。在北美、欧洲和亚太地区工业化程度高的国家，全部疾病负担中至少有 1/3 归因于烟草、酒精、高胆固醇和肥胖。烟草造成每年将近 500 万人早死，高血压造成 700 万人早亡。因此，加强对行为和生活方式危险因素的研究与监测，制订针对性干预策略，加大健康教育和行为矫治，消灭自创性危险，是增进健康的明智选择。

3. 生物遗传危险因素　随着医学的发展及对疾病认识的不断深入，人们发现无论是传染病还是慢性病的发生，都是遗传因素和环境因素共同作用的结果。各因素在致病过程中所起的作用不同，可能以其一为主，其二或其他为辅。它们的作用可以是单纯的相加，也可能彼此促进或协同。随着分子生物遗传学的发展，遗传特征、家族发病聚集倾向、成熟老化和复合内因学说等已在基因遗传等分子生物学的最新成就中找到客观依据。

4. 医疗卫生服务中的危险因素　医疗卫生服务中影响健康的危险因素，指医疗卫生服务系统中存在的各种不利于保护并增进健康的因素。广义上说,医疗资源布局不合理,城乡卫生人力资源配置悬殊,初级卫生保健网络不健全,重治疗轻预防的倾向和医疗保健制度不完善等都是可能危害人们健康的因素。在医疗行为中,诱导过度和不必要的医疗消费;医疗过程中医院内感染,滥用抗生素和激素;医疗服务质量低下、误诊或漏诊等都是直接危害健康的因素。

（三）常见慢性病的相关危险因素

随着社会经济的发展,人们行为生活方式的改变和人口老龄化,我国疾病谱和死亡谱发生很大变化,慢性非传染性疾病(简称慢性病)发病率和死亡率迅速上升,已成为我国重要的公共卫生问题。我国正面临着传染病和慢性病防治的双重挑战。针对慢性病相关危险因素的干预,是疾病预防和健康保健的重要任务。

慢性非传染性疾病,简称慢性病,或慢病,是一组潜伏时间长,一旦发病不能自愈的,且很难治愈的非传染性疾病。慢性病具有以下特点:发病隐匿,潜伏期长;多种因素共同致病,一果多因;一因多果,相互关联,一体多病;个人生活方式对发病有重要影响;增长速度加快,发病呈年轻化趋势。

目前,我国重点预防的主要慢性病有心脑血管病(高血压、冠心病、脑卒中)、糖尿病、恶性肿瘤、慢性阻塞性肺疾病等。

1. 高血压(hypertension,HBP)　高血压是动脉收缩压或舒张压持续升高的一组临床症候群。高血压可分为原发性高血压(高血压病)和继发性高血压。

（1）高血压流行特征

① 我国高血压患病率呈逐年上升趋势:近年来,由于社会经济的快速发展和人们生活方式的变化,我国的高血压发病率有增长的趋势。据 2002 年全国居民营养与健康状况调查资料显示,我国 18 岁及以上成年人高血压患病率为 18.8%,估计全国有高血压患者约1.6 亿,比 1991 年患病率上升 31%,高血压患者增加了 7 000 多万。

② 同一人群高血压患病率有季节差异,冬季高于夏季。血压会随着季节、气候变化而变化,夏季的血压偏低,到了冬天就会升高一些。冬季之所以血压会升高是人体对周围环境变化的反应,是一种物理现象,血管收缩以后可以保暖,减少散热,但是血管收缩后会引起血压升高。除了血管收缩引起血压升高,冬季人的运动相对减少,运动有降压的作用,缺乏运动也会使血压偏高

③ 不同地区高血压患病率差别较大:我国高血压患病率北方高于南方,东部高于西部;发达地区高于不发达地区;在同一地区城市高于农村;高原少数民族地区患病率较高。2002年中国居民营养与健康状况调查显示,我国大城市、中小城市、一类至四类农村患病率依次为 20.4%、18.8%、21.0%、19.0%、20.2%、12.6%。

④ 高血压患病率随年龄增长而增加:我国高血压患病情况的抽样调查结果表明,高血压患病率随年龄增长而增加;30 岁以前几乎无变化,30 岁以上持续上升;40 岁以前上升速度缓慢,40 岁以后上升速度显著加快。

⑤ 女性更年期前患病率低于男性,更年期后高于男性:我国资料显示,45 岁以前男性高血压患病率高于女性,45～59 岁年龄组男女两性患病率水平接近,60 岁以上女性患病率高于男性。

⑥ 不同职业人群高血压患病率不同：1991 年我国高血压患病情况抽样调查结果，各职业高血压患病率从低到高排序为：林业劳动者(8.25%)、商业服务人员(8.43%)、生产运输工人(9.20%)、渔民(9.55%)、专业技术人员(10.38%)、办事人员(11.07%)、牧业劳动者(14.97%)、机关企事业干部(21.40%)。

(2) 高血压的危险因素：国内外大量的流行病学和临床研究证明，高血压是遗传因素与环境因素长期相互作用而形成的慢性疾病。除遗传因素外，国际上公认的高血压发病危险因素是：超重和肥胖、高盐膳食以及过量饮酒。

① 超重和肥胖：身体脂肪含量与血压呈正相关。人群中体质指数(body mass index，BMI)与血压水平呈正相关，BMI 每增加 3 kg/m^2，4 年内发生高血压的风险，男性增加 50%，女性增加 57%。我国 24 万成人随访资料的数据表明，BMI≥24 kg/m^2 者(超重及肥胖)发生高血压的风险是体重正常者的 3～4 倍。身体脂肪的分布与高血压发生也有关。腹部脂肪聚集越多，血压水平就越高。男性腰围≥90 cm，女性≥85 cm 者患高血压的风险是腰围正常者的 4 倍以上。随着我国社会经济发展好生活水平提高，人群中超重和肥胖的比例明显增加。城市中年人群中，超重者的比例已达到 25%～30%。超重和肥胖将成为我国高血压患病率增长的重要危险因素。

② 过量饮酒：大量的研究结果表明，长期大量饮酒是高血压的重要危险因素。在男性，每周饮酒 300～499 ml 者，收缩压和舒张压比不饮酒者高 2.7 mmHg 和 1.6 mmHg；每周饮酒多于 500 ml 者，收缩压和舒张压比不饮酒者高 4.6 mmHg 和 3.0 mmHg；男性持续饮酒者比不饮酒者，4 年内发生高血压的危险增高 40%。虽然少量饮酒后短时间内血压会有所下降，但长期少量饮酒可使血压轻度升高；过量饮酒则使血压明显升高。我国饮酒人数众多，部分地区且有饮烈度酒的习惯，应重视长期过度饮酒对血压和高血压发生的影响。

③ 高钠、低钾膳食：成人摄盐 1～2 克/天足以满足生理需要。食盐中致血压升高的成分主要是钠，食物中的钾可以对抗钠的升血压作用。钾的来源是蔬菜水果。膳食钠/钾与血压的相关性更强。我国 14 组人群研究表明，膳食钠盐摄入量平均增加 2 克/天，收缩压和舒张压分别增高 2.0 和 1.2 mmHg。高钠、低钾膳食是导致我国大多数高血压患者发病的主要危险因素之一。我国大多数地区，人均盐摄入量>12 克/天。在盐与血压的国际协作研究中，反映膳食钠、钾量的 24 小时尿钠钾比，我国人群在 6 以上，而西方人群仅为 2～3。流行病学研究表明：我国北方地区，蔬菜水果少，膳食偏咸，南方地区食盐摄入量为 7～8 克/天，蔬菜水果丰富，北方高血压患病率高于南方。某种程度上证明膳食高钠低钾的升压作用。

④ 遗传因素：高血压患者多有家族史，其直系亲属的血压水平高于同龄非直系亲属。双亲有高血压的子女发生高血压的危险性是双亲正常者的 5 倍。一般认为高血压发病遗传因素大约占 40%，环境因素大约占 60%。

此外，还存在一些可能或不确定的危险因素：缺乏体力活动、精神紧张或应激、A 型性格、吸烟等，有待进一步研究确定。

从因素的人为可变性角度，又可将高血压发病的相关因素分为两类：不可改变的因素，例如年龄、性别、遗传；可改变的因素：例如高盐饮食、超重和肥胖、过量饮酒、缺乏体力活动、长期精神紧张等。促使人们减少有害的可改变因素暴露，减少或延缓发病，是健康教育要达到的目的。

2. 糖尿病(diabetes mellitus，DM)　糖尿病是由多种病因引起的代谢紊乱，其特点是慢性高血糖,伴有胰岛素分泌不足和(或)作用障碍,导致碳水化合物、脂肪、蛋白质代谢紊乱。造成多种器官的慢性损伤、功能衰竭。糖尿病分为 1 型糖尿病、2 型糖尿病、妊娠糖尿病和其他特殊类型糖尿病。

(1) 糖尿病流行特征

① 患病率呈逐年上升趋势:我国 2 型糖尿病的年增长率在 1994 年以前的 15 年为 9.86%,1994 年以后高达 13.31%,使中国在短短 20 年里,就从低患病率(<3%)国家跨入世界糖尿病中等患病率(3%~10%)国家的行列,增长速度十分惊人。我国 1996 年采用整群抽样方法,调查了 11 省市 20 岁以上人口 42 751 人,结果糖尿病标化患病率为 3.21%,IGT 标化患病率为 4.76%,推测全国有糖尿病患者和糖耐量受损者 5 000 万人以上。2002 年中国居民营养健康状况调查覆盖全国 31 个省/自治区/直辖市,测定 18 岁以上人群空腹血糖 52 416 人,与 1996 年 20 岁以上人群进行比较,大城市糖尿病患病率由 1996 年的 4.58% 上升到 6.37%,中小城市由 3.37% 上升到 3.89%,2008 年全国糖尿病流行病学调查 14 省 20 岁及以上人口 4.6 万人的资料(OGTT 一步法)显示,糖尿病患病率高达 9.7%,中国成人糖尿病总数达 9 240 万,我国可能已成为糖尿病患病人数最多的国家。

② 不同地区糖尿病患病率差异较大:我国 1996 年 11 省市调查的糖尿病和 IGT 的标化患病率最高的是北京(4.56%),最低的是浙江(1.99%),江苏(3.23%)、广东(3.11%)、四川(4.37%)、宁夏(2.28%)等居于其间。

③ 城市糖尿病患病率高于农村:我国 1996 年 11 省市的调查发现糖尿病标化患病率省会城市(4.58%)>中小城市(3.37%)>富裕县镇(3.29%)>贫困县农村(1.71%)。2002 年中国居民营养健康状况调查结果进一步证实了这一点。

④ 糖尿病患病率随着年龄增加而升高:几乎全世界的调查都显示 2 型糖尿病的患病率随年龄增加而上升,在 40 岁以上人群中患病率显著升高。2002 年中国营养健康状况调查报告的糖尿病患病率在 18~44 岁、45~59 岁、60 岁及以上年龄组分别为 1.27%、4.29%、6.77%;空腹血糖受损标化患病率分别为 1.32%、3.38%、4.90%。近年来,2 型糖尿病出现了发病年轻化的趋势,儿童和青年人中患病率越来越高。其原因尚不清楚,可能与儿童肥胖率不断增加以及运动少有关。

⑤ 糖尿病患病率的性别差异:不同国家或时间糖尿病患病率的男女差异不一。我国 1996 年 11 省市糖尿病调查表明,女性患病率(3.79%)高于男性(3.40%),差异有统计学意义。但 2002 年的全国营养调查显示,男性糖尿病患病率为 2.54%,女性为 2.66%,其差异无统计学意义。

⑥ 体力劳动者的患病率低于脑力劳动者:印度的调查发现,专业人员的患病率超过 10%,而未受过训练的工人不到 1%。我国成都调查的 11 046 人中也发现脑力劳动者的患病率显著高于体力劳动者。

⑦ 有糖尿病家族史患病率高于无家族史者:2 型糖尿病存在家族聚集性,我国 11 省市的调查结果表明,有糖尿病家族史者的糖尿病患病率(7.74%)显著高于无糖尿病家族史者(3.91%)。糖尿病一级亲属的患病率较一般人群高 5 倍~21 倍,其患病率为 2.1%~5.2%。

(2) 2 型糖尿病的危险因素:2 型糖尿病主要由遗传和环境因素引起外周组织(主要是肌肉和脂肪组织)胰岛素抵抗和胰岛素分泌缺陷,导致机体胰岛素相对或绝对不足,使葡萄糖摄取利用减少,从而引发高血糖,导致糖尿病。

① 肥胖或超重:肥胖是 2 型糖尿病最重要的易患因素之一。我国 11 省市的调查发现,糖尿病和 IGT 患病率随着体重的增加而上升,肥胖和超重者患糖尿病的危险性为正常人的 3.43 倍和 2.36 倍;肥胖类型与糖尿病的关系更为密切。糖尿病者腰臀比平均为 0.90,IGT 患者平均为 0.86,正常人平均为 0.83。说明向心性肥胖易患糖尿病。

② 膳食不平衡:高能饮食是明确肯定的 2 型糖尿病的重要膳食危险因素。日本相扑运动员每日摄能达 18 832.5～27 202.5 kJ(4 500～6 500 kcal),比一般日本人的 10 462.5 kJ(2 500 kcal)高得多。他们中 40% 发展为糖尿病。目前认为,摄取高脂肪、高蛋白、高碳水化合物和缺乏纤维素的膳食可能与发生糖尿病有关。

③ 体力活动不足:许多研究发现体力活动不足增加糖尿病发病的危险,活动最少的人与最爱活动的人相比,糖尿病的患病率相差 2～6 倍。2002 年中国居民营养健康调查显示,与每日静态生活时间不足 1 小时的人相比,静态生活时间超过 4 小时者糖尿病增加 50%。其中,每天看电视 4 小时以上者,糖尿病的患病风险比每天看电视不足 1 小时者增加 46%。

④ 遗传因素:2 型糖尿病有较强的家族聚集性,Barnett 等收集 200 对同卵双生子的资料,每对中至少有一个糖尿病患者,发现 1 型糖尿病双生子共显性为 54%,2 型糖尿病双生子共显性为 91%。随着分子生物学技术和分子流行病学的发展,2 型糖尿病的一些遗传基因也相继被确定。但到目前为止,在易感基因研究中所取得的进展只能解释 2 型糖尿病约 10% 的遗传变异。

综合多方面研究资料,具有这些因素者为 2 型糖尿病的高危人群:年龄在 40 岁以上;有糖尿病家族史;肥胖:BMI>25;曾患妊娠糖尿病的妇女;分娩过巨大胎儿的妇女;高血压者;血脂异常者。高危人群应尽量减少可改变的环境危险因素的暴露,例如控制膳食热量,增加体力活动等,以减少或延缓发生糖尿病。

3. 冠心病(coronary heart disease, CHD) 冠心病是冠状动脉粥样硬化性心脏病的简称,亦称缺血性心脏病。是由于冠状动脉功能性或器质性改变而引起的冠状动脉血流和心肌需求不平衡所导致的心肌缺血性心脏病。根据 WHO 的临床分型标准,冠心病可分为心绞痛、心肌梗死和猝死。

(1)冠心病流行特征

① 全球冠心病的发病率和死亡率呈上升趋势:发达国家自 20 世纪 60 年代和 70 年代冠心病发病率达到高峰以来,北美、西欧和澳大利亚等国家和地区采取了积极有效的预防措施,冠心病的发病率呈下降趋势,但冠心病仍然是大多数发达国家成人最主要的死因。发展中国家随着工业化的进程,生活方式的逐渐西化,冠心病发病率和死亡率具有不同程度的增加。从世界范围来看,冠心病的发病率和死亡率呈上升趋势。据我国卫生统计年报资料,自 1980—2000 年冠心病死亡年龄统计调整率在城乡均有增长,城市由 38.6/10 万升高到 71.3/10 万。特别是 1990—2000 年增长速度加快,城市与农村冠心病死亡率年分别增长 4.48% 和 4.10%。

② 冠心病发病率随年龄增加而增加:冠心病的发病年龄一般为 40 岁以后明显增多,每增加 10 岁,其患病率约递增 1 倍。1984—1993 年北京地区 MONICA 监测 35～74 岁人群急性冠心病事件显示,男女人群发病率绝对上升幅度最多的是 70～74 岁组(率差为 132/10 万和 89/10 万),但 10 年间相对增长幅度最大的是 45～49 岁(50%)和 55～59 岁(32%)。

③ 男性发病率和死亡率均高于女性 WHO:37 个 MONICA 监测点的资料表明,所有监测点男性死亡率均高于女性,男女死亡率比值在 1.92～6.75,平均 3.91。中国 16 省 MON-ICA 监测结果显示,除安徽 1992—1993 年男女发病率为 0/10 万外,其他监测区相同年份男性发病率均高于女性。

④ 不同种族或民族的发病率和死亡率差别很大:据 WHO MONICA 资料,总的来说亚洲黄种人冠心病死亡率低于白种人。我国 20 世纪 70 年代全国范围的冠心病患病率调查显示,蒙古族为 15.6%,新疆维吾尔族为 11.74%～14.78%,汉族为 2%～10%,贵州苗族为 1.65%。

⑤ 脑力劳动者冠心病的患病率高于体力劳动者:有报道,长期坐办公室的人患冠心病的危险性是一般人群的 1.4～4.4 倍。1975 年天津市的调查资料显示,脑力劳动者的冠心病患病率为 5.54%,高于体力劳动者(2.99%)。

(2) 冠心病的危险因素:目前认为全人群冠心病是一种多危险因素单一作用或联合作用所致的慢性疾病,一般认为是遗传因素与环境因素相互作用的结果。其常见的危险因素主要包括疾病因素(高血压、高胆固醇血症、糖尿病、肥胖)、不良生活方式(吸烟、过量饮酒、缺乏体力活动)、社会心理因素(A 型性格)和遗传因素。

① 高血压:国内外大量研究证实高血压是冠心病的重要危险因素。美国一项研究表明,血压超过 160/90 mmHg 者的冠心病患病率比血压在该水平以下者高 2.3 倍;舒张压超过 94 mmHg 者患冠心病的危险性比正常血压者高 3.6 倍。我国 10 组人群前瞻性研究结果表明,收缩压升高 10 mmHg,冠心病发病的危险性增加 28%,舒张压升高 3 mmHg,冠心病发病的危险性增加 24%。

② 高胆固醇血症:人群血清总胆固醇(TC)水平与冠心病的发病率和死亡率成正比。血清 TC 在 4.5 mmol/L 以下冠心病的发病率较低,血清 TC 每降低 1%,冠心病的危险性可减少 2%,冠心病患者的血清胆固醇多数在 5.0～6.5 mmo/L。低密度脂蛋白胆固醇(LDL-C)将胆固醇内流和沉积在动脉壁,是冠心病的危险因素;而高密度脂蛋白胆固醇(HDL-C)属保护因素,HDL-C 每下降 0.03 mmol/L,冠心病事件的相对危险性增加 2%～3%,当 TC/HDL-C 比值大于 4.4 时,冠心病的危险性明显升高。

③ 糖尿病:Framingham 研究显示,男性糖尿病患者冠心病发病率是非糖尿病患者的 2 倍,女性糖尿病患者冠心病发病率约为非糖尿病患者的 4 倍。国内外大量研究证明,糖尿病是冠心病的独立危险因素。

④ 吸烟:Framingham 研究指出,吸烟可增加冠心病发病率;吸烟>20 支/天或 20 支/天及<20 支/天者,发生冠心病的危险性分别是不吸烟者的 7.25、2.67 和 1.43 倍。我国的 7 个前瞻性研究显示吸烟者发生冠心病的危险性是不吸烟者的 2～4 倍。大量研究表明,开始吸烟的年龄越早、每天吸烟量越大、吸烟年数越长,患冠心病的危险越大。

⑤ 肥胖:肥胖是诱发冠心病风险增加的高危因素。一般认为它主要通过高血压、高血糖和高血脂等危险因素而引起冠心病。

⑥ 过量饮酒:饮酒与冠心病的关系较为密切。大量饮酒可增加心脏的负担,酒精又会直接损害心肌,还可使血中的甘油三酯增高,促进冠心病的形成。但适量饮酒,特别是饮用少量葡萄酒,可抑制血小板聚集,防止凝血,而起到预防急性心肌梗死的作用。一个纳入 51 项研究的 Meta 分析显示,每天饮用 0～20 g 酒精,患冠心病风险可相对降低 20%。

⑦ 缺乏体力活动:适量运动有助于促进新陈代谢,减少肥胖,Aannika 等对 47～55 岁的 7 142 名无冠心病症状的参与者随访 20 年发现,中等强度的体力活动可产生明显的健康效应,能减少冠心病的发生。但已患冠心病者要避免剧烈运动和在寒冷中运动,以免诱发病情加重。

⑧ A 型性格:1959 年 Friedman 和 Roseman 首先提出 A 型性格与冠心病有关,1977 年国际心肺和血液病学会公认 A 型性格容易发生冠心病,1981 年美国心脏医学会将 A 型性格列为患心脏病的危险因素之一。美国 Framingham 心脏病研究中对 A 型性格与冠心病的发生进行了为期 10 年的随访研究。发现 A 型性格类型者比非 A 型者的冠心病发病危险性增加 2 倍。目前认为,A 型性格中过度的敌意(愤怒)特征导致心血管高反应性,引起高血压或冠心病。

⑨ 遗传因素:冠心病发病有明显的家族聚集性。遗传流行病学研究显示,冠心病患者一级亲属的发病危险较非冠心病者一级亲属增加 2～6 倍,且在早发(60 岁以前)的病例中更加显著。双生子研究也发现,女性如果 65 岁之前死于冠心病,其同卵双胞胎死于冠心病的危险性增加 14 倍,异卵双胞胎增加 2.6 倍;男性如果 55 岁之前死于冠心病,其同卵双胞胎死于冠心病的危险性增加 7.1 倍,异卵双胞胎增加 2.8 倍。

概括起来,与冠心病相关的危险因素包括:高血压、高胆固醇血症、糖尿病、吸烟、肥胖及超重、过量饮酒、缺乏体力活动、社会心理因素、家族史、年龄、性别等。其中,前 4 个因素是最重要的致病性危险因素,避免或减少这些危险因素对于预防冠心病的发生尤为重要。

4. 脑卒中(stroke)　脑卒中又称为脑血管意外或中风,是因脑血管阻塞或破裂引起的脑血流循环障碍和脑组织功能或结构损害为表现的急性脑血管疾病,共同特征有突然发病,出现意识障碍和局灶性神经功能缺失。临床类型可分为缺血性脑卒中和出血性脑卒中,包括脑出血、蛛网膜下腔出血、脑血栓形成、脑梗死。

(1) 脑卒中流行特征

① 不同国家或地区脑卒中发病率和死亡率相差明显:总体上为发展中国家高于发达国家,高纬度(寒冷)地区高于低纬度(温暖)地区,高海拔地区高于低海拔地区,在同一国家或地区中常与高血压的地理分布保持高度一致。我国 16 省市 1987—1993 年 25～74 岁人群 MONICA 研究结果,急性脑卒中的发病率、死亡率呈现北方高于南方的趋势。黑龙江与安徽两个监测地区发病率男性相差 10 倍,女性相差 8 倍。而且城市人群的发病率、死亡率显著高于农村。

② 我国脑卒中发病率和死亡率有逐年上升趋势:我国 MONICA 16 省市监测资料显示,在 35～64 岁人群中,1987—1993 年间脑卒中发病率多数地区呈上升趋势,例如,北京城市地区平均每年以 4.4% 的速度增长。四川省德阳市 1991—2000 年 10 年间脑卒中发病率总体呈上升趋势;男性 2000 年脑卒中发病率是 1991 年的 2.66 倍,女性 2000 年脑卒中发病率是 1991 年的 2.41 倍。

③ 脑卒中发病率和死亡率随年龄的增长而上升:一般人群 40 岁后开始发病,60～65 岁后急剧增加。据估计,脑卒中死亡者 3/4 为 70 岁以上,15% 在 60 岁左右。我国 MONICA 方案 16 省市研究表明:急性脑卒中男女发病率和死亡率均在 45～54 岁年龄段明显增高,与每 10 岁的年龄组增加呈指数关系。

④ 男性脑卒中发病率和死亡率高于女性:WHO MONICA 方案中,9 个国家 14 个中心

大多数地区男性的发病率几乎为女性的 2 倍,而各地区男性的死亡率平均比女性高 1.8 倍。我国 16 省市 MONICA 方案研究,男女脑卒中发病率之比为 1.6：1。但是随着女性寿命普遍长于男性,老年期女性发病率逐渐接近男性。

⑤ 同一地区不同种族或民族发病情况有明显差异:美国同一地区的黑人脑卒中患病率高于白种人。我国汉族脑卒中患病率高于少数民族,而朝鲜族、回族、维吾尔族、蒙古族患病率高于居住在南方的 4 个少数民族(白族、布依族、彝族和壮族)。

⑥ 职业与脑卒中的发病有一定联系:日本研究资料表明:重体力劳动者,如装卸工人、脚夫等,脑卒中发病率较高,而中度和轻度体力劳动者,如售货员、办事员、司机等,发病率较低。经常上夜班者发病率明显高于上白班者。我国 MONICA 方案研究结果表明:体力劳动者明显高于脑力和其他劳动者。

(2) 脑卒中的危险因素:多年来大量的临床和流行病学研究认为,比较肯定的脑卒中危险因素有:高血压、心脏病、糖尿病、短暂性脑缺血发作、吸烟、酗酒;尚未统一的因素有:血脂水平、血小板聚集性增高、肥胖或超重、遗传、口服避孕药、低气温、高尿酸血症、食盐摄入量多等。

① 高血压:大量证据表明,无论是收缩压还是舒张压升高,都是脑卒中的一个最重要独立的危险因素。脑卒中发病率与死亡率的地理分布差异与高血压的地理分布差异高度一致。美国 Framingham 一项对高血压患者随访 18 年的研究,发现血压高于 160/95 mmHg 者发生脑卒中的危险性是正常血压者的 7 倍。对日本福冈县久山地区一组高血压患者随访 14 年发现,高血压组脑出血死亡率比血压正常组高 17 倍,脑梗死死亡率约高出 4 倍。我国 10 组人群前瞻性研究结果表明收缩压每增高 10 mmHg,出血性脑卒中的发病危险增加 54%,缺血性脑卒中的发病危险增加 47%。舒张压每增高 5 mmHg,发生脑卒中的危险增加 46%。我国 21 省农村及少数民族地区调查证实,有高血压病史者较无高血压病史者发生脑卒中的危险性增加 13~24 倍。

② 心脏病:除高血压之外,各种原因所致的心脏损害是脑卒中第 2 位的危险因素。在任何血压水平上,心脏病者患脑卒中的危险增加 2 倍以上。特别是缺血性脑卒中的危险性增加。美国明尼苏达州进行的一项前瞻性研究表明,与无心脏病史者相比,高血压性心脏病患者发生缺血性脑卒中的相对危险性为 2.2,冠心病患者为 2.2,先天性心脏病患者是 1.7。日本一项调查心脏病发生脑梗死的危险性研究,发现心房纤颤合并瓣膜病患者的发病率最高,达到 39.6%。有研究显示心房纤颤可以增加脑卒中风险 3~4 倍。国内 21 省农村研究显示,有心脏病史者患缺血性脑卒中的危险性增加 15.5 倍,有心律不齐及心脏扩大者,其危险性增加 7~8 倍。

③ 糖尿病:糖尿病也是脑卒中的重要危险因素之一,特别是缺血性脑卒中。Lehto 等在芬兰随访 1 059 名 2 型糖尿病患者和 373 名非糖尿病患者 7 年的结果显示,男性 2 型糖尿病患者脑卒中危险性是非糖尿病患者的 3 倍,而女性为 5 倍。Abbott 等对 690 例糖尿病患者及 6 908 名非糖尿病患者观察 12 年,结果发现糖尿病患者脑卒中发病率为 6 230/10 万,而非糖尿病患者为 3 270/10 万。WHO 专家组的报告结论是,糖尿病是因大血管损害而引起缺血性脑卒中的危险因素增加,对小血管的影响尚有争议。糖尿病对出血性脑卒中的作用尚未确定。

④ 短暂性脑缺血发作:据统计,短暂性脑缺血(TIA)发作病例发作后 5 年间引起脑卒

中的可能性为 24%~29%,发生短暂性脑缺血发作之后较易发生脑梗死,1 个月内发生率 4%~8%,1 年之内为 12%~13%。Dennis 等对 10.5 万人群中在 1981—1986 年期间有 TIA 发作的 184 例患者平均随访 3.7 年,发现 TIA 后第一年内发生脑卒中的危险性是正常人的 13 倍,7 年内发生脑卒中的危险性是正常人的 7 倍。国内 21 省农村调查显示,脑梗死病例中 11% 曾有 TIA 病史,这个比例与美国一些研究相一致。

⑤ 吸烟:吸烟可增加脑卒中发病的危险性直到最近才得以确定。美国 Framingham 心脏病研究首先报道了吸烟与脑卒中类型及剂量反应关系,显示吸烟是各类脑卒中的独立危险因素,尤其是缺血性脑卒中。脑卒中发生的危险随着吸烟量的增加而增加,每天吸烟超过 40 支者发生脑卒中的危险是每天低于 10 支者的 2 倍。我国 10 组人群前瞻性研究表明,在控制了血压、体重指数、血清胆固醇等因素后吸烟者发生缺血性脑卒中的危险为不吸烟者的 2 倍,但对出血性脑卒中无显著影响。此外,国内 21 省农村研究亦显示吸烟与缺血性脑卒中有关。吸烟是否与脑出血有关目前尚无充分证据。

⑥ 饮酒:一般认为,无论是一次酗酒或长期酗酒,都会增加出血性脑卒中的危险,但对于脑梗死则没有达成一致结论。此外,少量饮酒与脑卒中的关系研究结果也不一致。Reynold 等人对 1966—2002 年间 35 项队列研究或病例对照研究的 122 篇有关饮酒与脑卒中的文章进行荟萃分析,结果显示,相对于不饮酒者,每天饮酒超过 60 g 发生脑卒中的相对危险性明显增加,而每天饮酒少于 24 g 发生脑卒中的相对危险则明显下降。

综上,与脑卒中相关的主要危险因素中,疾病因素有:高血压、心脏病、糖尿病、短暂性脑缺血发作;不良生活方式有吸烟、过度饮酒;此外,还有年龄、性别及职业的体力劳动强度等。

5. 肿瘤(tumor) 肿瘤是一类疾病的总称,指生长于某种器官但却与该靶器官不相协调的组织团块的异常增生。其基本特征是细胞增殖与凋亡失控,扩张性增生形成新生物(neoplasm)。肿瘤可分为良性肿瘤和恶性肿瘤。

(1) 恶性肿瘤的流行特征

① 我国大部分恶性肿瘤的发病率及死亡率逐年上升:按照全国肿瘤防治研究办公室对我国 30 多年的恶性肿瘤死亡率趋势研究,我国恶性肿瘤死亡率总体呈上升趋势。20 世纪 70~90 年代为绝对增长期,分别为 75.60/10 万和 94.36/10 万(中国人口标化死亡率)。1990—2004 年期间为相对增长期,城市和农村恶性肿瘤死亡率虽然都有较大幅度增长(分别为 33.41% 和 20.50%),但调整了年龄结构后,城市恶性肿瘤中国人口标化死亡率仅上升了 1.79%,农村则下降了 5.45%,说明近十年来,我国恶性肿瘤死亡率上升主要受期望寿命延长和人口老龄化的影响。目前,我国前 5 位发病的肿瘤全人群的排序为:肺癌、胃癌、结直肠癌、肝癌和乳腺癌(女性)。肺癌、肝癌、结直肠癌和乳腺癌的死亡率呈明显的上升趋势,胃癌、食管癌、子宫颈癌和鼻咽癌的死亡率则有了明显下降。造成大部分恶性肿瘤发病率和死亡率上升趋势的主要原因是:人口老龄化,人们生活和行为方式的变化,以及环境污染。

② 恶性肿瘤常有明显的高发区和低发区:同一肿瘤在不同地区的发病率或死亡率是不同的。表 10-2 显示我国常见恶性肿瘤地区分布特征。可见肿瘤有非常明显的地区分布差异。例如我国肝癌的分布特点为,南方高于北方,东部高于西部,沿海高于内地,以江河三角洲地区和岛屿为多发,提示地理环境及这些地区共有的气候条件可能与肝癌发病有关。

表 10-2　中国常见恶性肿瘤地区分布特征

癌症部位	地区分布
鼻咽癌	华南五省相对高发,主要分布于广东(肇庆、佛山、广州)、广西、湖南、福建、江西等省
食管癌	极为集中,河南、河北、山西三省交界地区,四川川北地区,大别山,闽南和广东东北地区,江苏苏北地区,新疆哈萨克族聚居地区
胃癌	主要集中在西北和沿海各省,尤以甘肃、青海、宁夏、上海、江苏、浙江、福建及辽东半岛、山东半岛地区更为突出
肝癌	东南沿海地区、吉林长白山地区
肺癌	以京、津、沪为多,云南个旧、宣威高发
宫颈癌	连接成片:内蒙古→山西→陕西→湖北→湖南→江西→浙江、福建、江苏、上海

(李立明 2007)

③ 恶性肿瘤的分布呈现明显的城乡差异:由于城市在经济、卫生、生活条件等方面优于农村,因此,恶性肿瘤的分布特征在城乡之间有显著差异。在食管癌、胃癌、肝癌、宫颈癌等方面,农村死亡率高于城市。另一方面,城市受环境污染和饮食行为习惯等因素影响,肺癌、乳腺癌、膀胱癌、肠癌等的死亡率高于农村。据卫生部统计,我国 2004—2005 年我国城市恶性肿瘤死亡率为 146.57 /10 万,前 5 位死因顺位分别为:肺癌、肝癌、胃癌、食管癌和结直肠癌。农村地区恶性肿瘤死亡率为 128.63/10 万。前 5 位死因顺位为:肝癌、肺癌、胃癌、食管癌、结直肠癌(表 10-3)。

表 10-3　中国城市、农村恶性肿瘤前五位死因顺位(2004—2005)

城　市		农　村	
死因	死亡率(/10 万)	死因	死亡率(/10 万)
恶性肿瘤	146.57	恶性肿瘤	128.63
肺癌	39..94	肝癌	26..93
肝癌	24.41	肺癌	25.71
胃癌	22.50	胃癌	25.59
食管癌	10.63	食管癌	17.34
结直肠癌	9.72	结直肠癌	6.11

(中国卫生统计年鉴 2012)

④ 恶性肿瘤的年龄分布:不同的恶性肿瘤其高发年龄不同,一般随着年龄增长,恶性肿瘤死亡率上升,老年人发生恶性肿瘤的危险性最高。各年龄组有其特有的高发恶性肿瘤,恶性肿瘤的年龄别发病率变动类型有:

a. 幼年高峰型:发病率以婴幼儿为多,以后明显下降。如:肾母细胞瘤。

b. 持续升高型:发病率随年龄持续升高。如胃癌、食管癌,提示致癌因素在人生过程中持续存在。

c. 上升后下降型:发病率上升至一定年龄后下降。如:目前肺癌的死亡率在 75 岁后有所下降,提示致癌因素在不同时期作用强度不同,或老年人对此癌症的易感性有所降低。

d.双峰型:发病率可在两个年龄段出现高峰。如:乳腺癌,女性青春期和更年期发病率高于其他时期,提示绝经期前与后乳腺癌的致癌因素可能不同,需加以探索。

　　⑤ 恶性肿瘤的性别分布差异:恶性肿瘤在男女间发病率有所不同,除女性特有肿瘤外,通常为男性高于女性,其中尤以消化道癌症及肺癌、膀胱癌为甚。根据全国第三次死因调查结果,男性恶性肿瘤发病率和死亡率高于女性,发病率比为 1.24∶1,死亡率比为1.63∶1。我国肝癌的男女性别比在高发区高于 3∶1,低发区为(1～1.5)∶1。肺癌男女性别比为1.57∶1 。肿瘤的性别差异,不仅可见于不同肿瘤,也可见于不同地区,高低发区肿瘤的性别差异大小常有不同。

　　⑥ 不同婚育状况的恶性肿瘤分布差异:早婚多育妇女宫颈癌多发,未婚者及犹太妇女中罕见,说明宫颈癌的发生可能与性行为和性卫生有关。乳腺癌的发生在有哺乳史的妇女中明显少于无哺乳史者,生育、哺乳等造成的生物学和内分泌变化可能与之有关。

　　⑦ 不同种族间某些癌症的分布可能不同:例如:鼻咽癌多见于中国的广东方言人群,原发性肝癌多见于非洲班图人,皮肤癌和不同人种皮肤色素沉着多少有关。癌症的种族差异提示人群的生活习惯和遗传特征可能与其对某种肿瘤的易患性有关。

　　⑧ 癌症的职业分布与职业性致癌因素的分布一致:职业性膀胱癌多发生在染料、橡胶、电缆制造业;职业性肺癌患者常有石棉、砷、铬、镍以及放射性矿开采史;职业性皮肤癌往往多见于煤焦油和石油产品行业。

　　⑨ 移民群体恶性肿瘤分布的特征:移民是一类特殊人群,具有相对稳定的遗传性和与原籍不同的新环境。在新环境中,其生活习惯和饮食类型也可发生变化,因此,比较同类人群生活在不同地区或不同人群生活在同一地区的恶性肿瘤发病率或死亡率,可以进一步探讨恶性肿瘤的环境因素和遗传因素的作用。例如我国在世界各地的华侨,尤其是广东方言者,不管是在东南亚还是北美,其鼻咽癌的发病率远较当地人为高,且在移民后代中仍保持鼻咽癌的高发特性。又如日本胃癌高发,美国肠癌高发,日本胃癌死亡率约为美国的 5 倍,而美国肠癌死亡率约为日本的 5 倍。移民流行病学研究发现,美籍日本人中胃癌死亡率下降,尤其是第二代移民,其胃癌死亡率更低。而肠癌恰恰相反,日本人的肠癌死亡率逐渐上升。研究结果提示,这两种癌的发生与环境因素关系密切,与遗传因素关系较小。

　　(2)恶性肿瘤危险因素:上述恶性肿瘤的流行特征,与恶性肿瘤危险因素的分布特点和变化有关。恶性肿瘤的发病潜伏期较长,是多因素、多效应、多阶段的过程。多数由环境因素与细胞遗传物质相互作用引起,多数环境致癌因素是通过人们不良的生活行为方式而进入机体。危险因素包括环境理化因素、生物学因素和社会心理因素和遗传因素等。

　　① 环境理化因素

　　a.环境化学因素:WHO 估计,人类恶性肿瘤的80%～90%与环境因素有关,其中最主要的是环境中的化学因素。目前已证实可对动物致癌的环境化学物有 100 多种,通过流行病学调查证实对人类有致癌作用的达 30 多种。环境中的化学致癌物可来自烟草、药物、饮用水以及工业、交通和生活污染等。

　　吸烟:烟草是恶性肿瘤的罪魁祸首,吸烟与 1/3 的癌症有关。吸烟引起鳞状细胞肺癌的归因危险度男女分别为 65.44% 和 53.79%。已知烟草可导致肺癌、膀胱癌、口腔癌、胰腺癌、肾癌、胃癌、喉癌和食管癌,还可能包括结肠癌。有 150 多项流行病学研究均证明吸卷烟可致肺癌,一般认为吸卷烟可提高肺癌死亡率 10 倍以上。吸烟与肺癌危险度的关系与烟草种类、开始吸烟年龄、吸烟年限和吸烟量有关。不同烟草类别中以长期吸卷烟最为危险,相对危险度可达 9.0,仅抽雪茄或烟斗者危险度较低,吸不带过滤嘴烟或多焦油烟者肺癌的危险度高于吸过滤嘴烟或低焦油烟者。

膳食:著名的流行病学家 Doll 认为,20%～60% 的癌症与膳食有关。美国癌症学会提出"美国每年 50 万癌症死亡者中约 1/3 是由于饮食不当引起的"。如饮食中叶酸和维生素缺乏可致胃癌、食管癌等上消化道癌症发病率增加。

药物因素:国际肿瘤研究所确认致癌物中,可诱发恶性肿瘤的药物有多种,例如咪唑硫嘌呤、环胞霉素、环磷酰胺、已烯雌酚、左旋苯丙氨酸氮芥、绝经后的雌激素治疗、非甾族雌激素、甾族雄激素、复方口服避孕药、顺式型口服避孕药、人抗动情激素等。

被污染的饮用水和含酒精饮料:江苏省启东肝癌高发区居民大多饮用沟塘水,而相对低发区居民饮用河水或深井水,饮沟塘水者肝癌的发病率是饮用井、河水者的 3 倍以上。现已发现沟塘水中蓝绿藻产生藻类毒素含量显著高于井水,该因素与肝癌的发生有一定的联系。

WHO(1997)和美国癌症学会(1996)确认酒精可增加口腔、咽和食管等部位癌的危险性。长期饮酒可导致肝硬化,继而导致肝癌的发生。饮酒又吸烟者患某些恶性肿瘤的危险性更高。酒中的致癌物主要是亚硝胺。

空气污染物:污染的城市空气中存在一些致癌物,有研究发现城市空气的抽提物有致癌性和致突变性。大城市的肺癌死亡率高于小城市和农村可能与大气污染有关。流行病学调查提示,苯并芘类的多环芳烃在大气污染和吸烟的烟雾中普遍存在,约有 10% 的肺癌病例可由大气污染与吸烟的联合作用所致。

职业因素:职业环境中的致癌物质造成的职业性肿瘤占全部恶性肿瘤的 1%～5%,以男性多见。目前,约有 21 种职业化学物质被定为确认致癌物,包括砷及砷化合物、石棉、联苯胺、沥青焦油、氯乙烯、苯等,所致肿瘤主要有肺癌、膀胱癌、白血病、皮肤癌和肝血管肉瘤等。

b. 环境物理因素:环境物理因素以电离辐射为主要。自 16 世纪以来,电离辐射诱发人类癌症问题一直受到人们的关注。电离辐射可引起人类多种癌症,如各种类型的白血病、恶性淋巴瘤、多发性骨髓瘤、皮肤癌、肺癌、甲状腺癌、乳腺癌、胃癌、胰腺癌、肝癌、喉癌、脑瘤、神经母细胞瘤、肾脏细胞瘤及鼻窦癌等。1945 年 8 月原子弹在日本广岛和长崎爆炸后的幸存者中,白血病发病率明显增加,且距爆炸中心越近,接受辐射剂量越大者,白血病发病率越高。

此外,已明确太阳光的紫外线照射是引起人类皮肤癌的主要原因,氡及氡子气是肺癌的致病原因。

② 生物学因素:生物性致癌因素包括病毒、霉菌、寄生虫等。其中以病毒与人体肿瘤的关系最为密切,研究也最深入。病毒感染与肿瘤关系的研究已有 100 多年的历史,世界上有 15%～20% 的肿瘤与病毒等有关。已有明确的证据证明乙型肝炎病毒和丙型肝炎病毒是原发性肝细胞癌的致病因子;幽门螺杆菌是胃癌的致病因子;人乳头瘤病毒 16 型和 18 型是宫颈癌的致病因子。目前认为可致人类肿瘤的还有 EB 病毒(Burkitt 淋巴瘤及鼻咽癌)等。

霉菌的种类很多。与肿瘤发生关系比较明确的有黄曲霉菌,它产生的黄曲霉毒素 B_1 是已知最强的化学致癌物之一。国际癌症研究中心(IARC,1987)已将黄曲霉毒素定为人类有足够证据的致癌物。我国从 20 世纪 70 年代开始注意到黄曲霉毒素与肝癌的关系,在广西不同地区发现黄曲霉毒素 B_1 污染与肝癌死亡率相关。1987—1989 年在广西扶绥的研究发现,经平方根转换的黄曲霉毒素 B_1 摄入量无论男女均与肝癌死亡率相关($r=0.56$,$P<0.001$)。黄曲霉毒素 B_1 主要来源是玉米和花生油,发生黄曲霉菌霉变的玉米和花生中的黄曲霉毒素含量相当高。

人体内寄生虫的种类甚多,寄生虫感染是否可能诱发肿瘤,曾经引起许多研究者的关注。研究较多的有日本血吸虫感染与大肠癌、华支睾吸虫感染与胆管型肝癌的关系,但迄今未能明确它们之间的因果关系。

③ 社会心理因素:独特的感情生活史和精神心理因素等与恶性肿瘤的发生有一定关系。如家庭中的不幸事件、过度紧张、人际关系不协调、心灵创伤、家庭破裂等导致的长期持续紧张、绝望等,都是引起恶性肿瘤的重要精神心理因素。影响恶性肿瘤发病的重大生活事件一般都先于恶性肿瘤起病前 6~8 个月。个体的性格特征也与恶性肿瘤的发生有一定的关联。具有下列性格特点者易患癌症:①多愁善感,精神抑郁;②易躁易怒,忍耐性差;③沉默寡言,对事物态度冷淡;④性格孤僻,脾气古怪。

④ 遗传因素:尽管人们都接触各种致癌因子,却非人人都发生恶性肿瘤,表明还存在个体的易感性不同。肿瘤发生的遗传因素往往表现为一个家族中的恶性肿瘤发病率高,发病年龄较早,可能与多个基因的异常有关,这些基因通常称为易感性基因。此外,一个家族内可能多个成员患同一类型的肿瘤,形成家族性癌,如 12%~25% 的结肠癌有肠癌家族史。还可表现为肿瘤发病率的种族或民族差异,如中国广东人易患鼻咽癌,黑人很少患皮肤癌。

6. 慢性阻塞性肺疾病 (chronic obstructive pulmonary diseases,COPD)　COPD 简称慢阻肺,是一种具有气流受限特征的可以预防和治疗的疾病,气流受限不完全可逆、呈进行性发展,与肺部对香烟烟雾等有害气体或有害颗粒的异常炎症反应有关。具体包括慢性支气管炎和肺气肿两种疾病。

(1) COPD 的流行特征

① COPD 患病率和死亡率呈上升趋势:美国成年人 COPD 患病率 1997 年为 5.9%,1998 年为 8.2%。1965—1998 年间,全美 COPD 的患病率上升 163%,是唯一呈持续上升的常见病。美国 COPD 的死亡率在 1979—1993 年增长了 46.6%。美国每年有 10 万 COPD 患者死亡,占美国死亡原因的第 4 位。

② 不同国家和地区 COPD 的患病率存在差异:欧洲 40~69 岁人群 COPD 的患病率为 9.1%,日本 2001 年 40 岁以上人群中 COPD 患病率为 6.7%,菲律宾为 6.3%,新加坡为 3.5%。我国 40 岁以上人群 COPD 患病率为 8.2%(七个省市,成年人群 20 245 人调查资料)。我国农村患病率高于城市(8.8% 与 7.8%);北部及中部地区 15 岁以上人群 COPD 患病率为 3%,湖北和辽宁分别为 1.8% 和 1.6%,而北京地区高达 4.5%。就广东而言,粤北韶关市农村 40 岁以上人群 COPD 患病率(12.0%)高于广州市城区(荔湾区,7.4%)。

③ COPD 患病率随年龄增大而增高:广州荔湾区调查资料显示,40~49 岁,50~59 岁,60~69 岁,70 岁及其以上人群的 COPD 患病率分别是 2.0%、3.5%、7.5% 和 17.8%。

④ COPD 男性患病率显著高于女性:我国"十五"期间在七个省市(北京、上海、广东、辽宁、天津、重庆和陕西)40 岁以上人群的抽样调查,男性 COPD 患病率(12.4%)高于女性(5.1%)。其原因可能与男性吸烟率高有关。

（2）COPD的危险因素：流行病学研究资料显示，引起COPD的危险因素有遗传因素和环境因素两类。

① 吸烟：尽管只有一部分重度吸烟者会罹患COPD，但主动吸烟仍是COPD最重要的危险因素。既有的证据，无论是横断面研究还是队列研究，都一致表明吸烟者的FEV_1下降的可能性更大，从平均每年下降7 ml到33 ml。同样的，来自不同研究的结果都一致证明吸烟量与FEV_1的下降之间存在剂量反应关系。同时，考虑到吸烟者戒烟后，COPD患者的症状能够有一定程度的缓解，现有的证据也一致认为吸烟者戒烟后，其受损的FEV_1也不可能恢复到不吸烟者的水平。研究者关于吸烟是COPD的一个危险因素的观点是一致的，而被动吸烟与COPD之间的关系则有争议。出生前的烟雾暴露是成年后患COPD的一个潜在的危险因素，其机理在于动物实验表明母体的烟雾暴露负面影响胎儿期肺脏发育。尽管相关证据来自横断面研究或者研究对象主要为年轻人，但出生后的烟雾暴露仍被证明可增加FEV_1降低和患COPD的风险，暴露于被动吸烟可以解释5%的FEV1最大量的降低。

② 空气污染：近年来，室内空气污染与COPD患病率的联系日益受到关注。有研究表明，烘烤面包、编织地毯、生物燃料是肺疾病的重要危险因素，饲养家禽、使用煤油、气体燃料是相对危险因素。取暖造成的污染与COPD患病率有关，尤其是取暖月份长短与COPD患病率存在剂量反应关系。居室环境的灰尘污染也可引起COPD的发生。

有关室外空气污染与COPD之间关系的证据还不全面，主要是由于大多数学者都是研究室外空气污染和肺功能、死亡率之间的关系、而非直接与COPD的关系。有许多的研究表明室外空气污染与肺功能损伤之间存在联系。在20世纪60年代，有关英国邮政工人、荷兰的全人群、美国南加州成年年轻人一系列研究表明居住在空气污染程度较高地区者的肺功能损害程度较大。最近报道的在瑞士开展的研究表明室外固体颗粒污染物（<10 μm）和室内NO_2污染以及个人吸入NO_2都与研究对象较低的用力肺活量（FVC）相关联。在美国加州不吸烟者中的队列研究也表明空气污染可导致FEV_1的损害。美国和加拿大的横断面研究认为空气中固体颗粒的污染与儿童青少年的肺功能发育不良有关联。同时，队列研究也认为固体颗粒和NO_2污染二者都与肺功能损伤有关。虽然，由于空气成分的复杂和污染暴露水平的笼统区分，在这些研究中都难以明确与肺功能损伤有关的具体污染物。但是，一些队列设计的研究以及多因素分析的结果却显示城市空气污染与肺功能损伤和COPD有关。

③ 职业暴露：作为COPD的危险因素之一，职业暴露虽然没有吸烟那么重要，但职业暴露与吸烟之间则存在交互作用。粉尘和理化刺激因子与COPD关系密切。研究表明，农村的弹棉花工、养路工、碾拌工、石匠、电焊工等患COPD的比例较高，焊接工人的总抗氧化能力、SOD、过氧化氢酶浓度显著低于对照组。

④ 营养素：维生素C和维生素E由于具有一定的抗氧化功能，可以在一定程度上抵消或中和吸烟和空气污染物所造成的呼吸道的氧化损害，因而具有预防COPD的作用。英国的研究表明食用新鲜水果较少的研究对象，其FEV_1较低。元素镁也是独立于维生素C的COPD的保护因素之一。ω-3脂肪酸参与机体花生四烯酸的代谢，有研究认为在吸烟者中多食用ω-3脂肪酸可以降低患COPD风险。一项研究报道食用鱼类较多者的FEV_1较大。

⑤ 感染：呼吸道感染是COPD发病和加剧的另一个重要因素，肺炎链球菌和流感嗜血

杆菌可能为 COPD 急性发作的主要病原菌。病毒也对 COPD 的发生和发展起作用。儿童期的下呼吸道感染可以增加成年后患 COPD 的风险。一个出生队列研究发现,2 岁时患支气管炎、细支气管炎和肺炎的研究对象成年后,最大呼气量与常人相比偏低。

⑥ 社会经济状况:有研究认为即使在进行混杂因素的调整后,低的社会经济状况与低 FEV_1 和 FVC 之间仍然存在相互关联。在以儿童为对象的研究中也得到相似的结论。在调整了年龄、性别、吸烟状况和职业后,文化程度为小学和中学者患 COPD 的风险分别是文化程度为大学者的 5.2 和 1.8 倍。巴西的一项研究发现,文化程度低、居住房屋差、家庭收入都与慢性支气管炎之间存在独立的关联。有研究认为,生命早期生活相关的社会经济状况是 COPD 的一个可能的危险因素。早期不良的社会经济状况的暴露造成成年后患 COPD 风险增加的原因可能是:肺部发育受到影响、呼吸道感染、持续至成年的吸烟行为以及营养不合理等。社会经济状况与 COPD 之间的关系在不同人群、不同设计的研究中的结论都具有一致性,表明社会经济状况在人群患 COPD 方面的影响相当巨大。

⑦ 支气管的高反应性:一些学者认为支气管的高反应性是身体自身特质,可以直接导致肺功能的下降;而另一些研究者则认为吸烟所致的呼吸道炎症会造成支气管的高反应性,从而损伤肺功能。荷兰一项 24 年(2 684 人)的随访研究表明,在调整了研究对象的年龄、性别、居住地和吸烟状况后,具有支气管高反应性的研究对象患 COPD 的风险是没有支气管高反应性者的 2 倍。同时,COPD 患者中,与不具有支气管高反应性者相比,具有支气管高反应性人群的死亡率也显著增加。一项在早期严重的 COPD 病人一级亲属中开展的研究显示,与男性相比,吸烟的和戒烟的女性的 FEV_1 下降的更为显著。

⑧ 遗传因素:COPD 发病具有典型的多基因遗传特点和家族聚集倾向,患者各级亲属的发病率高于一般群体发病率。亲代中有 COPD 患者是子女 FEV_1(ml)降低和 $FEV_1\%<$70%预计值的独立危险因素,说明 COPD 和肺功能受损具有家族聚集倾向,但不能区分这种聚集性是遗传所致还是环境所致。重度吸烟者中也仅有 20%左右发展成 COPD,说明 COPD 患者体内可能存在遗传易感基因。α1-抗胰蛋白酶是迄今为止唯一确定的 COPD 遗传易感因素。COPD,尤其是无放射性肺气肿表现的 COPD 的发生,与肿瘤坏死因子(TNF-α)489 G/A 基因多态性相关,其他的基因如 α1-抗凝乳蛋白酶,可以解释吸烟者的 COPD 基因易感性,微粒体环氧化物水解酶可能与 COPD 有关。多个基因多个多态性结合,共同决定个体对吸烟和其他环境因素导致 COPD 的易感性。

三、健康管理的策略

健康管理的表现形式在发达国家主要有生活方式管理、需求管理、疾病管理、灾难性病伤管理、残疾管理和综合的群体健康管理等。结合我国社区卫生服务的日常工作实际,本节结合案例,介绍生活方式管理、疾病管理的步骤和内容。

（一）生活方式管理

生活方式管理主要关注健康个体的生活方式、行为可能带来的健康风险,这些行为和风险将影响他们对医疗保健的需求。生活方式管理使用对健康或预防有益的行为塑造方法促进个体建立健康的生活方式和习惯,以减少健康风险因素。它要帮助个体做出最佳的健康行为选择,调动个体对自己健康的责任心,通过采取行动降低健康风险和促进健康行为来预防疾病和伤害。换言之,生活方式管理是通过健康促进技术,来保护人们远离不良行为,减少健康危险因素对健康的损害,预防疾病,改善健康。其核心是通过科学的方法指导或帮助人们矫正不良生活方式。因此,生活方式管理的效果取决于如何使用行为干预技术来激励个体和群体的健康行为。生活方式管理的策略也可以是其他健康管理的基本组成成分。

生活方式,即人们采取的生活模式,包括饮食结构、工作、睡眠、运动、文化娱乐、社会交往等诸多方面。它以经济为基础,以文化为导向。其核心要素是生活习惯,受人文的价值观、道德伦理等的影响较大,与健康密切相关。过重的压力造成精神紧张,不良的生活习惯,如过多的应酬、吸烟、过量饮酒、缺乏运动、过度劳累等,都是危害人体健康的不良因素。

对于一个人来说要改变过去几十年的生活行为是一件非常不容易的事情,试图通过泛泛的健康教育、健康指导、健康咨询等方式改变人们的生活方式的效果是不尽如人意。提倡好的健康生活方式,我们不但要有一个良好的意愿,还要有一个坚定的决心,同时,也要有一个科学的方法。这就需要我们去不断地学习,去认识自己,掌握科学的健康生活方式知识和自我改善的技能,建立良好的生活方式,为提高全人群的健康贡献一份自己的力量。

1. 生活方式管理的特点

（1）以个体为中心,强调个体的健康责任和作用:由于不同的文化背景使人们在情趣、爱好、嗜好、价值取向方面有所不同,因而生活习惯、风度、气度也有所差异,生活方式是由我们自己来掌控的,选择什么样的生活方式纯属个人的意愿。我们可以告诉人们哪些是有利于健康的生活方式,应该坚持,比如运动、戒烟,不挑食等等。我们也可以通过多种方法和渠道帮助人们做出决策,比如访谈、讲座、俱乐部,提供条件供大家进行健康生活方式的体验,指导人们掌握改善生活方式的技巧等等,但这一切都不能替代个人做出选择何种生活方式的决策。

（2）以健康为中心,强调预防为主:在健康管理过程中,要始终贯穿以人的健康为中心,树立科学的生活方式、构筑健康的"四大基石",即合理膳食、适量运动、戒烟限酒、心理平衡。预防是生活方式管理的核心,其含义不仅仅是预防疾病的发生,还在于逆转或延缓疾病的发展历程。我们能够通过对自己生活方式的调整,适当采取保健措施,来达到最大限度促进自身健康的目的。

（3）形式多元化,强调综合性:在实际应用中,生活方式的管理可以以多种不同的形式出现,也可以融入到健康管理的其他策略中去。例如,生活方式管理可以纳入疾病管理项目中,用于减少疾病的发生率,或降低疾病的损害;可以在需求管理项目中出现,帮助人们更好地选择食物,提醒人们进行预防性的医学检查等。不管应用了什么样的方法和技术,生活方式管理的目的都是相同的,即通过选择健康的生活方式,减少疾病的危险因素,预防疾病或伤害的发生。

2. 健康行为改变的技术　生活方式管理可以说是其他健康管理策略的基础。其中生活方式的干预技术在生活方式管理中举足轻重,有四种主要技术,即教育、激励、训练和营销常用于促进人们改变生活方式。①教育,是传递知识,有助于人们确立态度,改变行为。②

激励,通过正面强化、反面强化、反馈促进、惩罚等措施进行行为矫正。③训练,通过一系列的参与式训练与体验,培训个体掌握行为矫正的技术。④营销,利用社会营销的技术推广健康行为,营造健康的大环境,促进个体改变不健康的行为。单独应用和联合应用这些技术,可以帮助人们朝着有利于健康的方向改变生活方式。

行为改变理论发展的超理论模式已经被广泛研究和应用,超理论模式认为健康行为的改变和进步要经历几个阶段。行为阶段模型认为,可以把人的行为分割成一些阶段,每个人处于不同的阶段中。而且,人们可以在不同的阶段之间移动,来实现期望要做的行为。用行为阶段模型设计的干预措施,是在不同的行为阶段采取特定的干预。

(1) 行为改变阶段:已得到广泛认可的行为改变模式的五个阶段:考虑前期阶段、认真考虑阶段、准备阶段、行动阶段和维持阶段(图 10-3)。也有人分为五期,即意向前期、意向期、准备期、行动期和维持期。

① 考虑前期阶段(意向前期):是指当事人并没有打算在近期内改变自己的某种行为方式,他们通常会把改变的期限定为 6 个月内,处于"考虑前期阶段"的人们一般并不认为他们的行为方式存在着什么不妥——即便在别人(如他的家人、员工等)看来问题已经非常严重。

② 认真考虑期(意向期):是人们往往已经意识到他们的行为方式存在着很大的问题,而且准备在近期内(一般为 6 个月)对自身行为作出改变。

③ 准备阶段(准备期):是人们希望马上改变自身行为方式(通常期限在下个月内),或者是目前他们已经在尝试着对自身行为方式作零星的改变,例如减少了每天的吸烟量或是偶尔参加一些体育活动。

④ 行动阶段(行动期):是人们往往会为自己指定某个指标水平(如每周锻炼 3 次,每次 20 分钟或者更长时间,或是 6 个月内不吸烟),并积极地改变着自身行为。

⑤ 维持阶段(维持期):当一个人对自身行为的改变已经维持一段时间(在实际操作中我们通常把这一时间定为 6 个月或更长),我们就认为它目前处于维持阶段。

大量研究成果把这五个阶段的发生定义为一个循环往复的过程,这似乎更为恰当。人们会以各自不同的速度,在这几个阶段中一遍又一遍的循环重复。通常人们处于前几个阶段的时间会相对长一些,而且往往会在行动阶段或维持阶段功亏一篑,而不得不再次重复前边的几个阶段,即考虑前期阶段、考虑阶段、准备阶段。

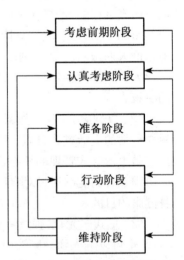

图 10-3 行为改变模式阶段

(2) 方法:确定某个人所处的行为改变阶段,可以让我们了解他的行为改变的动机就绪状态,然后就可以确定适合这个人的干预措施和方法。通常帮助人们改变行为的方法有意识觉醒、情感唤起、自我再评价、环境再评价、自我解放、帮助的人际关系、反制约、增强管理、刺激控制和社会解放等(参见心理学)。

表 10-4 是以增加身体锻炼为例,说明行为改变的 5 个阶段,以及相对应的行为改变的 10 种方法。

表 10-4　如何把改变阶段模型用于增强病人的身体锻炼

行为改变阶段	问　　题	改变行为的方法
考虑前期阶段 （意向前期）	没有考虑要增加身体锻炼	分析目标行为的积极和消极方面,并提供简单的信息（意识觉醒、情感唤起）
认真考虑阶段 （意向期）	想要增加身体锻炼	鼓励和帮助人们作出承诺,增加自我效能,选定锻炼课程（社会解放）
准备阶段 （准备期）	询问医生,并考察锻炼场所	确定目标,确定开始锻炼时间和锻炼方式,利用社会支持（帮助的人际关系）,利用刺激控制
行动阶段 （行动期）	参加锻炼场所活动	评价人们的目标实现程度,给人们提出建议应对疲劳、不适、缺乏动机的方法。对高自我效能的人们表示出赞扬（增强管理、反制约、刺激控制）
维持阶段 （维持期）	在 6 个月内,每周 3 次去锻炼场所锻炼身体	评价人们各种应对方法的有效程度,调整锻炼目标和锻炼方法

　　另外,在当事人认为另外某个人或某些人希望他参与某项特定的健康行为活动时,他就会深受鼓舞并积极地开始该项活动,而且无论如何当事人都会尽全力实现那个人的意愿。当一位"极为重要的人士"有能力影响他人的行为时,我们就说这个人拥有"参考力量"。专业人士更有可能拥有参考力量,因为他们的当事人不仅会认为他们的建议可行,而且会认为他们很仁慈,值得钦佩,容易接近。

　　3. 生活方式管理的策略和步骤

第一步　收集资料,了解生活方式

　　在进行生活方式管理前,首先要了解管理对象的生活方式。包括饮食、起居、运动、娱乐、爱好等。同时,还要了解管理对象的价值取向和对健康行为的态度等。

　　(1) 饮食:食物结构、进食频率和量、口味等。

　　(2) 运动:运动项目、频率和量等。

　　(3) 起居:作息时间。

　　(4) 嗜好:是否吸烟,吸烟的品种、每天吸烟量,开始吸烟的年龄,吸烟的年限等。是否饮酒,酒的品种、每天饮酒量,开始饮酒的年龄,饮酒的年限等。

第二步　评估行为危险因素

　　根据管理对象的生活方式,分析判断存在的健康危险因素,如高脂饮食,钠盐摄入过多,蔬菜水果摄入不足,不参加运动等。

第三步　判断行为改变所处阶段

　　在使用行为改变阶段模型时,要通过评估确定管理对象所处的行为改变阶段,应该先做一些小调查(比如简短的谈话,或问卷调查)来了解人们处于哪个行为改变阶段。然后,针对每个具体的个体所处的阶段,确定有针对性地帮助他改变行为的方法。比如,

　　"这个人是不是读过与身体锻炼有关的文章,对身体锻炼有多深的了解?"(如果答案是"否",就可以采用意识觉醒方法)

　　"这个人是不是相信锻炼身体能让他更健康?"(如果答案是"否",就可以再用自我再评价方法)

　　还可以要求参与者做一份问卷调查表,回答问题。以运动为例:

（1）我现在不锻炼。　　　　　　　　　　　　　　　　　A是　　B否

（2）我打算在未来的6个月内开始锻炼。　　　　　　　　　A是　　B否

（3）我现在就在进行有规律的锻炼。　　　　　　　　　　　A是　　B否

（4）我已经进行有规律的锻炼并保持了6个月。　　　　　　A是　　B否

根据问卷答案判断：

　　　　如果第1题＝是 并且第2题＝否，那么阶段＝意向前期

　　　　如果第1题＝是 并且第2题＝是，那么阶段＝意向期

　　　　如果第1题＝否 并且第3题＝否，那么阶段＝准备期

　　　　如果第3题＝是 并且第4题＝否，那么阶段＝行动期

　　　　如果第3题＝是 并且第4题＝是，那么阶段＝维持期

　　把行为改变阶段与行为改变方法密切地结合起来，只有这样才能有效地帮助人们从一个行为阶段转变到下一个行为阶段。

　　在实际工作中，阶段评估仅适用于对管理对象初次进行行为干预的行为所处阶段评估。多数情况下阶段评估以沟通方式完成，不宜过多使用问卷（问卷仅适合规模调查或某一特定评估）。过多使用问卷调查会增加管理对象合作的障碍，口头沟通形式更有利于健康管理师了解具体情况，包括管理对象个人对事物的认识、理解和态度，而问卷无法替代人与人的沟通。此外，面对面的沟通增进彼此了解，有利于管理对象建立良好的依存性。

第四步　制定和实施保健计划

　　提出分阶段计划，并与管理对象进行沟通。在管理对象接受行为改变的建议并尝试进行行为改变后，为管理对象制定该行为改变的阶段计划，有利于提高行为的进一步改善。

　　在计划实施过程中，将行为的改善与管理对象本人的自我主观感觉和相关指标改善相联系，有利于增强管理对象执行计划的信心，也利于提高计划的执行率。

　　行为改变跨理论模式在健康心理学上是用于解释和预测一个人完成指定的行为改变是成功还是失败，比如养成不同的习惯。分为5个阶段（考虑前期阶段、认真考虑阶段、准备阶段、行动阶段和维持阶段）。以上阶段计划可因人而异，但最重要的是需要健康管理师与管理对象充分沟通，讨论计划的可行性以及可能遇到的障碍，确保计划的实施。阶段间隔时间以1～2个月为宜，过短管理对象行为未改变，过长不利于该计划的落实。而在评估后行为改变过程中阶段的分段并不明显，而且各阶段的分段也因人而异，一小部分人因健康需求高和实施条件成熟，行为改变进入维持期较快；但大部分人在接受第一次的健康教育至最后的行为进入维持期需要相当长的时间，其中与其健康状况及周围支持有关，健康状况差的，周围支持环境好的，改变快，健康状况一般的人改变该行为的意愿不强烈，周围支持环境又一般，尤其是工作中单位领导和同事的支持度对管理对象行为改变的影响较大。

☞ **案例 10-1**

　　刘某，男，54岁，某公司高管，体检结果：血压 152/100 mmHg；BMI 30；TC 4.31 mmol/L，TG 6.45 mmol/L，HDL-C 0.78 mmol/L，LDL-C 4.14 mmol/L；B超提

示:脂肪肝,胆囊炎。

通过初次健康管理师与刘某沟通发现:刘某对自己血压情况不知晓,只是在工作劳累后或季节变化时有头昏感觉3年,既往未参加体检。

【策略】

(一) 饮食管理

第一步　调查了解生活方式。

1. 24小时饮食结构　见表10-5。

表 10-5　刘某24小时饮食结构

餐次	就餐时间	主食	荤食	蔬菜/水果	其他	就餐地点
早餐	7:30	面条3两	猪腰花1两			小餐馆
中餐	12:00	米饭4两	扣肉2两	青菜0.5两		单位食堂
晚餐	7:00	无	红烧肉3两 红烧鱼2两 对虾　2两	木耳0.5两 芹菜0.5两	白酒8两	工作应酬

注:以上饮食情况每周有4~5天。

2. 个人饮食喜好　口味重,喜食油腻食物,如红烧肉、扣肉和腌制品,不喜欢食用蔬菜和水果。由于家人都在外地工作,自己一人,平时饮食不规律,从来不在家吃饭。

3. 个人运动情况　基本不运动。有时也有去运动的想法,但从未行动。

第二步　评估行为危险因素

高脂饮食,钠盐摄入过多(目前无具体标准,根据本人提供的口味和饮食偏好判断),蔬菜水果摄入不足,不参加运动。

第三步　判断行为改变所处阶段

1. 刘某目前处于考虑前期阶段(意向前期),在这个阶段的行为改变方法,是鼓励他思考,而不是让他去做改变。

2. 措施　采用意识觉醒、情感唤醒和自我再评价的方法。

(1) 本人对该危险因素的理解和认识:高脂饮食属于不健康习惯,会影响健康,但具体影响什么方面不清楚,也未将自己目前的健康状况与高脂饮食相联系。

(2) 家人和朋友态度:知道刘某的饮食习惯不好,但不知道如何劝说,也未过多建议其改变。

(3) 交谈:详细介绍中国居民膳食宝塔图中肉禽类的每天摄入量,将刘某目前的肉禽类摄入量与此进行比较,加深其对自身荤食摄入量过多的理解,目前每天的量是"推荐量的2~3倍",给其留下深刻印象。

将高脂饮食与其目前健康状况相联系,因为长期摄入荤食,导致饮食中脂肪比例增加,体重增加而肥胖,引起身体不适。如果不进行控制,长期高血压会导致身体器官的损害,如中风,冠心病,高血压肾病等,给其留下印象"我的高脂饮食与我现在的身体指标不好有关",促进健康需求形成——本人有改变"高脂饮食"的想法。

（4）家人和单位支持：在充分取得刘某本人同意的情况下，将其目前现状与家人和单位领导进行沟通，取得他们的理解和支持，为刘某下一步此行为改善提供支持环境。

第四步　制定和实施保健计划

提出分阶段计划，并与刘某进行沟通。在刘某接受行为改变的建议并尝试进行行为改变后，为刘某制定该行为改变的阶段计划，有利于提高行为的进一步改善。

1. 内容

（1）让刘某学会自我判断每天摄入的荤食量，减少每次就餐量，如每顿减少 1/3 或少吃几块荤食。

（2）刘某与健康管理师沟通确定本月荤食每日摄入量，通过半年至一年的时间，在原基础上下降 50%（不宜较快达到标准量，这样易反弹，因为以往有较多案例显示，往往因为指标改善后生活方式又回到以前，甚至更多，不利于健康行为的养成）。

（3）就餐地点的调整，尽可能在家就餐，或增加在家就餐次数，每周不少于 2 天。

（4）应酬时食量能在原基础上减少摄入量 30%。

（5）减少饮酒量。

2. 措施

（1）在日常随访中，跟进刘某对此危险因素改变的想法，并了解近期饮食情况。

（2）通过跟进血压情况，了解刘某对血压的关注程度，加深行为改变对血压控制的主观认识。

（3）进行适当指导，强调措施的可行性和易接受性，如每次少吃一口荤食，多吃一口蔬菜，以减少脂肪摄入和增加脂肪的分解等。

（4）多方面收集刘某饮食信息，不仅听本人反映，还要听家人或同事对其饮食的反映。

（5）对刘某取得的任何进步给予积极肯定，并及时向家人或单位进行反馈，以取得刘某进一步改变行为的决心。

（二）运动管理

运动管理较饮食管理更难，因为运动的行为建立更需要支持环境。

第一、第二步同饮食管理

第三步　判断行为改变所处阶段

1. 刘某目前处于考虑前期阶段（意向前期），在这个阶段的行为改变方法，是鼓励他思考，而不是让他去做改变。

2. 措施　采用意思觉醒、情感唤醒和自我再评价的方法

（1）本人对该危险因素的理解和认识：不运动会增加体重，但不知道对血压也有影响。

（2）家人和朋友态度：无法改变，他就是不喜欢运动，总不能天天拉他去运动吧。

（3）交谈：运动对健康的影响，运动与体重的相关性，运动与血压的关系，运动后控制体重，提高血管的弹性，可降低血压，等等。促进健康需求形成——本人有改变"运动对我有好处"的想法。

（4）家人和单位支持：在充分取得刘某本人同意的情况下，将其目前现状与家人和单位领导进行沟通，取得他们的理解和支持，为刘某下一步此行为改善提供支持环境。

家人可充当运动伙伴，提醒和陪同其完成每周的运动计划。单位可考虑建立运动活动室、组织运动比赛或提供健身场所的健身卡，以体现单位对员工运动的重视和关注。

这两项支持工作对于会员运动习惯的培养和运动的坚持性有很大的帮助,运动难以坚持的原因:运动伙伴少,运动地点的便利性,运动与工作时间相冲突等。因此,运动的启动难,坚持更难。

第四步 制定和实施保健计划

提出分阶段计划,并与会员进行沟通。在会员接受行为改变的建议并尝试进行行为改变后,为会员制定该行为改变的阶段计划,有利于提高行为的进一步改善。

1. 内容

(1) 介绍哪些活动对改善血压有利,对控制体重有利。

(2) 每周散步一次。

(3) 刘某与健康管理师沟通确定本季节运动计划,并开具运动处方。

运动处方

姓名:刘＊＊　　　　性别:男　　　　年龄:54 岁　　　　日期:2006-05-10

身高:1.70 米　　　　体重:85 千克

运动目的:减轻体重,降低血压,联合药物使血压控制达标

运动内容:有氧运动　如:快走或慢跑

运动强度:心率在 110～120 次/分

运动时间:40～50 分钟

运动频度:每周 3 次

注意事项:锻炼时感觉轻松或吃力,可以适当调节运动强度或时间。每周适当增加运动量。运动中或运动后,身体有不适,应停止运动。锻炼期间应适当控制饮食,注意膳食平衡。

处方者签名:梅＊＊

(4) 每天有一定的体力活动,"日行一万步,天天好血压"提供各种活动的千步换算方法(图 10-4)。

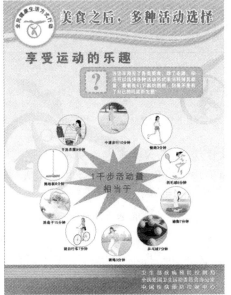

图 10-4 千步换算方法

（5）一年内达到规律运动：每周 3 次以上，每次 40 分钟以上，中等强度的体育运动。

2. 措施

（1）在日常随访中，跟进刘某对此危险因素改变的想法，并了解近期运动情况。

（2）通过跟进血压情况，了解会员对血压的关注程度，加深行为改变对血压控制的主观认识。

（3）进行适当指导，强调措施的可行性和易接受性，如每周饭后散步一次，坚持一个月，将运动情况进行记录（表 10-6）。

表 10-6 "健身走，保护我们的心脏"运动记录表

星期日	星期一	星期二	星期三	星期四	星期五	星期六
						1
2	3	4	5	6	7	8
9	10	11	12	13	14	15
16	17	18	19	20	21	22
23	24	25	26	27	28	29
30	31					

运动充分：连续运动半小时以上行程 4 km 以上，达到有效运动强度。

运动达标：运动时间累计半小时以上或行程累计 3 km 以上，达到有效运动强度。

运动不足：有运动，时间累计小于半小时或行程累计小于 3 km。

（4）多方面收集刘某饮食信息，不仅听本人反映，还要听家人或同事对其饮食的反映。

（5）对刘某取得的任何进步给予积极肯定，并及时向家人或单位进行反馈，以取得刘某进一步改变行为的决心。

现在已经一年了，前几天刘某的健康管理师回访，又跟他聊起这一年的感受，觉得有必要把自己这一年的体验和大家分享。

经过去年 2 个月的干预，体重和指标都正常了，心里很高兴。虽然很认同健康管理师的生活方式管理理念，但是毕竟只有 2 个月的时间，对于这个理念的长期效果还是有点不放心。但过了这一年的自我管理阶段了，可以告诉大家，我们都应该关注自己的健康，关注自

己的生活方式,健康是属于自己的。

完成了 2 个月的干预后,就正式进入了生活方式管理的第三阶段,自我管理阶段。虽说是自我管理,但是健康管理师还是每半月对其进行"督导"。

现在刘某的生活方式变化表现为:

(1)饮食规律:以前三餐中早餐是最不规律的,基本上上班时间早餐是能免就免,而晚餐由于应酬,则是饱餐的最好时候,估摸着当初的体重和"三高"就在这种方式下养成的。

(2)参加运动:自从体重上去以后,喜爱的踢球等运动已是有心无力,现在有机会就找球友切磋,没有机会就自个儿爬爬楼梯或者打打太极,有时候一家人散散步也是不错的选择。

(3)自我管理:在干预的 2 个月里,特别是刚开始那会儿还是有点不适应,因为毕竟生活方式的改变是一个有点痛苦的过程,再加上对健康管理师的这套方式不熟悉,首先自己的思想上就有一种对立的情绪,但是在健康管理师的再三督促下,每日汇报三餐和运动、饮水情况。当第一周腰围就瘦下去以后,自我感觉这套方法可行,值得一试,所以越到后来,越是自觉。现在基本上是自己主动与健康管理师沟通,饮食、运动等方面自己都比较注意。现在体重的控制对我而言已经不是问题了。

(二)疾病管理

1. 疾病管理的概念　疾病管理是基于"预防疾病要比治疗疾病的花费要低"这一理念建立的。它是以疾病发展的自然过程为基础的、综合的、一体化的保健和费用支付管理体系。其特点是以人群为基础,重视疾病发生、发展的全过程,提供全方位的疾病诊断、治疗、监测、维护服务(如疾病高危人群的识别和管理,患病后的临床诊治、疾病状况的监测、生活方式干预和改善,其他疾病并发症的风险评估预防与治疗、疾病的自我维护与监测、相关医学和健康知识的普及和教育等),帮助病人控制病情的发生发展,防止病情的恶化及并发症的出现,提高病人和家人的生活质量。强调预防、保健、医疗等多学科的合作,强调个人积极参与和自我管理,提倡资源的及早利用,减少非必需的发病之后的医疗花费,提高卫生资源和资金的使用效率。

美国疾病管理协会(DMAA)对疾病管理的定义为:疾病管理是一种通过整合性医疗资源的介入与沟通来提高病人自我管理效果的管理系统。

疾病管理的目标是通过健康产业链的各组织和部门相互协作,提供持续、优质的健康保健服务,提高成本效益,并在此基础上提高疾病好转率和目标人群的生活质量,以及对健康保健服务的满意度。

2. 疾病管理特点　疾病管理为患有特定疾病(慢性病)的人提供需要的医疗保健服务,主要是在整个医疗服务系统中为病人协调医疗资源。它强调病人自我保健的重要性,实质上是病人自我管理。病人必须监督自己疾病进展,在各个方面改善自己的行为,如坚持服药、饮食和症状监控等。病人必须每天和医护人员交流自己的疾病状态。

(1)目标人群是患特定疾病的个体。

(2)不以单个病例和(或)其单次就诊事件为中心,而是关注个体或群体连续性的健康状况与生活质量,这也是疾病管理与传统的单个病例管理的区别。

(3)医疗卫生服务及干预措施的综合协调至关重要。疾病管理关注健康状况的持续性改善过程,而多个服务提供者的医疗卫生服务与干预措施的一致性需要协调。

3. 疾病管理的策略和步骤　根据国外经验,整个疾病管理的计划包括设计、实施、评价和推荐四个阶段。其中以病人为中心的管理团队模式,强调疾病管理责任师的特殊作用、患者自我管理和家庭社会支持的作用,强调个性化的综合干预。开展疾病管理的步骤如下:

(1) 筛查病人:通常可用以下几种方法:①可从已建立的健康档案中找出所要管理的患者,进行登记和核实,最好是将健康档案与社区常规的诊疗信息系统连接起来,开展持续性保健服务;②对常规体检发现属于管理范围的病人进行登记等;③对常规门诊就诊的、属于管理范围的病人进行登记等;④其他途径的筛查,如流行病调查等。

疾病管理目标人群为:①疾病的高危人群;②疾病患者。对高危险度、高医疗费用的人群开展早期预防和治疗,开展疾病管理。确定高危人群首先要对患者的风险度进行评价,患者患其他疾病的风险度以及患疾病本身并发症的风险度。

最适合疾病管理的疾病,必须满足以下的基本条件:

① 依照循证医学,容易并能够制定疾病治疗和预防指南的疾病。

② 结果是可以衡量的。

③ 五年内容易看到成效。

④ 耗费医疗成本极大的疾病。

依照国内外的文献,最为适合疾病:糖尿病,心脏病,脑中风,癌症,哮喘,前列腺疾病,皮肤疾病和心理健康疾病如抑郁症等。次适合的疾病为:高血压、肾脏透析、药物滥用和消化性溃疡、AIDS 等。据相关资料,通常选择高血压、糖尿病、哮喘、抑郁症等疾病作为管理疾病。这些疾病往往医疗费用较高,但是通过对病人进行健康教育和医生的培训,会大大提高治疗效果,提高患者治疗的依从性,减少并发症和死亡。

(2) 管理病人分层:为确定随访的频率、干预的方式和干预的强度,将精力放到危险度高、自我保健意识差的人群上,将预备管理的病人进行分层。确定病人个体危险(情感和心理、功能状况、社会工作和支持系统、经济状况、环境、健康行为和知识、病史、医疗状况、疾病过程等),对危险程度进行分级(层),一般分 3~5 层即可。以高血压为例,可这样分为三层:一层为血压>140/90 mmHg,并且有并发症和相关临床情况的高血压患者;二层为没有并发症的和相关临床情况,血压>140/90 mmHg 的高血压患者,没有定期监测血压;三层为所有其他的高血压病人。

(3) 制定保健计划:针对每个患者的实际情况,在患者的共同参与下一步一步地设立小的具体的目标,逐步达到最终的目标。目标设定要具有可行性,要十分具体、清楚,可操作。一次不要设定太多的目标,最好一次一个目标。如指导患者减重,可定为把早餐的油条改为馒头或面包。

管理好患者不仅仅是科学,还是科学和艺术的结合。每个居民的问题都不一样,有些人是忘记服药,有些人是怕药物有副作用而不服药物。健康管理师要学会与患者沟通的技能,建立良好的医患关系,这样患者的依从性就会加强,制定的保健计划才有针对性,体现个性。

(4) 执行保健计划、定时随访:对疾病管理患者定时随访内容包括健康教育、临床用药指导、健康行为生活方式建立,如患者是否减少了盐的摄入、是否戒烟等。

① 方法:常见的疾病管理干预方式有电话咨询指导、邮寄健康教育材料或上网阅读和上门家访。危险度低的患者可采用邮寄健康教育的文字材料或上网阅读的干预方式。这种

方式成本最低,但干预效果也较差。多数患者的管理采用电话干预的方式,电话干预成本中等,效率高,干预效果中等至高。采用电话干预每个人大约占 20 分钟。上门家访的方式成本高,但干预效果好。由于这种方式很费人力、物力,建议用于行动困难的老年人、残疾患者或有非常困难的家庭。

② 患者自我管理:疾病管理成功的要害是患者的自我治理能力的提高。患者的自我治理能力都包括哪些方面呢? 以高血压为例,患者的自我治理能力主要包括:对自己血压监测的能力,患者对自己血压评估的能力,患者对药物作用及副作用的简单了解,患者用药物依从性的能力,病人把握行为矫正的基本技能,选择食物、进行体育锻炼的能力,戒烟、戒酒、减重、压力管理的技能,寻求健康知识的能力和就医的能力。

③ 培训:理解和贯彻医学会、社区卫生协会制定的有关技术指南和规范,是医生培训的主要内容。技术指南提供的信息具有权威性,是根据大量循证医学研究的结果由专家集体论证达成一致的建议。因此,医生应把握技术指南的精神并应用到医疗实践中,这样才能给患者提供最好的医疗保健。

④ 协调:协调卫生保健服务是疾病管理的重要内容,要为患者建立转诊和急诊通道。当病情需要转诊时,基层医生要把握转诊的标准。疾病管理责任师应为患者建立双向转诊的通道,为患者进一步到上级医院就诊提供方便,减少不必要的重复检查,节省卫生经费。

在这个环节中,疾病管理责任师起了至关重要的作用,担负的职责:与患者沟通、与医生和患者共同制定个体化的疾病防治计划,健康教育,危险因素干预,连续观察患者病情及治疗依从性的变化,了解患者需求并及时向医生反馈患者病情,帮助患者提高自我管理以及获得家庭和社会支持等。疾病管理责任师要为患者提供更多的健康教育和更多的疾病预防知识,尽可能改变患者的不良生活方式,减少疾病危险因素的危险。

(5)疾病管理效果评价:测量结果对于疾病治理成功与否也是十分重要的。这些反馈的结果对于找出管理的不足,提高疾病管理质量十分有帮助。评价干预效果应测量以下几方面:

① 临床结果:测量临床指标、并发症、发病及死亡情况等。

② 经费结果:测量医疗费用、住院、急诊和门诊次数、误工天数、生活质量。

③ 行为结果:测量患者和医生的依从性、患者的自我治理能力。

④ 服务质量结果:测量患者的满足度、医生的满足度和治理者的满足度。

疾病管理发展到今天,方法和策略已经标准化,但管理的技术还在不断地发展。疾病管理的目标人群主要针对的是患病的人群,因此从社区全人群的健康目标出发,疾病管理还要从个体转向以人群为基础的健康管理。

4. 疾病管理实施　以高血压病人个体管理实施方案为例。

第一步　收集临床评估资料,筛选病人

应用个人健康档案、健康检查记录、慢性病病人门诊随访记录、高血压规范管理随访监测记录表中信息。

(1)评估是否为易患个体。

(2)确定是否为原发性高血压。

(3)排除继发性高血压。

第二步　患者血压水平分级

根据病人血压水平,按表 10-7 诊断高血压并分级。

表 10-7　血压水平分类和定义(mmHg)

类别	收缩压		舒张压
正常血压	<120	和	<80
正常高值血压	120～139	和(或)	80～89
高血压	≥140	和(或)	≥90
1 级高血压(轻度)	140～159	和(或)	90～99
2 级高血压(中度)	160～179	和(或)	100～109
3 级高血压(重度)	≥180	和(或)	≥110
单纯收缩期高血压	≥140	和	<90

第三步　完善相关检查

做相关检查,收集资料。

(1) 明确有无心血管疾病危险因素

(2) 明确是否存在靶器官损害及并存的相关疾病(表 10-8)

表 10-8　高血压患者预后的影响因素

心血管疾病的危险因素	靶器官损害(TOD)	糖尿病	并存的临床情况(ACC)
* 收缩压和舒张压的水平(1～3 级) 年龄 　* 男性>55 岁 　* 女性>65 岁 * 吸烟 * 血脂异常 　TC≥5.7 mmol/L(220 mg/dl)或 LDL-C>3.6 mmol/L(140 mg/dl)或 HDL-C<1.0 mmol/L(40 mg/dl) * 早发心血管疾病家族史:一级亲属,发病年龄<50 岁 * 腹型肥胖或肥胖 　腹型肥胖　WC 男性≥85 cm 　　　　　　女性≥80 cm 　肥胖　　BMI≥28 kg/m² * 缺乏体力活动 * 高敏 C 反应蛋白≥3 mg/L 或 C 反应蛋白≥10 mg/L	* 左心室肥厚 　心电图 　超声心动图:LVMI 或 X 线 * 动脉壁增厚 　颈动脉超声 IMT≥0.9 mm 或动脉粥样硬化性斑块的超声表现 * 血清肌酐轻度升高 　男性 115～133 μmol/L(1.3～1.5 mg/dl); 　女性 107～124 μmol/L(1.2～1.4 mg/dl) * 微量白蛋白尿 　尿白蛋白 30～300 mg/24 h 　白蛋白/肌酐比: 　男性≥22 mg/g(2.5 mg/mmol) 　女性≥31 mg/g(3.5 mg/mmol)	空腹血糖 ≥7.0 mmol/L(126 mg/dl) 餐后血糖 ≥11.1 mmol/L(200 mg/dl)	* 脑血管疾病 　缺血性卒中 　脑出血 　短暂性脑缺血发作 * 心脏疾病 　心肌梗死 　心绞痛 　冠状动脉血运重建 　充血性心力衰竭 * 肾脏疾病 　糖尿病肾病 　肾功能受损(血清肌酐) 　男性>133 μmol/L(1.5 mg/dl) 　女性>124 μmol/L(1.4 mg/dl) 　蛋白尿(>300 mg/24 h) * 外周血管疾病 * 视网膜病变:出血或渗出,视乳头水肿

第四步　确定危险分层

根据患者血压水平分级、心血管疾病的危险因素、靶器官损害(TOD)、并存的临床情况(ACC)和患糖尿病与否做判断(表 10-9)。

表 10-9 高血压危险分层

危险因素和病史	血压(mmHg)		
	1 级 SBP140～159 或 DBP90～99	2 级 SBP160～179 或 DBP100～109	3 级 SBP≥180 或 DBP≥110
Ⅰ. 无其他危险因素	低危	中危	高危
Ⅱ. 1～2 个危险因素	中危	中危	很高危
Ⅲ. ≥3 个危险因素或靶器官 损害或糖尿病	高危	高危	很高危
Ⅳ. 并存临床情况	很高危	很高危	很高危

第五步 制定个体管理方案,实施随访管理

疾病管理责任师收集病人生活行为方式,根据患者血压级别和其他危险因素情况,进行患者危险分层,并按危险分层情况,制定健康保健计划,实行分级随访和管理。按分级管理的频次,监测患者的血压、各种危险因素、临床情况、疗效、相关生活行为因素。

(1)一级管理

① 管理对象:男性年龄<55 岁,女性年龄<65 岁,高血压 1 级,无其他心血管疾病危险因素,按照危险分层属于低危的高血压患者;

② 管理要求:至少 3 个月随访一次,了解血压控制情况,针对患者存在的危险因素情况采取非药物治疗为主的健康教育处方。当单纯非药物治疗 6～12 个月效果不佳时,增加药物治疗。

(2)二级管理

① 管理对象:高血压 2 级或 1～2 级同时有 1～2 个其他心血管疾病危险因素,按照危险分层属于中危的高血压患者;

② 管理要求:至少 2 个月随访 1 次,了解血压控制情况,针对患者存在的危险因素采取非药物治疗为主的健康教育处方,改变不良生活方式。当单纯非药物治疗 3～6 个月效果不佳时,增加药物治疗,并评价药物治疗效果。

(3)三级管理

① 管理对象:高血压 3 级或合并 3 个以上其他心血管疾病危险因素或合并靶器官损害或糖尿病或有并存的临床情况,按危险分层属于高危和很高危的高血压患者。

② 管理要求:至少 1 个月随访一次,及时发现高血压危象,了解血压控制水平。加强规范降压治疗,强调按时服药,密切注意患者的病情发展和药物治疗可能出现的副作用,发现异常情况,及时向患者提出靶器官损害的预警与评价,督促患者到医院进一步治疗。

第六步 效果评估

(1)根据个体情况每半年到一年做一次。

(2)进行眼底和实验室检查复查。

(3)进行生活质量评估。

(4)进行危险因素评估。

(5)方法:

1）根据血压控制情况进行评估，分为优良、尚可和不良。

2）根据危险分层标准进行重新评估。

3）根据重新评估的级别出具个体管理方案。

☞ 案例 10-2

> 某贸易公司中层，王经理，男，50 岁，为某健康管理公司的一个会员，同事说其血压高，本人拒绝参加单位年度体检，不接受健康管理。

【具体步骤】

1. 通过同事，走近会员。

（1）通过王经理要好的同事刘经理了解王经理本人对血压的健康意识，王经理曾测量过血压，也知道自己血压高。但担心检查会查出问题，因此不愿意参加体检，也不愿意接受健康管理师的血压监测。

（2）通过刘经理当面介绍，让王经理接受健康管理师的面访。

（3）当面了解王经理本人对高血压的认识。其有高血压家族史，兄妹均有高血压，且控制不佳。本人拒测血压是因为担心血压测出偏高。

（4）向王经理介绍正确的高血压知识，消除王经理的顾虑。高血压虽然可怕，但如果将血压控制在正常范围内，并发症发生率会减少；并以其周围熟悉的同事实例告诉王经理重视血压管理，不同处理方式不同的结果。如贵单位李群血压也高，但他通过规律服用药物和改变生活方式（降低口味），增加运动，其目前血压控制在正常范围。而贵单位马波，因长期高血压未重视，从来不测血压，也没有经过正规治疗，突发性心肌梗死倒在家里的浴缸里，当年也仅有 53 岁，正当年就走了，很可惜（以上两个例子，均是该会员所熟悉的同事）。

（5）取得会员初步信任，测得初次血压。通过对王经理进行血压基本知识教育；血压值范围和测血压注意事项（如休息 5 分钟，坐直，不抽烟后 30 分钟，首次测双臂各两次，每侧计算平均值后，使用一侧偏高的血压作为本次血压值，并要求记住下次测同一侧手臂血压，这样具有可比性）。对本次测得的血压进行评估，是属于哪个范围。

2. 跟踪血压，记录数据并制作曲线图，提高血压认知　使用一个月的时间多次跟踪血压，每周一次，了解血压值；了解会员对血压的健康意识改变，缓解紧张情况，接受血压监测的医疗行为，并且鼓励会员自测血压并记录，制作血压监测图（表 10-10、图 10-5），让其了解自身血压水平，提高对血压认知。

表 10-10　王经理血压监测记录结果

日期	时间	SBP	DBP	HR
2010/4/1	9:30	146	84	82
2010/4/1	15:00	150	98	84
2010/4/2	10:00	148	86	83
2010/4/2	15:30	150	90	86
2010/4/3	9:30	136	88	82
2010/4/3	15:20	142	92	85

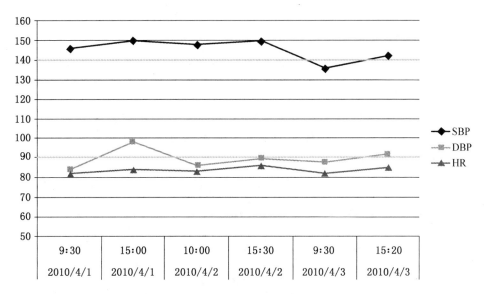

图 10-5　王经理血压监测记录结果曲线图

3. 发现健康问题,建议及时就医,通过协助就医,建立依存性　在血压监测过程中,健康管理师发现会员有脉搏短促现象,建议会员就诊,并安排就医有关事宜,如联系心脏科专家。

就诊当天,健康管理师陪同,协助办理手续,心脏科专家通过听诊、辅助心电图结果,诊断王经理高血压病,且室性二联律,治疗方案降压以保护心脏,医嘱:贝那普利(洛汀新)1 片,每日 1 次,口服;美托洛尔(倍他乐克)25 mg,每日 2 次,口服。

4. 做好药物管理,了解副作用及疗效,及时调整治疗方案　王经理服药后 3 天内,健康管理师监测血压及有无咳嗽等药物副作用。王经理反映血压无明显改善,有咳嗽,王经理自认为咳嗽与其吸烟有关,向王经理解释为贝那普利为长效药,需要 1 周以上的时间才能发挥作用。

1 周后血压有所下降,但王经理出现头部不适症状,立即协助联系专家,专家了解其现阶段血压值,建议美托洛尔减半使用,头部不适由于血压降低后导致机体不适应,减少药物剂量使其血压较前有所上升。药物调整后第 3 天,头部不适症状好转,但咳嗽仍然存在,立即考虑为贝那普利副作用,遂联系专家重新进行药物调整,将贝那普利调整为非洛地平缓释片(波依定),美托洛尔不变。非洛地平缓释片使用 2 天后咳嗽症状开始好转,1 周后完全无咳嗽,且血压较初诊时有所下降,头部不适感消失。

5. 药物治疗稳定后启动健康生活方式管理

(1) 调查生活方式:通过前一阶段的工作,王经理开始接受健康管理师,建立了良好的依存性,有了一定的健康意识和健康知识,药物治疗后血压开始稳定,可以开始健康生活方式管理。

通过访谈形式了解会员的生活方式,如饮食情况、吸烟情况、运动情况、饮酒情况,睡眠情况等,以及会员对这些生活方式的认识程度(表 10-11)。

表 10-11　个人健康及生活方式信息记录表

个人健康及生活方式信息记录表

欢迎你加入 KYN 健康管理服务。我们尊重你个人的隐私权，你所提供的信息将仅用于与你健康有关的服务，在未经你同意的情况下，任何其他个人或单位都不会获得与你个人有关的信息。

KYN个人编码 □ □ □ □ □ □

A　一般信息

姓名：	性别：	出生日期：___年___月___日	联系电话：
工作单位：	通讯地址：		邮编：
KYN 服务单位编码：	KYN 服务单位名称：		
KYN 服务医生编码：	KYN 服务医生姓名：		民族：
您目前的职业是：	婚姻状况：		文化程度：

B　目前健康状况及家庭史

一、目前健康状况

1. 你目前及曾经患有以下何种疾病？

(1) 慢性支气管炎□	(2) 肺气肿□	(3) 哮喘□	(4) 高血压□	(5) 脑出血□
(6) 脑血栓□	(7) 冠心病□	(8) 高血压性心脏病□	(9) 肺心病□	(10) 先心病□
(11) 其他心脏病□	(12) Ⅰ型糖尿病□	(13) Ⅱ型糖尿病□	(14) 乳腺癌□	(15) 前列腺癌□
(16) 肺癌□	(17) 乳腺增生□	(18) 其他_____		

如果你是高血压患者,你有服高血压药物史吗？　　□是　□否　药物名称：

2. 心电图诊断

① 房颤	□是　　□否
② 左心室肥大	□是　　□否

3. 如果您是女性,请回答以下问题：

初潮年龄(岁)：	绝经年龄(岁)：	结婚年龄(岁)：

生每个孩子时您的年龄：　1. _____　2. _____　3. _____　4. _____　5. _____

乳腺癌家族史(没有请填"0")	1. 您的母亲、姐妹及女儿中有多少人曾患乳腺癌？	
	2. 您的祖母、外祖母、姑姨、侄女、外甥女中是否有人曾患乳腺癌？	□是　□否　□不知道
	3. 您的表姐妹中是否有人曾患乳腺癌？	□是　□否　□不知道

您做过子宫切除术吗？　　　　　　　　　　　　　　　　　□是　□否

您多长时间做一次乳腺自我检查　　□每月　□每隔数月　□每年　□很少或从未做过
距上一次医生或护士给您检查乳腺有多长时间了？
　　　　　　　　□少于 1 年　□1 年前　□2 年前　□3 年前　□从未做过

续表 10-11

| 您是否在服用雌激素类的药物？ | □是　□否 |
| 如是，服用多长时间了(年) | ＿＿＿＿＿年 |

4. 如果您是男性，请回答以下问题：

距上一次医生给您做前列腺检查有多长时间了？

　　　　　　□少于 1 年　□1 年前　□2 年前　□3 年前　□从未做过

前列腺癌家族史	1. 您的父亲、兄弟及儿子中是否有人曾患前列腺癌？	□是　□否　□不知道
	2. 您的祖父、外祖父、侄子、外甥中是否有人曾患前列腺癌？	□是　□否　□不知道
	3. 您的表兄弟中是否有人曾患前列腺癌中？	□是　□否　□不知道

二、家族史

请问你的亲属中是否有人曾患有以下疾病？

糖尿病	1. 父母、兄弟姐妹、子女	□是　□否　□不知道
	2. 如是，是否有人在 40 岁以前？	□是　□否　□不知道
	3. (外)祖父母、叔舅、姑姨、侄子(女)、外甥(女)	□是　□否　□不知道
	4. 表兄弟	□是　□否　□不知道
冠心病	1. 父母	□是　□否　□不知道
	2. 如是，是否有人在 50 岁以前？	□是　□否　□不知道
中风	1. 父母	□是　□否　□不知道
	2. 如是，是否有人在 60 岁以前？	□是　□否　□不知道
高血压	1. 父母、兄弟姐妹、子女	□是　□否　□不知道
	2. (外)祖父母、叔舅、姑姨、侄子(女)、外甥(女)	□是　□否　□不知道
骨折	父母及(外)祖父母中是否曾有人有过非外力性的骨折	□是　□否　□不知道
肺癌	1. 父母、兄弟姐妹、子女	□是　□否　□不知道
	2. (外)祖父母、叔舅、姑姨、侄子(女)、外甥(女)	□是　□否　□不知道

C　膳食

食物名称		平均食用次数			每次食用量
		每天	每周	每月	
谷类	大米类　米饭,米粥,其他				两
	面粉制品　馒头,烙饼,面包,面条,包子,饺子,其他				两
	其他粮谷　小米,玉米,燕麦,荞麦,红薯,其他				两
肉类	猪肉及制品				两
	牛羊肉及制品				两
	食肉及制品				两
鱼及水产品					两
蛋类及制品					两
奶及奶制品					两

续表 10-11

干豆品	干豆类:黄豆,绿豆,蚕豆,豌豆等				两
	豆制品:豆腐,豆浆,各种豆制品				两
新鲜蔬菜					两
新鲜水果及果汁					两
咸　　菜					两
糖					两
酒类	白酒				两
	啤酒				两
	葡萄酒				两

您自己认为您的口味是:　　　　　　　　　　　□轻　□适中　□重

油炸及脂类食品食用习惯是:　　□多(≥5次/周)　□中(2~4次/周)　□少(0~1次/周)

注:请选用一般最接近你食用次数的表示方法。如:你不每天吃米饭,但每周吃5次,即填每周一栏。

D 生活方式

一、吸烟情况

1. 你现在吸烟吗?	2. 你平均每天抽多少支香烟?	_____支/天
	3. 您平均每月抽烟叶或自制卷烟的量是多少	_____两/月
□是 请回答第2至题	4. 你是多大年龄开始吸烟的?	_____岁
	5. 你已经吸烟多少年了?	_____年
	6. 如果戒烟,你是多大年龄戒的烟?	_____岁
□否 请回答9和10题	7. 戒烟前2年,您平均每天抽多少支香烟	_____支/天
	8. 戒烟前2年,您平均每月抽烟叶或自制卷烟的量是多少?	_____两/月
□戒烟 请回答第4至10题	9. 和您一起工作的同事或一起生活的家人中是否有人吸烟?	□是　□否
	10. 如果是,您平均每周和他们待在一起的时间是:□1~2天　□3~6天 □7天	

在了解情况基础上:

① 现场简单评估该会员生活方式,指出其存在的问题。

② 评估会员生活方式中的危险因素,并进行行为阶段分析(表 10-12)。

表 10-12　现场评估会员生活方式

现状	评估标准	评估结果
饮食情况 每天平均荤菜摄入5两 口重,喜食腌制品和小菜 蔬菜摄入量每天小于4两 无水果 每周饮白酒3次,每次5两	≤150克/天 ≤6克/天(钠盐) ≥400克/天 ≥200克/天 <25克/天(酒精量)	荤食摄入过多 钠盐摄入过量 蔬菜与水果摄入不足 中度饮酒
运动情况 无运动	每周3次,每次30分钟以上, 中度强度	无运动

续表 10-12

现状	评估标准	评估结果
吸烟情况 每天 10 支,吸烟 20 余年	不吸烟	吸烟,吸烟指数:200
睡眠情况 每天夜间 2～3 点睡眠,睡眠 时间 4.5～5 小时,质量可		生活不规律

(2) 制定和实施保健计划

① 与会员进行当面个人健康管理计划沟通,就存在的问题和本阶段目标/措施达成共识,对暂时不能达到的目标暂不考虑。双方就计划本阶段可行措施达成共识,对可能影响计划实施的难点进行分析,并建议会员的同事和家人对该计划给予实施支持(如家人或同事共识,饮食可及性,充当运动伙伴等),争取会员周围环境对会员的支持,提高计划可行性。

② 制定个人阶段健康管理计划表,列出健康危险因素。

③ 跟踪会员计划实施情况,对遇到的困难进行分析,如运动不能坚持,因为会员无运动伙伴,联系家人,建议家人从关心的角度出发,先陪同运动让其建立运动行为,家人表示支持并开始执行。

以下是一份个人健康管理计划的案例:

个人健康管理计划

一、健康问题诊断:高血压。

二、药物情况:

抗高血压用药(非洛地平缓释片 5 mg ,每天一次;美托洛尔缓释片 47.5 mg ,每天一次)

副作用:目前暂无。

药物疗效观察:通过血压监测进行。

三、疾病控制状态:药物正在调整中,目前尚未达到控制标准(BP<140/90 mmHg)

四、本阶段存在与血压和心血管疾病相关的危险因素

1. 口味重。

2. 中度饮酒。

3. 吸烟。

4. 无运动。

5. 生活不规律。

五、近阶段目标和措施分解(近 3 个月)

1. 药物使用　按医嘱服药,每天晨起服药。

2. 定期监测血压　每周监测一次,固定时间,自测血压两次,取平均值并记录。

3. 危险因素控制

(1) 减轻口味:每周小菜摄入量在原有的基础上减少 1/3。

（2）减少饮酒：每周饮酒量不超过 10 两（尽量每次饮酒量）。

（3）减少吸烟量：增加每支烟蒂长度。

（4）增加运动：每周晚饭后散步一次，时间不限。

4. 完善相关检查进行高血压心血管意外事件风险度评估　通过前期建立的依存性，向会员介绍心血管意外事件风险评估的内容及意义，取得会员的认同，并提出相应的要求，如完善相关检查，并做个体风险度评估。

列出相关检查项目、检查注意事项、费用和检查医院，提高会员接受该检查的配合度。在检查过程中，就事务问题作及时协调。

相关检查项目包括：

（1）肝功能全套；

（2）肾功能全套；

（3）血脂四项（TG、TC、HDL、LDL）；

（4）尿微量白蛋白；

（5）颈动脉 B 超；

（6）超声心动图。

检查后，及时跟踪检查结果，及时完成评估报告（表 10-13），并尽快向会员反馈。

表 10-13　高血压危险度分层评价表

会员姓名：王＊＊　　　　　　　性别：男　　年龄：50 岁　　　　　　　　会员号：

心血管病的危险因素	靶器官的损害（TOD）		并存的临床情况（ACC）
收缩压：160 mmHg 舒张压：110 mmHg 收缩压和舒张压水平（1～3 级）	左心室肥厚（心电图、超声心动图：LVMI、X 线）	✓	脑血管病（缺血性卒中史、脑出血史、短暂性脑缺血发作史）
男性＞55 岁	动脉壁增厚：颈动脉超声 IMT≥0.9 mm 或动脉粥样硬化性斑块的超声表现	✓	心脏疾病（心肌梗死史、心绞痛、冠状动脉血运重建、充血性心力衰竭）
女性＞65 岁	血清肌酐轻度升高 男 115～133 μmol/L 女 107～124 μmol/L		肾脏疾病 ＊糖尿病肾病 血肌酐—男性＞133 μmol/L 　　　　女性＞124 μmol/L 蛋白尿＞300 mg/24 h ＊肾衰竭 　血肌肝＞177 μmol/L
吸烟	✓	微量白蛋白尿 30～300 mg/24 小时	外周血管疾病
	✓	白蛋白/肌酐比 男性≥2.5 mg/mmol 女性≥3.5 mg/mmol	视网膜病变（出血或渗出、视乳头水肿）
早发心血管病家族史 一级亲属，发病年龄＜50 岁	✓	糖尿病 空腹血糖≥7.0 mmol/L 餐后血糖≥11.1 mmol/L	

续表 10-13

心血管病的危险因素		靶器官的损害（TOD）	并存的临床情况（ACC）
腹型肥胖 WC 男性≥85 cm，女性≥80 cm 或肥胖　BMI≥28 kg/m²	√		
C 反应蛋白≥1 mg/d			

评估结果：危险分层：高危

六、定期完成年度体检，完成年度健康评估，制定下一年度健康管理计划，以此循环。

经过五年的健康管理工作，目前，该会员对健康管理师依存性高，高血压专项知识知晓度高，有关高血压的危险因素控制，如口味较前清淡，基本符合中国居民膳食营养结构，戒酒，抽烟支数较前明显减少，且浅吸，烟蒂较长；每天上下班走路，约40分钟，睡眠时间调整至12点；血压控制在140/90 mmHg，血脂基本正常，血糖正常，按时服药，一年就诊心脏科专家一次，根据血压情况和专家意见进行药物调整，一年体检一次，向同事介绍健康管理和健康生活方式给其带来的益处。

（周　玲　张开金）

第十一章
社区卫生服务与医疗保险

一、风险与医疗保险的概述

（一）风险

风险是指某种不利事件发生的可能性或某种事件预期后果估计中较为不利的一面。在现实生活中，受各种不确定因素的影响，人们的活动存在着各种各样的风险，诸如各种自然灾害、意外事故、人的疾病、死亡等。

总体上说，风险存在并必然发生；风险一旦发生，损失严重，个人或家庭、单位难以承受；但风险什么时候发生，发生在谁身上，严重程度等又是不确定的。

疾病风险指疾病发生及其所造成损失的不确定性。疾病风险有如下特点：

（1）疾病风险危害的是人，而不是财产物资。

（2）疾病发生有较大的随机性及不可预知、不可避免性。

（3）造成疾病风险的原因的多样性（如自然、生物、环境、心理等）。

（4）与其他风险相联系。

（5）不一定能用经济补偿健康损失。

（6）疾病损失的外延性。如传染病的发生，除病人外，还可传染给其他易感者，引起他人发病。

与疾病风险作斗争，主要依靠公共预防措施，建立适宜的医疗保险制度等。

（二）医疗保险

1. 保险（insurance）　是对风险所造成的意外损失的一种经济补偿制度或办法。通过保险的方式，可以把风险转移给保险机构，由保险机构来承担风险损失。

风险的存在是保险产生的前提，其历史背景及条件是社会生产力的发展，社会化程度提高，分工越来越细，有人将之作为专门的事业来经营，逐步发展成各种的保险行业。如：海上保险、财产保险、意外保险、人身保险、货运保险等。健康保险最初是由民间自发组织起来的。为了消除疾病灾害，一部分人自愿地组织起来，共同筹集资金，在支付医药费方面实行互助。1882 年，德国政府首先通过立法建立了疾病保险制度。随后，各工业国家相继仿效。19 世纪末到 20 世纪初，西方各主要国家先后建立了包括疾病、残废、老年等社会保险制度。20 世纪 30 年代，西方各国为了解决失业、贫困和疾病等严重社会问题，进一步推行包括健康保险在内的社会保险制度。第二次世界大战后,实行社会保险或社会保障制度的国家更为广泛。目前,有100多个国家实行健康保险。

我国健康保险是在改革开放后开始逐渐发展的,经营的历史还不算太长,各公司都是在试点经营中摸索经验。因为健康保险经营中的巨大风险,各保险公司在新险种开发上更是抱着谨慎又谨慎的态度,最初基本只提供附加形式的住院医疗保险,后来尝试着推出了定额给付型的重大疾病保险,近几年,各保险公司在此基础上又逐步开发出一系列作为主险销售的住院医疗保险产品,包括住院定额保险、住院费用保险和高额医疗费用保险等。

2. 医疗保险(medical insurance) 是保险的一种,是补偿因疾病而带来的经济损失的一种保险。它具有防治疾病,维护健康;互助共济,分担风险;安定团结,发展生产的作用。医疗保险可分为社会医疗保险和商业性医疗保险(图11-1)。

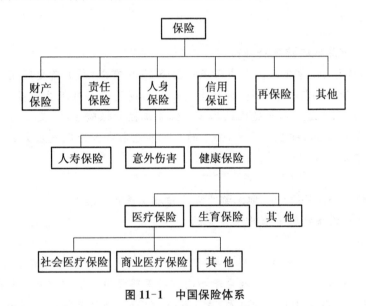

图11-1 中国保险体系

(1) 社会医疗保险:是指社会劳动者乃至全体公民因疾病需要治疗时,根据有关法律的规定,从国家或社会获得应有的医疗服务,对因疾病造成的经济损失及医疗费用给予可能的补偿,以恢复和保障社会劳动者或公民身体健康的一种社会保险制度。社会医疗保险具有福利性、公益性、普遍性、互济性、强制性和经济性(补偿性、储蓄性)的性质。

1998年,国务院召开全国医疗保险制度改革工作会议,发布了《国务院关于建立城镇职工基本医疗保险制度的决定》,这一决定标志着在我国实施了近半个世纪的公费、劳保医疗制度将被新的职工基本医疗保险制度所替代。2002年10月,在总结以往合作医疗经验的基础上,结合中国农村的实际情况,中共中央、国务院专门颁布了《关于进一步加强农村卫生工作的决定》。明确提出:在农村,要逐步建立起适应社会主义市场经济体制要求和农村经济发展水平的、以大病统筹为主的、新型的合作医疗制度。2007年又建立城镇居民基本医疗保险。

进入21世纪,我国开始积极推进多层次医疗保障体系的建设。在多层次的医疗保障体系中,城镇职工基本医疗保险制度、城镇居民基本医疗保险制度和农村合作医疗制度是基础和核心,同时,附之以其他多层次医疗保障形式。

☞ **案例 11-1**

医疗保险可降低疾病风险吗?

王平,男,40 岁,某企业业务部经理,平时身体健康,几乎不吃药看病。然而在某天快下班时,王平突然小腹和胃部疼痛难忍,同事把他送到医院,经医生诊断为急性阑尾炎,需要马上手术治疗。他住院的手术费、药费等合计 4 250 元。由于他已经参加城镇职工医疗保险,王平出院时只需交纳自己应付的 25% 的费用,即 1 062.5 元,余下的 3 187.5 元由市医疗保险基金管理中心与医院结算。

☞ **案例 11-2**

医疗保险可降低疾病风险吗?

李奶奶,72 岁,退休工人。患高血压病已经 10 年有余,每天都要服用降压药物控制血压。昨天李奶奶与往常一样,到她家附近的模范西路社区卫生服务中心开药,她的处方药费为 85.4 元。由于她已经参加城镇职工医疗保险多年,交费时只需交纳自己应付的 30% 的费用,即 25.62 元,余下的 59.78 元由市医疗保险基金管理中心与社区卫生服务中心结算。

问题:

(1) 为什么企业给每一位职工都办理城镇职工医疗保险?

(2) 如何规避疾病所带来的经济负担?

分析提示:

疾病风险是不可预测的,每个人都可能遇到。案例中王平患的不是大病或重病,如果没有医疗保险作为保障,他就要承担全部的医药费用。李奶奶患慢性病要长期用药,一年的药费也在 4 000~5 000 元,由于有医疗保险,她只要承担少部分。正是由于企业给每位职工办理了城镇职工医疗保险,才为患病职工减少了经济负担,降低了疾病所带来的风险。

(2) 商业健康保险:应是以被保险人的身体为保险标的,保证被保险人在疾病或意外事故所致伤害时的直接费用或间接损失获得补偿的保险,包括疾病保险、医疗保险、收入保障保险和长期看护保险。疾病保险指以疾病的发生为给付条件的保险;医疗保险指以约定医疗的发生为给付条件的保险;收入保障保险指以因意外伤害、疾病导致收入中断或减少为给付保险金条件的保险;长期看护保险指以因意外伤害、疾病失去自理能力导致需要看护为给付保险金条件的保险。商业健康保险是把保险当做商品,公民根据自愿买卖和等价交换的原则进行买卖的一种保险模式。它是一种契约行为,遵循自由买卖的原则,多投多保,少投少保。

目前,国内商业保险公司推出的医疗保险产品种类繁多。结合市场上各险种,按照给付方式将健康保险的主要险种分为定额给付健康保险、津贴给付健康保险和费用补偿健康保险。

① 定额给付健康保险：主要是重大疾病定额给付保险，一般在保险合同中规定疾病种类或者疾病治疗方式，当被保险人所患疾病符合保险合同对应条款时，保险公司按照合同约定向被保险人一次或者分次支付保险金。常见的险种如中国人寿保险公司最早推出的重大疾病定期保险、重大疾病终身保险，泰康人寿保险公司的生命关爱重大疾病终身保险，新华人寿保险公司的重大疾病保险等。

② 医疗费用保险：医疗费用保险向被保险人提供医疗费用保障，是目前各家保险公司健康保险产品中重要的业务形式。医疗费用保险合同所规定的医疗费用一般包括门诊诊疗费、药费、住院费用、护理费、医院杂费、手术费和各种检查费用等。不同的险种所保障的费用项目和补偿内容不同。常见的险种如各家保险公司的附加住院医疗保险，泰康人寿保险公司的住院医疗保险特约等。

③ 津贴给付健康保险：常见的津贴给付健康保险是住院津贴保险，也是目前健康保险市场上的主要产品之一。住院津贴保险的保险金给付根据被保险人的实际住院天数为基础，按照保险合同中所约定的日给付金额或给付档次计算给付，一般的住院津贴保险也常常包括了手术津贴给付。常见的险种如泰康人寿保险公司的世纪泰康个人住院医疗保险，中国人寿保险公司的附加住院医疗日额给付保险，新华人寿保险公司的人身保险附加住院补贴保险等等。

社会医疗保险与商业医疗保险的主要区别见表11-1。

表 11-1　社会医疗保险与商业医疗保险的区别

项目	社会医疗保险	商业医疗保险
性质	法定保险、强制性、公共性、社会安全	商业性、资源型、私人性、利润
政策目标与公平性	政府所负责提供的准公共物品、社会公平	个人责任的私人物品、个人公平
保险对象	所有的社会劳动者	自愿参加的投保个人或团体
责任者	政府负责	公司、企业负责
产生方式	社会契约	保险合同（保单）
保费来源与负担	税收、征收专款、强制储蓄；政府、雇主和个人等多方筹资	缴纳费用；个人或雇主负担
经办单位	非营利性机构为主	营利性机构为主
保障水平和范围	基本保障（供给适度）	费用偿付
功能	社会公共政策、保障国民基本健康	分担经济风险

二、医疗保险对社区卫生服务的作用

实现基本医疗保险制度与社区卫生服务相衔接，是社区卫生服务发展的必然要求，又是深化医疗保险制度改革的客观需要。社区卫生服务的基本内容正是医疗保障所应涵盖的范围，它注重预防的方针又使大部分高危人群免于或推迟发病，使多数慢性病病人的病情得到控制,不致恶化,为医疗保障节省大量的经费。同时,通过建立有效的医疗保障结算杠杆,可以引导病人向社区医疗机构流动,减轻患者的医药费用和社区医疗服务的单位成本,提高社区卫生服务机构的效益。社区卫生服务与基本医疗保险制度相衔接,确是各得其所,相得益彰。

(一)社区卫生服务医保政策

2006 年 6 月,劳动和社会保障部发布的《关于促进医疗保险参保人员充分利用社区卫生服务的指导意见》,为医疗保险制度和社区管理的结合进一步指明了方向。全国各地都在积极探索医疗保险制度与社区卫生服务的结合,促进医疗保险支持社区卫生服务工作。

1. 定点就医   即将符合条件的社区卫生服务机构纳入医保定点单位。如甘肃省将符合条件的社区卫生服务机构纳入城镇医保定点单位,保证参保人员选择的定点医疗机构中有 1~2 家定点社区卫生服务机构;济南市将符合条件的已取得基本医疗保险定点医疗机构资格的社区卫生服务机构纳入门诊规定病种定点医疗机构范围;武汉市将 94 个社区卫生服务中心全部确定为医保定点机构。江苏省各市经地市级以上卫生行政部门批准设置的社区卫生服务机构均有资格申请成为基本医疗保险定点医疗机构。南京、无锡、苏州 3 市还对实行基本药物制度的新建社区卫生服务中心、社区卫生服务站的定点给予政策倾斜。其中,苏州市居民门诊医疗实行"双向选择",居民可根据情况自主选择社区卫生服务中心。

2. 政策倾斜   即医保报销政策向社区医院倾斜,降低个人自付比例,拉大社区医院与二、三级医院的报销比例。如杭州市明确规定参保人员在社区卫生服务机构就医时发生的门诊医疗费用,在职职工个人自付比例由原来的 16% 下调为现在的 14%,退休人员个人自付比例由原来的 12% 下调为 8%;北京市参加基本医疗保险在职职工的社区门诊医疗费用,与大医院费用的报销比例差距拉大为 20%。江苏省各市针对各地实际情况对社区卫生服务中心就医的报销比例进行了不同程度的上调(见表 11-2~表 11-4)。

表 11-2   徐州市市区城镇职工住院治疗医疗费用统筹基金支付比例(%)

医疗费用段	定点医疗机构级别		
	一级及社区卫生服务机构	二级	三级
起付标准以上至 1 万元以下	94	92	84
1 万~5 万元	96	94	90
5 万元以上	98	96	92

表 11-3   连云港市城镇职工住院医疗费用分段报销比例(%)

机构类别	人员类别	医保给予报销费用比例				
		起付标准至 1 万元(含)	1 万元至 5 万元(含)	5 万元至 8 万元(含)	8 万元至 20 万元(含)	20 万元以上
三级医疗机构	在职	82.0	93.0	90.0	90.0	80.0
	退休	89.2	95.8	90.0	90.0	85.0
	建国前老工人	91.0	96.5	90.0	90.0	90.0

续表 11-3

机构类别	人员类别	医保给予报销费用比例				
		起付标准至1万元(含)	1万元至5万元(含)	5万元至8万元(含)	8万元至20万元(含)	20万元以上
二级以下医疗机构	在职	84.0	94.0	90.0	90.0	85.0
	退休	90.4	96.4	90.0	90.0	90.0
	建国前老工人	92.0	97.0	90.0	90.0	95.0
社区卫生服务机构	在职	86.0	95.0	90.0	90.0	95.0
	退休	91.6	97.0	90.0	90.0	97.0
	建国前老工人	93.0	97.5	90.0	90.0	98.0

表 11-4 连云港市城镇职工门诊统筹分段报销比例(%)

人员类别	起付线(元)	统筹基金最高支付限额(元)	报销比例(%)		
			社区卫生服务中心	一、二级定点医疗机构	三级定点医疗机构
在职人员	1 300	1 300	60.0	50.0	40.0
退休人员	1 000	1 800	60.0	50.0	40.0
建国前参加革命工作的老工人和70岁以上退休人员	600	2 300	70.0	60.0	50.0

3. 政策减免 即在社区就诊的参保患者可免起付线等。如武汉市社区卫生服务机构对所有就诊病人免收普通门诊挂号、诊疗、注射服务和住院诊疗、护理等5项服务费用;甘肃省参保人员在社区就诊可享受减免普通门诊挂号、诊疗和注射费;济南市参保人员在定点社区卫生服务机构就医,不再负担门诊规定病种的400元起付标准。镇江市参保人员在定点社区卫生服务机构门(急)诊,免收诊疗费,慢性病参保人员免收门诊挂号费和诊疗费;苏州市定点社区卫生服务机构对老居民参保承诺让利于民,免挂号费、诊疗费,每年提供免费体检一次,药品价格让利10%。

4. 社区首诊,双向转诊 如甘肃省实行社区首诊负责制度,二、三级医疗机构对社区转诊人员,在挂号时索要定向转诊单第一联,审核其有效期、指定医疗、转诊对象后,减免本次普通门(急)诊诊查费50%的费用;济南市积极推行社区首诊制,逐步完善社区卫生服务机构与上级医院之间的双向转诊制度。江苏省各市逐步实行了社区首诊和双向转诊制度,形成"小病进社区,大病进医院"的就诊分工制度。参保居民需要就诊时,须首先到社区首诊医院接受全科医生诊疗(急诊除外),需要到社区以外医院治疗的患者,必须经社区首诊医院办理转诊手续后方能享受居民医保待遇。

5. 家庭病床 如湖南省将社区家庭病床医疗服务纳入基本医疗保险支付范围,参保人员在家庭病床服务期间实质性治疗的医药费用纳入医保基金支付范围,报销标准参照一级医院执行;武汉市将社区卫生服务机构开设的家庭病床的部分医疗费用纳入基本医疗保险支付范围;甘肃省对居住在敬老、养老等福利院中的符合开设家庭病床的对象,鼓励社区卫生服务机构为其建立家庭病床,并实行医保定额管理制度;济南市社区卫生服务机构可以为参保人员开设家庭病床,起付标准按照一级医疗机构的50%执行。

6. **药品管理**　《江苏省城市社区卫生服务条例》规定社区卫生服务机构应当首先选择使用省、设区的市规定的基本药物目录范围内的药品;使用基本药物目录范围外的药品,可以以设区的市为单位,实行集中招标采购、统一配供。社区基本医疗服务逐步推行基本药品零差率,以配供价格使用基本药品。各地对基本药品都实行了零差率管理,苏州市社区卫生服务中心还对药品进行了10%的让利。基本医疗保险对基本药物目录范围内的药品实行报销。

7. **健康管理**　《江苏省城市社区卫生服务条例》规定,社区卫生服务机构应当建立居民健康档案,对居民健康状况进行动态的观察和监测,保证健康档案的准确性和完整性。各地社区卫生服务机构都为居民建立了健康档案。无锡市为参保居民建立健康档案,签订保健合同;鼓励企业退休人员优先到社区卫生服务中心、定点体检医疗机构进行免费健康体检;建立全民健身工程和全民健身点,建立全市社区卫生服务信息网络,确保社区居民对社区卫生服务的高满意率。此外,患有规定范围内慢性病的患者还可转往社区卫生服务中心的家庭病床进行慢性病管理。苏州市还组织安排老年居民体检;建立电子健康档案,实行跟踪服务;对有防治对策的慢性病(如高血压、糖尿病等),实行跟踪服务,纳入规范化管理。开通就医服务热线,及时满足社区参保居民的健康咨询和医疗需求;主动为参保居民提供有计划、有针对性的疾病预防、健康指导、老年保健等人性化服务。充分发挥社区卫生服务医疗机构在开展健康教育、预防、保健、康复、计划生育技术服务和一般常见病、多发病的诊疗服务中的作用。建立虚拟社区网络机构,探索慢性病干预治疗和防控以及孤寡老人居家医疗保障措施。多数地区基本医疗保险对退休职工健康体检付费,部分地区对健康管理正在探索付费管理。

8. **支付方式**　在医疗保险体系中,医疗保险费用的支付制度具有十分重要的地位,是医疗保险体系中最为关键的一个环节,是医疗保险职能最终得以实现的基本途径,与医疗保险费用的控制密切相关。全国各地先后制定了具有自身特色的社区医疗保险政策,江苏省各市对社区卫生服务机构的支付方式都采取了一定的政策倾斜。无锡市为总额预付制,按实结算,结余奖励;徐州市为总量控制,定额管理,病种结算相结合;常州市为总额控制,按服务单元结算;淮安市强化总量,淡化定额,按病种分值计算结算;镇江市门诊医疗费用实行按就诊人头付费的总额预算管理,对住院医疗费用实行按服务单元付费的结算方式;宿迁市为总额预付制,按实结算,实行单病种限价收费。

城镇居民医疗保险制度见闻

2007年底,国家推行城镇居民医疗保险制度。2008年春节刚过,街道居委会的干部就入户宣传,动员居民参加医疗保险。邻居王大爷将信将疑,就是不愿交纳医疗保险费;与王大爷有同样想法的还有不少居民。

不久,居民张婶得了乳腺癌,将右侧乳房完全切除,花了近4万元,因为参加了城镇居民医疗保险,交纳医疗保险费,相应的保障已经正式生效,张婶这次手术住院只用了2万元。

这件事使居民们认识到参加城镇居民医疗保险的好处,大家纷纷参加医疗保险。

问题:

(1) 什么是城镇居民医疗保险制度? 它与城镇职工医疗保险制度的区别是什么?

(2) 建立城镇居民医疗保险制度的意义何在?

分析提示:

改革开放后,原有的公费医疗、劳保医疗废除,在城市机关、事业单位、企业的员工先后参加了城镇职工医疗保险,他们的医疗有保障。而城市中灵活就业人员、大中小学生、婴幼儿等,他们的医疗一时没有保障。2007年底,国家提出城镇居民医疗保险制度,推行之初,居民对其心存疑虑。因此,我们应加大宣传力度,让居民们相信国家是下大力气为百姓做实事,而且,国家给居民的补助在逐年增加,城镇居民医疗保险的保障能力也大大提高。

江苏省鼓励医疗保险参保人员到社区卫生服务中心就诊,并提出了一些相关的措施,如参保人员到社区卫生服务机构就诊的,社区卫生服务机构应当按照当地人民政府的规定减免其诊疗费、挂号费;社区卫生服务机构的服务项目属于医疗保险基本保障项目的,纳入基本医疗保险基金支付的范围;参保人员在社区卫生服务机构就诊,个人自付比例分别比在二、三级医院就诊费用低15%～25%;慢性病人在社区卫生服务机构门诊的医药费用,符合当地基本医疗保险政策的部分纳入统筹基金支付范围等,进一步完善了医疗保险社区慢性病管理政策支撑体系(表11-5)。

表11-5　江苏省各市社区卫生服务医疗保障政策比较

地区	社区定点	报销比例	费用减免	社区首诊	双向转诊	药品管理	健康管理	支付方式	特色
南京	√	比其他医疗机构高10%	—	√	√	零差率	健康档案	总额控制,按病种结算	—
无锡	√	住院比其他医疗机构高20%,门诊高10%	—	√	√	零差率	健康档案 健康体检 全民健身工程和全民健身点	总额预付制,按实结算,结余奖励	—
徐州	√	比二级医院高2%;10 000元以下比三级医院高10%,10 000以上比三级医院高6%	—	√	√	零差率	健康档案	总量控制、定额管理和病种结算相结合	—
常州	√	普通门诊统筹比二、三级医院高20%,门特比二、三级医院高5%	—	√	√	零差率	健康档案	总额控制,按服务单元结算	—
苏州	√	城镇居民:门诊医疗费用600元内享受50%的补助;城镇职工:比其他医疗机构高10%	免挂号费、诊疗费,每年提供免费体检一次,药品价格让利10%	√	√	零差率	定期老年人健康体检;电子健康档案;就医服务热线;虚拟社区网络机构	总额控制,探索按病种结算方式	—

续表 11-5

地区	社区定点	报销比例	费用减免	社区首诊	双向转诊	药品管理	健康管理	支付方式	特色
南通	√	—	—	√	√	零差率	健康档案	总额预付制,按实结算,结余奖励	—
连云港	√	门诊统筹比一二级医院高10%,比三级医院高20%;	—	√	√	零差率		总额预付制,按实结算,结余奖励	—
淮安	√	个人自付的比例将比二级医院低15%,比三级医院低25%	—		√	零差率	健康档案	强化总量,淡化定额,按病种分值计算结算	—
盐城	√	个人自付的比例将比二级医院低15%,比三级医院低25%	—		√	零差率	健康档案	对于城镇民采取总量控制、按实结算的办法 对于城镇职工参保人群采取项目结算的办法	建立社区医疗保障健康管理中心
扬州	√	由医疗机构对其个人承担的医疗费用再优惠5%	—	√	√	零差率	健康档案	个人账户照实结算,统筹基金实行总量预算控制,按月据实预结,年终审核结算	建立门诊个人医疗补助;建立一般诊疗费
镇江	√	自付比例分别比一、二、三级医院低10%、15%和25%;城镇居民补偿50%	门诊挂号费、诊疗费	√	√	零差率	健康档案	门诊医疗费用实行按就诊人头付费的总额预算管理,对住院医疗费用实行按服务单元付费的结算方式	—
泰州	√	50%	—	√	√	零差率	健康档案	季度预付、按实结算、定期考核	社区医保服务标准化管理
宿迁	√	个人自付的比例将比二级医院低15%,比三级医院低25%		√	√	零差率	健康档案	总额预付制,按实结算,实行单病种限价收费	对特殊困难群体实行"五免五减半"的优惠诊疗服务

（二）医疗保险对社区卫生服务的作用

1. 扩大医疗保险的覆盖面,提高社区卫生服务可及性　经过近10多年的努力,我国基本建立了适应社会主义市场发展要求的基本医疗保险、补充医疗保险、商业医疗保险和医疗救助等多种形式、多层次的医疗保障体系。但随着经济的发展,城镇人口中大量的灵活就业人员、自由职业者、进城务工人员和由"企业人"变成"社会人"的退休人员等不断增加,人群结构更为复杂,管理人群更加分散,流动性将更大。同时随着收入水平和生活质量的不断提高,参保人员对医疗保险服务的期望值也不断增高,个性化服务的需求不断增加。

按照"保基本、广覆盖"的原则,不断扩大医疗保险的覆盖范围,完善基本医疗保险定点管理办法和医疗费用结算办法,将符合条件的社区卫生服务机构纳入基本医疗保险定点医疗机构的范围,将符合规定的医疗服务项目纳入基本医疗保险支付范围,引导参保人员充分利用社区卫生服务,这将提升老百姓对社区卫生服务的认可程度,使居民更多、更好地接受服务。

医疗保险制度对基本医疗保险的覆盖范围和缴费办法做了明确规定,从而扩大了筹资的范围,更接近"大数法则"的要求,有效地防止了保险中的逆向选择行为,也克服了单一筹资渠道的弊端。医疗保险资金的注入成为社区卫生服务发展的一个重要筹资渠道,且仍有较大潜力。

2. 提高社区卫生服务利用率,实现病人合理分流　医疗保险制度要求"积极发展社区卫生服务,将社区卫生服务中的医疗服务项目纳入基本医疗保险范围",规定参保人员选择定点医疗机构时,其中至少应包括 1～2 家基层医疗机构(包括一级医院以及各类卫生院、门诊部、诊所、卫生所、医务室和社区卫生服务机构)。这些措施,将有效地促使消费者更多地利用社区卫生服务。随着规范管理的逐步落实,一级医疗机构和大多数二级医疗机构将逐步转向社区,形成社区卫生服务与综合医院、专科医院合理分工、双向转诊的格局。综合医院和各类专科医院主要负责入院急救服务和住院服务,大量的门诊医疗服务将被分流到社区,从而推动社区卫生服务的发展。

另一方面,个人支付起付线和共付比例向基层医院倾斜,也对将消费者引导到社区卫生服务起到了重要作用。

3. 双向转诊机制有效建立,优化卫生资源配置　1999 年国家卫生部等十部委《关于发展城市社区卫生服务的若干意见》要求二级以上医疗卫生机构与社区卫生服务机构建立双向转诊关系。强调综合性医院、专科医院与社区卫生服务机构间的协作,优化卫生资源配置,合理分流病人,促进社区卫生服务的发展。

建立社区卫生服务机构与预防保健机构、医院合理的分工协作关系,建立分级医疗和双向转诊制度,即社区卫生服务机构与区域大中型综合医院、专科医院签订协议,让一般常见、多发的小病在社区卫生服务机构治疗,大病转向二级以上的大医院,而在大医院确诊后的慢性病治疗和手术后的康复则可转至社区卫生服务机构。这样,就可以实现"小病不出社区,大病及时转诊"。

4. 强化社区卫生服务的公益性,提高服务水平　医疗保险的预付和"收支两条线"制度,使社区卫生服务以数量、质量和效率的政策导向取代过去追求经济利益的导向机制,彻底扭转了医疗机构的"趋利"行为。另外,基本医疗保险实行属地管理原则,地方政府可通过资金支持、政策引导等方式扶持社区卫生服务,实现其综合服务功能。截止到 2011 年,镇江城市社区卫生服务中心覆盖率已达 100％,妇幼保健、预防接种服务比例分别达到 86％和 87.7％,社区居民健康档案建档率达到 90.1％,夯实了社区卫生服务公共卫生和基本医疗的双重网底职能。居民对社区卫生服务的满意率达到 95％以上。正是通过当地政府不断创新服务理念,完善服务模式而产生的良好社会效益。

5. 满足人群的特殊医疗需求,扩大服务范围 "保基本,广覆盖"的基本医疗保险只能满足人们对基本医疗服务的需求,商业健康保险的介入则满足了部分人群预防保健、定时体检、康复治疗等特殊的医疗需求。商业健康保险公司经过较长时间的发展,专业化程度高,在如何拓展健康产业价值链,如何创新社区卫生服务理念、方式和方法等方面具有较为丰富的经验。商业健康保险公司对社区健康保障方面的介入,使其与社区卫生服务机构相互沟通、相互学习,能够有效引导社区卫生服务机构完善运营机制,提高运营效率,增加业务量。

6. 引导居民合理消费,控制医疗费用 基本医疗保险药品目录、诊疗项目、医疗服务设施标准及相应的管理方法的出台,对价格高的药品和高档仪器设备进行了限制使用。这些限制,对已经购进大量高档仪器设备和依靠开高价药获得业务收入的医院而言,会对业务收入带来较大的冲击。而对提供社区卫生服务的基层医院而言,低成本运作使其与医保管理的有关规定不谋而合,从而成为基本医疗保险定点医疗机构。在引导需方更多地利用社区卫生服务外,还大大减少了需方的医疗费用开支。

总而言之,社区卫生服务与医疗保险,都是现在卫生体系亟待改革完善的事物。一方面,作为医疗服务的供方,应提供包括病床、全科医生、门诊等多种基本的医疗服务,为人们提供包括医疗在内的"六位一体"的社区卫生服务。另一方面,作为医疗服务保险方,应在制度的制定上多向社区卫生服务予以倾斜与扶持,使社区卫生服务机构充分发挥人群健康"守门人"的作用。

三、全科医生在医疗保险中的角色与功能

(一)健康"守门人"

医、患、保三方关系是医疗保险关系的核心所在,而其中医师的定位又起着至关重要的作用。医保经办机构向医院(医师)购买服务,医师为参保人员诊治。参保人员在生病时会找到卫生保健的专业人员作为他们获得治疗的中介。作为患者的中介,医师在很大程度上控制并引导着医疗投入的使用,以至于医师的决策对卫生保健的质量、数量和成本,进而对医保基金的支出都会产生重大的影响。医师不仅仅是一个中介,还是卫生保健的提供者和销售者。每一位医师的诊疗行为是医疗保险经办机构为参保人员购买医疗服务的终端和具体表现。

全科(家庭)医生是在全科医学理论指导下经过专门训练的高素质的新型初级保健医生,世界全科医师/家庭医师协会(WONCA)对其定义是:为每一个寻找医疗保健的人提供综合性医疗保健服务,必要时也安排其他卫生专业人员为其提供有关服务。世界卫生组织(WHO)对全科医生的要求是:提供高质量、综合的、持续的和个体化的保健;能够为病人制订保健方案,选择经济效益比较好的措施;通过有效的解释和劝告,开展健康教育;代表社区倡导健康促进活动;管理健康资源,利用卫生资料,在卫生系统内与个体或组织一起工作,满足病人和社区的要求。所以合格的全科医生是医疗保健系统里的多面手,是社区卫生服务团队中的核心力量,也是初级卫生保健的最佳提供者和执行者,作为一门新的医学专科,在缓解医院拥挤、降低医疗费用,开展预防免疫,提供便捷服务等方面起到重要的作用。

国外的全科医生制度中大都把医疗保险政策作为经济制约杠杆和激励机制。在医疗保险方案中,利用全科医生作为"守门人"和资金掌握者,从而控制专科服务的提供。

在澳大利亚,全科医生是除急诊外的二、三级医疗服务的"守门人"。患者要想得到二、三级医院的服务,必须要有全科医生签名的转诊信。此程序已被纳入医疗保险体系,若没有全科医生的转诊信,二、三级医院专科医生的医疗服务报酬就无法从医疗保险处得到支付。在英国,全科医生承担的社区服务内容包括:初级医疗保健、健康促进、慢性病管理、免疫预防、宫颈检查、产科、麻醉、转诊到当地社区卫生服务、转诊到二、三级治疗中心以及急诊后期看护等。在病人转诊方面,全科医生充当"守门人"的角色,即没有全科医生的转诊,病人不能直接到二、三级医院去看病。英国以严格的转诊度保证全科医生作用的发挥。患病时,除非是急诊,否则患者必须先到全科医生处就诊,只有在全科医生认为病情严重、确有必要转诊的情况下,患者才可以到医院就诊。20世纪三四十年代,在美国一种新的商业医疗保险形式——管理保健产生了。在管理保健模式下,保险公司代表投保人向医疗服务提供者购买服务。每位参保人自己选择或被分配一名全科医生,保险公司则按人数将一定比例的保费预付给全科医生。全科医生除提供医疗服务外,还负责病人转诊的审核批准。对费用控制好的全科医生,保险公司对其给予经济奖励。同时,保险公司还加强对全科医生的病案管理,以保证医疗保健的延续性。和英国相比,美国管理保健的"守门人"——全科医生的经济色彩更加明显。

综上所述,全科医生健康"守门人"角色表现为,一是在初级卫生保健服务中,作为最前沿的服务提供者,为病人提供所需的基本医疗保健,将大多数病人的问题解决在社区,守护着健康的大门;二是作为医疗服务的购买方,帮助需要看专科医生的病人有选择地联系会诊与转诊,合理有效地利用卫生资源,守护着调节卫生资源的大门;三是在医疗保险体系中,负责向保险系统登记注册,并严格依据有关规章制度、公正原则和成本效益原则从事医疗保健活动,在合理控制医疗费用方面发挥重要作用,守护着医疗保险费的大门。所以WHO和WONCA在一份合作文件中曾指出:"任何国家的医疗保健系统若不是以受过良好训练、采用现代方法的全科医生为基础,便注定要付出高昂的代价。"

(二)健康管理与健康保险的关系

从健康保险经营的目标看,需要建立健康诊疗活动的事前、事中和事后全过程的管理和服务,才能满足客户的更加迫切的健康服务需求,才能有效控制经营风险。健康保险与健康管理有机结合,能够充分发挥两者密切结合后带来的双重效用:一方面是实施专业化的健康服务,促进风险控制效果的提高和客户的满意度;另一方面是进行专业化的健康诊疗风险控制,为服务的更加全面、合理和有针对性提供有力的保障。

健康管理事业需要保险人的参与才能充分发展,需要保障的形式支持,才能得到社会更好的认同。社会民众虽然对健康保险需求很高,但越来越关注在医疗费用补偿同时的健康需求保障问题。如果缺乏健康保险经营者的支持,民众自然在享受健康管理的必要性和紧迫性上犹豫不决,也没有更好的激励机制,促使他们主动关注自己日常的健康生活。

由于健康评价及健康管理技术的发展,使得尽早鉴别高危人群的目标得以实现,这样就可以有的放矢地进行早期的预防控制。在国外,健康管理在健康或医疗保险业的应用主要通过减少投保人患病的风险,从而减少赔付。对于投保人,这种办法提高了个人的健康水平,减少了患病的风险;对于保险行业,这种办法有效地减少了医疗费用的支出,增加了收益。因此,是一种双赢的办法。

美国的医疗/健康保险机构在建立有效的健康及疾病管理服务体系上已经积累了很多经验。如夏威夷医疗保险服务公司,在 1990 年开展了一项健康管理和疾病预防的计划,取名为"健康通行证"(health pass)。该计划完全由保险的计划资金作为保证,服务的对象为险种中自付部分较高的保险项目的 18 岁以上参加者,到 2001 年已有 213 590 人参加。此计划确定的目标为:降低健康风险,改善长期健康状况;减低医疗支出;鼓励培养健康行为。通过 10 年(1990—2000 年)实施健康通行证计划,公司得到了很大的效益:①降低了总的医药开支:参加者比不参加者平均每年少支出 200 美元,即每年合计节约了 440 万美元;②减少了住院时间:参加者平均住院时间比不参加者少 2 天,参加者的平均住院花费比未参加者平均少 509 美元;③在 2 年或者少于 2 年时间内的投资回报,参加者总的医药净支出平均每年要少 75 美元;④服务对象的危险因素减少:2 个以下危险因素者的数量从 24% 增加到了 34%,3~5 个危险因素者的数量从 56% 减少到 52%,6 个以上危险因素者的数量从 21% 减少到了 14%。

健康管理已成为健康险生产链中的最重要的环节,是对健康服务的成本、对象和质量进行有效控制的实施过程。它不同于仅对医疗成本费用控制的传统的健康管理概念,它更多的是强调在管理活动中为健康保险公司最大限度地控制医疗消费成本的同时,使用健康干预等手段来为参保人群提供适宜的医疗保健服务,全面促进健康保险公司的业绩提升和利润增长。健康管理是健康保险的基础,也是健康保险控制健康风险从而控制成本达到盈利的必不可少的手段和工具。另一方面,由于现代健康保险的兴起,健康管理的理论和技术获得了前所未有的发展,其管理的细度和广度要求健康管理达到更精细的程度,由此引发的一系列问题也必将促进健康管理学科的进一步深化,两者相互促进,共生共荣。

(张开金　谢　波)

主要参考文献

［1］李学信. 社区卫生服务导论. 南京：东南大学出版社，2007.

［2］崔树起,杨文秀. 社区卫生服务管理. 北京：人民卫生出版社，2006.

［3］梁万年. 社区卫生服务管理. 北京：人民卫生出版社，2001.

［4］杨秉辉. 全科医学概论. 第2版. 北京：人民卫生出版社，2004.

［5］顾湲. 全科医学概论. 北京：人民卫生出版社，2000.

［6］吴春容. 全科医学概论. 北京：华夏出版社，2000.

［7］王家骥. 全科医学基础. 北京：科学出版社，2010.

［8］张开金. 健康管理理论与实践. 南京：东南大学出版社，2011.

［9］汤士忠,张开金,康健. 常见慢性病社区管理. 南京：东南大学出版社，2011.

［10］魏荃,米光明. 社区健康教育与健康促进手册. 北京：化学工业出版社，2005.

［11］王培. 临床流行病学. 南京：东南大学出版社，2010.

［12］季建林. 医学心理学. 第4版. 上海：复旦大学出版社，2005.

［13］姜乾金. 医学心理学. 第4版. 北京：人民卫生出版社，2004.

［14］丘祥兴,王明旭. 医学伦理学. 第2版. 北京：人民卫生出版社，2005.

［15］曾仕强,刘君政. 人际关系与沟通. 北京：清华大学出版社，2005.

［16］顾秀英,胡一河. 慢性非传染性疾病的预防与控制. 北京：中国协和医科大学出版社，2003.

［17］张开金. 社区卫生服务信息化管理. 南京：东南大学出版社，2010.

［18］王炳德. 医院信息系统. 北京：北京医科大学中国协和医科大学联合出版社，2002.

［19］卢祖洵. 社会医疗保险学. 第2版. 北京：人民卫生出版社，2008.

［20］张晓. 医疗保险谈判理论与实践. 北京：中国劳动社会保障出版社，2011.